人体运动科学经典研究方法的发展与应用

杨锡让　傅浩坚　主编

人民体育出版社

作者简介

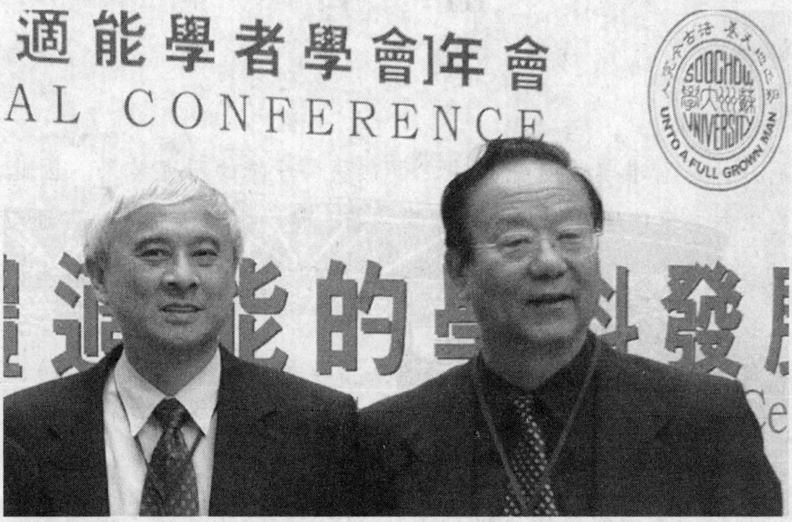

杨锡让　教授

北京体育大学资深教授，博士生导师（2002年退休），现任职中国运动医学会顾问，《澳门健康》《香港运动医学》等杂志编委，香港体育学院客座教授，香港体适能总会顾问，上海大学、福建师范大学、华南师范大学、苏州大学、山西大学等20所高等院校的客座教授，任华人运动生理与体适能学者学会顾问和中国老教授运动医学委员会副会长。

曾任中华全国体育总会委员，中国体育科学学会理事，中国运动医学专业委员会副主任委员、教研室主任、系主任。北京生理学会理事，中国应用生理学杂志编委以及亚洲运动医学学会科学委员会委员等职。

曾发表文章及论文80多篇；编著《实用运动生理学》等专业书8本；译著3本。1992年获得国务院有特殊贡献科学工作者的津贴，2002年获国际运动医学会有贡献奖和2004年获中国体育科学学会贡献奖。

傅浩坚　教授

现任香港浸会大学协理副校长，社会科学院院长及讲座教授，许士芬体康研究中心主任，华人运动生理与体适能学者学会会长，香港赛马会体艺中学校监，香港体院董事局成员，香港教练培训委员会主席，香港精英体育事务委员会副主席和香港太平绅士。

曾任国际体育协会亚洲区秘书长，春田大学国际活动中心主任，香港大专体育协会董事局及执委会主席，香港世界大学生运动会筹委会主席等职。

发表论文100余篇，著有《实用体育健康医学》《运动健身的科学原理》《中国基督教青年会对中国近代体育的影响》《马约翰与中国近代体育的发展》《二十一世纪运动心理学展望与实践》《中医在现代社会》等10余本著作。曾经在欧洲、美洲、亚洲等10多个国家进行学术报告。

前 言

众所周知，没有准确的研究方法，很难获得理想的研究结果。因此，作为运动科学研究工作者不仅要掌握当今一些高、新、精、尖的研究方法，还应当对经典的和传统的基本研究方法操作熟练，对其原理和理论背景有熟识的认知，这是运动科学研究者不可缺少的基本功。

本书特色在于，这不是一般的实验方法指导书（这种书已经很多），而是作者们在阅读了大量中外文参考文献的基础上，总结了自己多年应用的经验，对一些在运动科学界常用的经典研究方法，阐明其发展的历史背景，以及该方法从医学等领域嫁接到运动科学实验的过程，还对该方法的应用进行了评价，并留有一定的空间，使阅读者回味。

在加强科学训练方面，为适应2008年奥运会在北京的召开，本书可以使科研教练对这些基本指标从理论上有更多的认知，在实践应用时能指导训练。我们相信本书对运动训练的教练员和运动员也会有所帮助。

限于我们的理论和写作水平，在编写过程中可能会有各种错误和不足，恳切希望读者给予批评和指正。

杨锡让　傅浩坚

2007年6月

序 一

21世纪被誉为生命科学的世纪，生命科学自上世纪下半叶至今有了迅猛发展。20世纪50年代Watson和Crick提出的DNA双螺旋结构、60年代遗传密码的破译、70年代Cohen和Boyer实现DNA的重组和转化奠定了现代分子生物学的基础、80年代Mullis发明的聚合酶链式反应技术（PCR）标志着生命科学的飞跃性发展，随后各种先进的研究方法和技术手段的创造与应用，大大推动着生命科学研究技术的发展。

运动生理学属于生命科学的研究范畴，因此，人体运动科学的研究离不开生命科学的实验方法。在运动生理学研究方法的发展进程中，美国早期哈佛疲劳实验室使用的经典研究方法，有些在运动生理学研究领域仍沿用至今。

随着科学技术的发展，现代运动生理学的实验研究方法从整体、系统、器官水平深入拓展到细胞、亚细胞、分子水平，探讨运动对机体各部分的功能及其内在联系的影响，注重运用整体观点从细胞和分子水平上探讨运动对机体功能活动影响的本质问题，为传统运动生理学继续深入研究赋予新的活力。

当今生命科学发展已进入后基因时代，人体运动科学的研究需要从分子和基因水平深入探讨机制的同时，我们还必须认识从运动实践应用的角度探讨竞技运动和大众健身，为此，运动生理学经典的实验技术方法，仍然具有广阔的研究空间，对人体运动科学的研究仍有重要价值。本书正是要将这些经典的、具有很强实践指导价值的研究方法介绍给读者，这无论对大家的学术研究还是实践指导都有重要意义。

这本书具有以下特点：

1. 理论与实践结合。在每种研究方法的讨论中，都介绍这种方法的研究历史、原理机制、评价讨论以及实际操作。

2. 可操作性强。每种研究方法都有详细的实验操作步骤及具体方法。

3. 应用价值高。在这些经典的实验研究中不仅介绍方法，而且介绍对实验结果的分析评价，方便研究者应用。

本书的主编是著名运动生理学专家北京体育大学杨锡让教授和香港浸会大学傅浩坚教授，其他作者也是对人体运动科学研究有很深学术造诣和实践应用的专家和学者。他们在繁忙的教学及研究工作之余，完成这样一本高质量的著作，我谨向杨锡让教授和傅浩坚教授以及全体作者表示敬意。

邓树勋

2007年夏　于华南师范大学

序　二

杨锡让教授和傅浩坚教授是运动科学领域的知名专家，他们长期进行科研合作直至现在，并共同创建了华人运动生理与体适能学者学会，成为联系国内外这一学术领域的重要学术组织。不仅在学术上有很深的造诣，而且他们在学术品德和为人师表方面也堪称年轻学者的楷模。

他们曾先后合作出版了《实用体育健康医学》（1995）、《运动生理学进展——质疑与思考》（1999）和《运动健身的科学原理》（2003）三本专著，基本上是四年一个周期。《人体运动科学经典研究方法的发展与应用》（2007）是他们的第四本合著。

本书的作者出自于一批对人体运动科学有很深学术研究和丰富实践经验的博士。编写者以经典运动生理学实验指导为主线，通过查阅大量中外参考文献，介绍了这些经典实验的历史背景，阐明了这些经典实验的理论基础，重点分析了这些经典实验在指导运动员科学训练中的作用，特别是加入了编写者自身对这些经典实验的客观评价和教授经验，可读性强，适用面宽，实用性特点突出。相信本书的出版将会为普及、推广全民健身运动，提高竞技运动水平提供科技指导和科技支撑。

杨老师是我的博士研究生导师，学生为先生的书写序，令我诚惶诚恐，实有不恭之嫌，推辞再三，只有从命。老师已74岁高龄仍完成这部著作，更令人钦佩。衷心祝福老师身体健康，出更多的好书、新书，为运动生理学学科发展作出更大贡献。

田　野

2007年夏

编写人员

（按文章顺序）

聂金雷	澳门理工学院运动生理学博士、香港浸会大学许士芬体康研究中心访问学者
杨锡让	北京体育大学教授、香港浸会大学许士芬体康研究中心顾问
傅浩坚	香港浸会大学协理副校长、社会科学院院长、香港浸会大学许士芬体康研究中心主任
丁文京	美国波士顿大学运动生理学博士
张海峰	河北师范大学体育学院运动生理学博士、香港浸会大学许士芬体康研究中心访问学者
赵杰修	国家体育总局体育科学研究所运动生理学博士、香港体育学院运动科学室访问学者
王蕴红	首都体育学院运动生理学博士、香港浸会大学许士芬体康研究中心访问学者
王松涛	北京体育大学运动人体科学学院运动医学博士、香港浸会大学许士芬体康研究中心博士后
林　华	辽宁师范大学体育学院运动生理学博士
黄传业	辽宁师范大学体育学院运动生理学硕士、香港浸会大学许士芬体康研究中心访问学者
张　缨	北京体育大学运动人体科学学院运动生理学博士、香港浸会大学许士芬体康研究中心访问学者
陆　葵	香港浸会大学体育系运动科学博士生、香港浸会大学许士芬体康研究中心执行主任
雷雄德	香港浸会大学体育系博士、香港浸会大学许士芬体康研究中心研究员
张　禹	北京体育大学运动人体科学学院运动心理学博士

目 录

第一章 心率研究方法的发展与应用

第一节 运动心率监测技术的历史发展

几个世纪以前，医生只能将耳朵放在病人胸前了解心率的变化。二百年前，随着听诊器的发明，使精确地获取心跳变化的信息成为可能，但这仍不能得到心脏的全面信息以及在运动中监测心率的变化。20 世纪初期，荷兰生理学家 Willem Einthoven 发明了心电图机，它使心脏的电活动绘制于图上。随后出现了 Holter 监测仪，它是一种便携式的心电图机，可连续记录 24 小时内的心电变化。然而，由于相当大的控制箱和无线设备，它并不适合在各种场合下进行运动心率的监控。

1983 年，由芬兰奥卢大学电子系发明的一款无线心率监测仪，即便携式 Polar PE2000 心率监测仪应运而生。它是由一个传感器和一个接收器组成的。传感器可以是固定在被试者胸部的一次性电极片或弹性松紧电极带。接收器是一个戴在手腕上的手表样检测器。起初，这种心率监测仪是为优化教练员和运动员训练质量和效率而发明的。不久，运动科学研究人员就开始将之应用于科学研究工作中。如今，心率监测仪产品已经广泛应用于职业运动训练、大众健身及健康监测等领域中。现在我们就来简单的回顾一下它的发展历程。

早在 1978 年 Polar Electro 就已推出了第一台心率监测仪产品——Tunturi Pulser。它有一个连接电线的胸带，因此使用起来并不方便。5 年后，他们推出了首台使用电子传感带的无线心率监测仪，即 Sport Tester PE2000（图 1-1）。

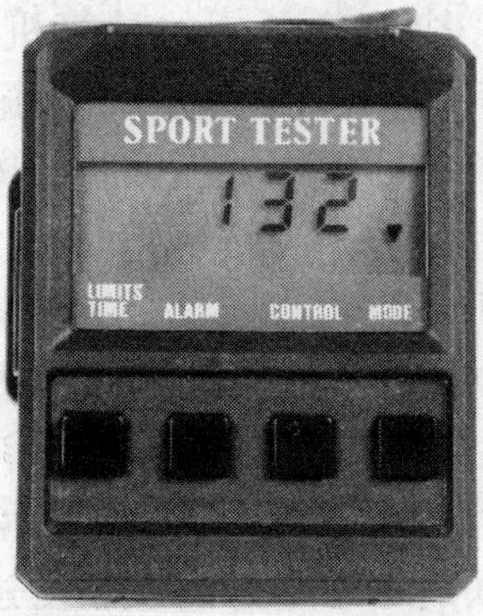

图 1-1 Sport Tester PE2000

卡沃南（Karvonen）等人（1984）比较了 Holter 装置和 PE2000 测量心率的结果，发现安静状态下 ECG 和 PE2000 测得的平均心率每分钟最多相差 5 次，而在每种运动负荷下，每分钟相差 0~10 次。这一差别主要是由于使用的 ECG 刻度尺或微型电子计算器读数的计数方法不同造成的。因此，对于测量运动过程中的心率而言，Sport Tester PE2000 的测定精度是与 ECG 相当的。

1984 年，Polar Electro Oy 推出了世界上首台装配了计算机界面和通过磁场来传送信息的心率监测仪——Sport Tester PE3000（图 1–2）。对 20 名受试者运动过程中 PE3000 的结果和 Holter ECG 测量的心率数据比较表明，与笨重、易损坏的 Holter 心率监测仪比较而言，PE3000 可以作为一种有价值的替代方法，用来在运动场测量心率和实验室研究中使用。

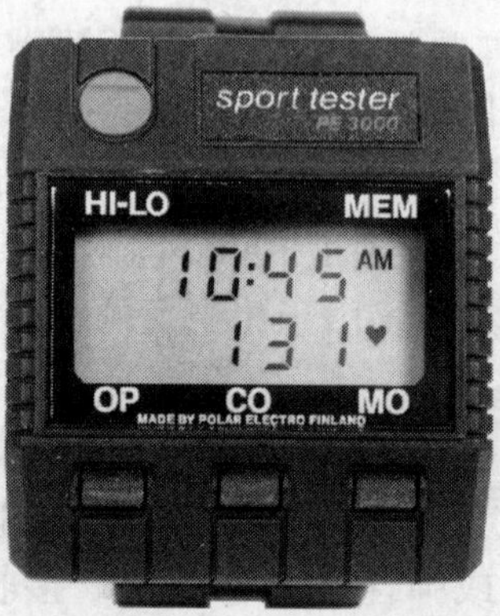

图 1–2　Sport Tester PE3000

Seaward 等人（1990）的研究中发现，Polar PE3000 的精确度和准确性均和 ECG 相当。在静止状态和不同运动强度下每分钟心率变化范围在 55~177 次，测得的 250 份数据资料显示，它们之间的相关系数是 0.9979。而另一项研究显示，利用耳垂光电极测定的心率监测的效度较低。另外，Treiber 等人（1989）在实验室和运动场研究了儿童在 6 种不同运动过程中及恢复期的心率。他们报告 polar PE3000 和 ECG 测量得出数据间相关系数至少在 0.93（Sx=1.1~4.3 次 / 分）。此时，第一个心率分析的计算机软件系统，即命名为 Sport Tester Training system 软件包已经出现，其可用于管理心率数据的测量、分析、存储及打印。此后，计算机软件包及其心率监测仪中的操作界面系统不断改进与完善，使它们成为心率监测与分析中不可缺少的重要工具。

Polar Vantage XL（图 1–3）于 1989 年推出。这个手表样的防水心率监测仪具有遥控的（磁场感应）计算机界面和更大的存储空间。Godsen 等人（1991）研究了这个仪器的精确性。他们比较跑台运动、划船、上肢及下肢循环测力计和举重运动过程中的 2633 个心率读数，结果发现，在大约 95%的时间里运动测试仪的数据和 ECG 数据相差范围在±6 次 / 分之内。他们认为心律不齐、运动中预期的心率升高或恢复过程中快速的适应性变化是导致这些误差的主要原因。

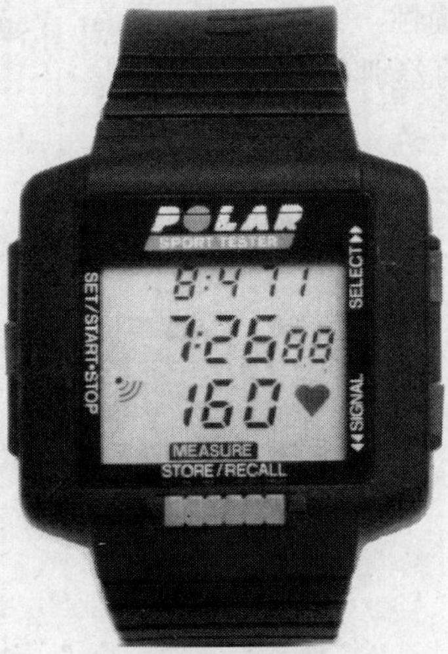

图 1-3 Polar Vantage XL

Wajciechowski 等人（1991）也比较了女性在快走、慢跑和有氧舞蹈运动过程中两种 Polar 心率监测仪（大多数是 Polar Vantage XL）和 ECG 的读数。每 10 秒记录一个数据时（400 个样本），心率测试仪和 ECG 之间的数据相关系数是 0.99，90%的数据误差在±8 次 / 分之内。

在 1990 至 1993 年间，Polar Electro 推出了许多新的创新产品。Polar CycloVantage 是世界上首台针对自行车运动的具有计算机界面和可以测量速度、时间、距离和踏车速度的电脑。Polar Accurex II™ 心率监测仪具有运动手表功能，能测量平均心率，且具有基于 Windows 视窗的分析软件和一个整合在一起的轻便、防水传输带（图 1-4）。

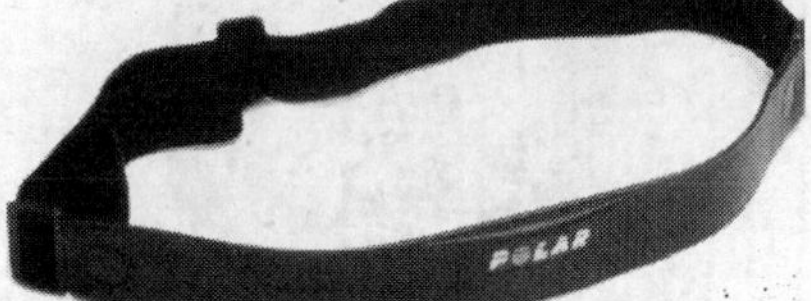

图 1-4 防水的心率数据传输带

1995 年，Polar 推出了 Vantage NVTM 心率监测仪（图 1-5）。这是首个具有编码功能的传输设备（每个传输带发出的信号只对应单独一个接收器）和每搏心率的连续测量（R-R recording），并配备了电脑分析系统（Polar Advantage Interface System TM 和 Precision Performance Software for Windows）。编码功能的出现，使胸带与接收器的信号传输得以加密，有效地避免监测仪之间的干扰。利用此监测仪来研究男性定向赛跑中过度训练和恢复的情况显示，使用 Vantage NVTM 和 Precision Performance Software，可以让运动员在家里和训练营地很方便地操作且易于分析。另外的研究也分析评价了 Polar Vantage NV 心率监测仪在测量每搏心率间隔的计时精确性。结果表明，Polar Vantage NV 和 Polar R-R Recorder TM 测量的 99.9%每搏心率间隔的差别在 ± 5 毫秒之内。

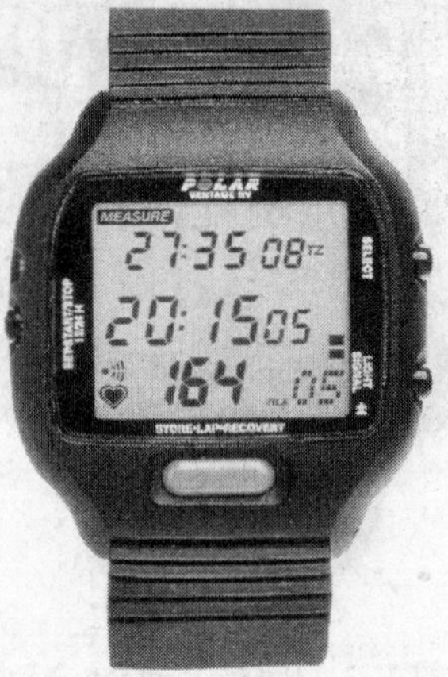

图 1-5　Polar Vantage NVTM

1997 年，Polar Smart Edge™ 问世（图 1-6）。它增加的功能可以在锻炼中自动的指导适宜的运动强度（OwnZone）以及评估运动过程中的能量消耗（OwnCal）。这两项功能都是通过每搏心率的连续测定获得原始数据，然后经过回归方程式计算而得，而此公式是通过大量生理学研究得到的。有学者研究了 Polar Smart Edge™“OwnZone”和“OwnCal”的特点。

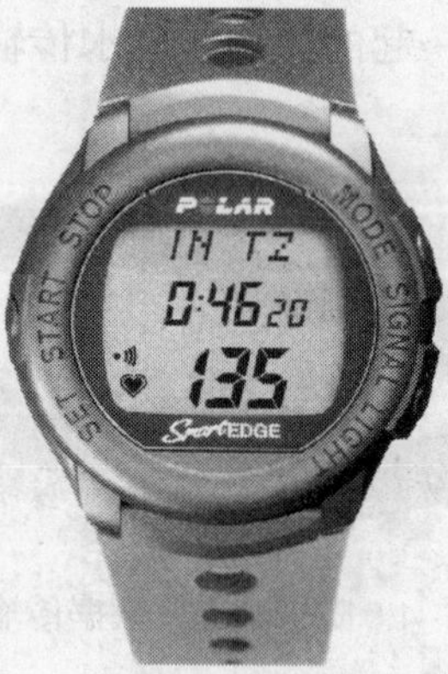

图 1-6　Polar Smart Edge™

近 10 年来，Polar 心率监测仪（心率表）进一步得到改进和完善，现已发展成为一个系列的产品群，例如，Polar 的产品系列分为健身心率表、跑步电脑、自行车电脑、户外运动电脑，以及体重控制和团队训练等系列。

在 Polar 团队训练系统套装产品中，包括 10 条团队心率传输带、1 个介面部件，可供 10 名运动员同时使用。其突出的特点是将发射装置、接收器及存储器融合于一条传输带中，运动结束后，只要将传输带插入介面部件槽中，连接电脑，即可分析每名运动员心率数据。

Polar RS800 跑步心率表，是 2007 年推出的具有完整的训练计划、监测及分析系统的仪器。其采用柔软舒适的 Polar WearLink 心率传输带，以 2.4GHz 电波传送数据至手表，由于免受其他电子仪器干扰，所以所得数据更精准。此外，心率传输带可直接扣于运动衫上(adidas adiStar Fusion)。随 RS800sd 配备 Polars3 步速传感器采用最新的纳米技术，使速度及距离测量更精准。Polars3 步速传感器 W.I.N.D 具有极佳的防水效能，其特别之处是可配合adidas adiStart Fusion 运动鞋使用。另外，软件系统设计了直接分析心率变异的功能，从而反映心跳规律中的自主神经系统活动情况。(图 1–7)

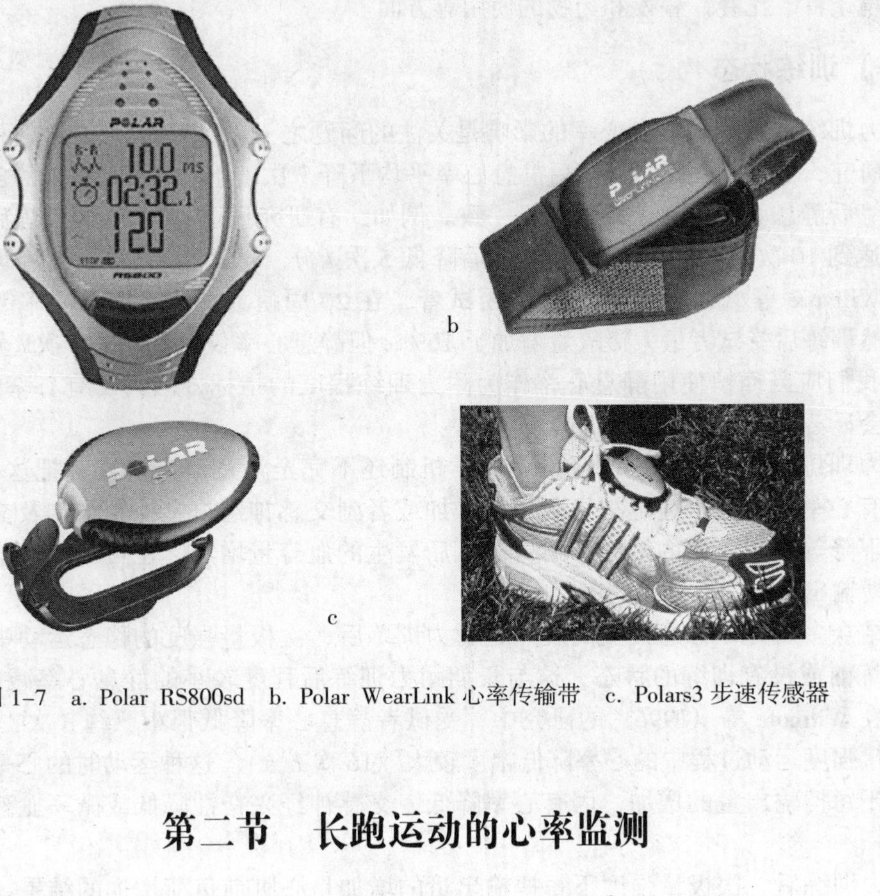

图 1–7　a. Polar RS800sd　b. Polar WearLink 心率传输带　c. Polars3 步速传感器

第二节　长跑运动的心率监测

一、引　言

1982 年，便携式无线心率监测表问世后，许多实验发现，使用 ECG 监测的心率和心率表测得的心率数据具有很好的相关性。因此，心率表应用于各种运动参与者的研究中，包括滑雪、定向越野、自行车、乒乓球、足球和长跑。在这些运动中，心率表用来监测作为运动强度指标的心率。

尽管心率监测仪可以准确地监测运动中的心率，然而一些科学家们却质疑心率监测的使用是否有助于提高运动成绩。他们认为由于在不同运动中，心率和摄氧量之间的关系有所差异，而且有些因素也可能会影响心率和工作负荷之间的关系。因此，心率监测是否正确的使用会直接影响心率数据分析的可靠性，从而影响运动员训练的效果。

本节主要介绍一些已知与长距离跑相关的影响心率的因素，并探讨如何监测心率使得长跑训练最优化，从而最大限度地提高比赛成绩。

二、影响心率—跑速关系的因素

多种因素可以影响心率—跑速关系。运动员心率本身存在内在固有的变化，在同一条件下，大约变化 1~6 次 / 分。此外，其他的影响因素包括运动员的训练状态、运动持续时间、环境条件、比赛、昼夜和药物的使用等方面。

（一）训练状态

耐力训练对运动员静息心率的影响是关注的问题之一。Pollock（1973）回顾了 18 项耐力训练研究，明确了在耐力训练后静息心率平均下降 7 次 / 分。然而，后来的多项研究发现长期训练后静息心率的变化幅度并不一致。例如，有研究报道，在 12 周训练后静息心率降低程度达到 10 次 / 分，或者 30 周训练后降低 5 次 / 分。然而也有发现 12 周训练后没有变化的。Wilmore 等（1996）观察 47 名受试者，在 20 周耐力训练后静息心率的变化情况发现，虽然训练后受试者最大摄氧量增加了 16%，但静息心率仅仅下降了 3 次 / 分。这些数据提示，我们应当谨慎使用静息心率作为耐力训练程度的指标，因为所有心率的变化幅度，可能不会显著大于天—天变异的幅度。

耐力训练导致静息心率下降的生理学机制还不完全清楚。有研究者把这种心率下降，归为固有心率的降低、迷走神经兴奋性增加或者副交感神经自主控制增加及交感神经自主控制的下降等共同作用的结果。耐力训练后发生的血容量增加，也可以通过增加中心静脉压和每搏输出量而降低静息心率。

总结众多研究，普遍接受的观点是耐力训练后，次极量强度的稳态运动中，心率显著低于训练前或没有训练的状态，这与长期耐力训练后程度较小的静息心率减少形成对比。例如，在 Wilmore 等（1996）的研究中，受试者静息心率降低很小（约 3 次 / 分），而在标准次极量强度运动过程中的心率降低幅度较大（16 次 / 分）。这种运动时的心率的降低，可能是由于每搏输出量的增加、固有心率降低、交感神经兴奋性降低或循环血液中儿茶酚胺的减少。

耐力训练后，次极量强度下每搏输出量的增加是心脏前负荷增加的结果，可能源于训练过程中出现的血容量的增加。心输出量是每搏输出量和心率的乘积，而耐力训练后在恒定的次极量强度运动负荷下，心输出量并没有变化，这是每搏输出量增加和心率减少共同作用的结果。

（二）心率漂移

在恒定次极量强度负荷下运动过长时间心率会增加。随着跑步运动时间的持续，心率逐渐增加，这就是所谓的“心率漂移”（Cardiac drift）。它和运动员脱水的程度成比例。Montain 等的研究表明，由于脱水导致体重每降低 1%，心率会增加 7 次 / 分。心率漂移的机理还不是非常清楚，可能是由于血容量降低、心肌收缩力下降以及目前还不能完全理解的其他一些因素有关。

当心率漂移的幅度较大时，可以显著影响心率—跑速关系。例如，Schabort 等发现，8 名受试者在实验室中（20°C 和 5%相对湿度）进行 60 分钟测试跑过程中，其平均心率从运动开始后的前 5 分钟的 158 次 / 分增加到运动结束时的 177 次 / 分。虽然这个研究是在 60 分钟跑结束时，受试者增加了跑速，但是这一跑速的变化并不能完全解释心率的增加。周围环境温度和湿度的增加也能加剧心率漂移的幅度。例如，在一个 14.5km / h 跑速恒定的 30 分钟跑测试研究中，心率从 168 次 / 分增加至 188 次 / 分（32°C 和 60%相对湿度）。

总之，在耐力训练后控制条件下恒定工作负荷运动中测得的心率会下降，并且可能被用来作为耐力训练的指标。随运动持续时间的增加，发生心率漂移。可以推测，在耐力运动后心率漂移的幅度可以减小，但是还没有明确的资料和数据支持这一个推测。另一点需要考虑的一个事实是，耐力训练后跑步成绩的提高幅度大大超过了相关心血管系统变化幅度，包括摄氧量、每搏输出量和心率。因此，相对于心血管系统的变化指征而言，运动成绩可能是耐力运动训练状态的更准确的一个指标。

（三）比　赛

Selley 等发现，在 10km 和 21km 比赛中运动员的心率高于同样速度非比赛的训练中心率。这个结果对于在比赛中使用心率作为他们跑速衡量工具的运动员来说，具有重要的意义。因为使用训练中心率计算得到比赛中的目标心率，所以在比赛中的速度会比他们期望的更慢。

尽管同样的跑速，心率却不同，这种比赛和训练中心率的差异，后来又进一步得到研究。对一个优秀长跑运动员进行了 5 个月心率监测，期间他参加了 9 个不同距离的比赛（5~28km），既有在田径场跑道上的，也有在公路上的。这个研究的目的是在比赛条件下明确心率—跑速关系受影响的程度。田径场上非比赛的训练状态下受试者心率—跑速关系的相关系数 $r=0.99$（$P<0.001$），然而，在比赛的时候心率和跑速之间却没有显著的关系（$r = 0.02$）。例如，当受试者以 338 米 / 分钟（或每公里 2 分 57 秒）的跑速比赛时，他的心率变化范围是 148~193 次 / 分。受试者心率为 162 次 / 分时，其跑速相差最大（4.63~6.72 米 / 秒或 278~403 米 / 分钟，或者每公里相差 67 秒）。这些数据表明，和非比赛的训练相比，比赛导致运动员心率因增加运动强度出现不同的反应。因此，在实验室的运动测试得到的数据并不能直接用于比赛场合下。

另一研究同样观察到比赛中心率增高的现象。招募每周至少参加 60km 训练的 8 名长跑运动员参加 3 个比赛（10km、21km 和 42km）。他们在 10km、21km 和 42km 比赛中的平均时间分别是 43:25 ± 5:15，92:48 ± 7:51 和 212:03 ± 24:55（min:s）。比赛中测得心率高于同等速度训练中心率（$P < 0.03$，表 1–1）。这再次表明，比赛情况下的心率和跑速之间没有显著相关关系，发生心率差异的原因也许不能通过跑步的地形或额外的生理应激等来解释。这些结果提示，比赛中应当小心谨慎地使用心率监测作为一个衡量尺度。

表 1–1　不同距离跑比赛心率和相同速度下训练心率比较

	10km	21km	42km
比赛心率	163±13	166±10	156±6
训练心率	143±22*	151±13*	137±17*
心率差异	20±7	15±7	19±13

* 与比赛心率相比有显著差异，$P<0.03$　　（引自：Lambert，1998）

（四）用　药

以前已经有人仔细地讨论过影响运动心率的药物制剂效果。很多种药物可以增加和降低静息和运动中的心率。较为普遍地增加心率的药物包括安非他明、麻黄素、伪麻黄素、咖啡因和可卡因，降低心率的药物中有β-肾上腺受体阻滞剂。

（五）日间变化及天—天变异

心率具有明显的生理日周期，在下午3点达到最高值。在次极量强度运动和极量强度运动中心率的日周期节律依然存在。Reilly等的研究结果提示，心率的生理日周期节律在运动中有所反应，因此，用心率来进行体能测试的评价指标或运动强度指标时应当考虑到这一点。

要准确地解释在不同场合下、同一个人、同样次极量强度下运动时测得的心率变化，还需要知道心率的天—天变异性（day-to-day variability），即不同测试日期间心率的变化。此类最早的研究之一表明，在有控制的条件下稳态运动中心率的天—天变异大约是3次/分（Åstrand和Saltin，1961）。然而，最近的一个研究发现，国家级长跑运动员在跑台上进行次极量强度长跑中的心率变化系数是0.3%~3.9%，提示这些长跑运动员心率天—天变异为6次/分。几项研究显示，对长距离跑运动员进行间隔一周的运动场地或实验室测试，发现在标准环境条件下，心率测量测试—再测试的可重复性系数r＝0.96~0.98。因此，总体看来，这些研究表明，在控制的条件下次极量强度运动的心率，在不同天测试的变化范围为1~6次/分。在解释次极量强度下运动心率变化的时候，要考虑到天—天变异的存在。

三、使用心率监测使长跑训练和比赛成绩达到最优化

可以根据特定的心率来确定一个长跑运动员的训练强度。很多针对教练员和运动员的书籍中已经叙述过这个方法，且这确实可以成为训练中调整强度的一个潜在的准确的方法，尤其是对于刚参加训练的运动员而言更是如此。然而，目前仍没有充足的科学证据支持在不同类型训练中采用什么样的特定心率最为理想，现在已有的多数内容是根据经验得来的。毫无疑问，未来的研究将会更着重于探索这个领域，使得依据心率确定运动强度成为准确的科学方法。

正如前面提到的，比赛中心率不是运动强度的准确指标，因此，不能用来作为比赛跑速敏感的测量尺度。但现在对于影响心率变异的因素了解已较为充分，因此，可以通过纠正和调整非比赛状态下测得的心率—跑速关系得到“比赛”中的心率—跑速关系。这样心率就可能在比赛中得到实际应用，从而用来协助判定跑速。这方面还需要未来的更多研究和探讨。

像前面解释的那样，心率不是运动强度完美的指示指标。然而，如果能控制影响心率的一些因素，那么心率—跑速关系还是相对恒定的。在任何次极量强度的运动中，其天—天变异的变化幅度最高为6次/分。在控制条件下的相对恒定的心率—跑速关系可以用来评价运动员的训练状态。根据这一原则，有人提出了以下评价运动员训练状态的建议。

跑速（从非常慢的跑速到10km比赛中的跑速）和心率的关系需要在每一赛季或训练周期开始时就确定清楚。可以用渐增强度运动测试中得到的心率—跑速关系拟合线，这将在

随后用到。以前的研究表明，这两个变量之间的相关系数 $r = 0.99$。训练周期中，跑速和心率之间关系的评价需规律进行，甚至每天进行。这个测试可以放到训练的准备活动中，运动员需要佩戴一个具有储存功能的心率监测表，并要在一个有已校准距离标记的跑道上进行（约 1km），场地要求为平地、无风。测试应该在运动员充分热身达到一个稳定的状态之后进行。如果跑距和用时均有所记录，那么每一测试中跑速并不需要相同。

经过一个训练阶段后，可按上述的方法测试得到运动员跑速和运动平均心率（图 1–8）。将此数据点放于训练前确定的心率与跑速关系图中，如果位于拟合线的下方位置，提示对于训练是“高功效”（more efficient），相反，如果位于曲线上方，则说明运动员“低功效”（less efficient）。可以推测与“低功效”相比，“高功效”体现了较好的体能状态。运动员和教练员能根据数据的位置（也就是数据是位于心率—跑速回归线之上还是之下）决定未来的训练。

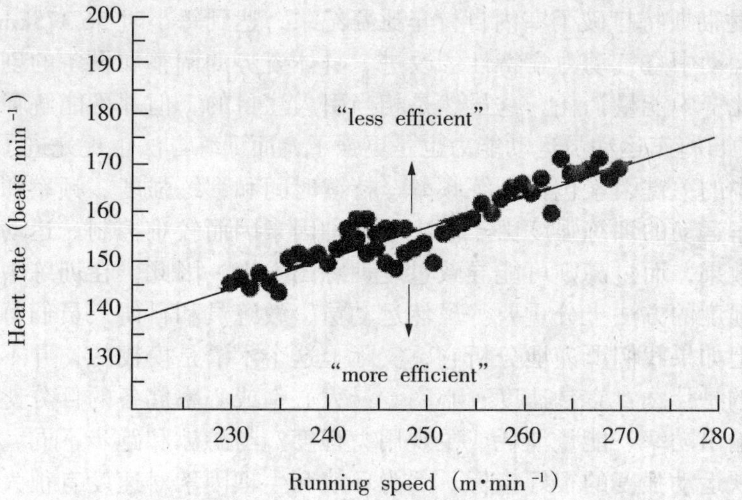

图 1–8 心率与跑速的关系
（引自：Lambert，1998）

四、总 结

以上资料表明，在训练状态下，如果能控制影响心率的因素，心率—跑速关系能相对保持恒定。可以利用这种关系来监测运动员每日体能状态，获得的资料可以用来制定运动员需要的特定训练程序。而在比赛中监测心率，并不是指示跑速的准确指标，需要进一步研究来明确心率差异的原因，以便能够在比赛中准确地使用心率。

总之，工程师们不断设计和制造出功能日益丰富的心率监测仪，以准确方便地测量心率。负责心率监测仪改进的工程师们，在他们的领域前进的速度远超过了生理学家对心率本身认识的速度。对于心率数据的解释和在比赛中的应用来说，目前我们的能力还很有限。这也是那些对提高运动成绩感兴趣的科学家、教练和运动员面临的一个难题。要充分使用心率数据还需要了解很多，一个具有吸引力的想法就是在未来有更多信息可以利用，能将心率应用到比赛中，心率监测仪也因此被作为一个有力的“促力手段”。

第三节 自行车运动的心率监测

一、自行车运动的强度概念探讨

在过去的几十年间，自行车比赛中的速度已经有了相当大的提高。每小时的世界纪录刷新很好地反映了这一点。1893 年 Henri Desgrange 在巴黎首次创造了每小时的世界纪录(35.325km)。从此以后，新的纪录不断诞生。1984 年，Francesco Moser 认识到了空气动力学的重要性，于是使用了一种特殊的自行车，包括最初的圆盘状车轮，其速度达到了每小时 51.151km 并一直保持了 14 年的世界纪录，这也是首次突破每小时 50km 的界限。1996 年，Boardman 在曼彻斯特打破了室内自行车比赛纪录，达到每小时 56.375km。纵观这些变化主要应归功于运动中空气动力学特性的改进、身体姿势的调整和设备的创新，这些大大减少了运动员在比赛中能量消耗。这虽然是相当引人注目的，但并不能解释所有速度的提高。的确，现代的自行车运动员运动能力也是更强了，而训练方法也更先进了。

运动员训练中的关键因素包括训练频率、持续时间和训练强度。频率和持续时间较容易控制，而自行车运动的训练强度由于取决于多种因素因而较难控制。运动强度过低不能产生良好的训练效果，而过高则可能导致过度训练的发生。因此，在训练中找到一种切实可行的监控运动强度的方法十分重要。虽然运动员、教练员和科研人员们每天都使用“强度”这个术语，但如果我们严谨地分析它，实际上这个术语是模糊的，并不容易清晰地表述。运动强度指的是什么？它是速度、心率、最大心率或心率储备的百分比、最大摄氧量的百分比，还是输出功率、能量消耗或主观用力程度？与游泳和跑步不同，在自行车运动中速度并不是反映运动强度的很好指标。因为环境和生理因素对速度有很大的影响，如风力、空气温度、空气密度、湿度和地形，都会改变某一输出功率时的速度。

过去，曾经使用过速度、心率、最大摄氧量的百分比、乳酸阈的百分比和输出功率来描述运动强度。然而，实际上运动强度应该由每分钟水解和转化成机械能的 ATP 数量来决定。因此，最好的定义应该是执行特定的运动时每分钟消耗的能量（千焦 / 分）。遗憾的是，在实验室内连续测量能量消耗非常困难，而在运动场地上测量则几乎没有可能。因此，应该有一个容易实施测定且和能量消耗密切相关的指标来衡量运动强度。在实验室中，通常使用的指标是最大摄氧量，也有使用输出功率的。上世纪末期，技术的创新带来了一个新的测量装置，它可以测量自行车运动员的输出功率。它是由装在一个可变形圆盘上的一系列应变尺组成的，这个圆盘在一个曲柄和一个链条环之间，信号被传送到手把的计算机上。

二、用“速度”及“功率”监测运动强度

在跑步和游泳运动中，速度常常被用来作为运动强度的一个指示指标。多数情况下，速度精确地反映出身体内能量的利用。然而，在自行车运动中却不尽然。其中一个例子便是每小时的纪录。例如，风洞测量显示，和正常的空气动力学姿势相比，Obree 在 1993 年

打破纪录时的移动阻力降低 15%，这使得他在 50km / h 的速度下可以获得 2km / h 的优势，利用同样的做功，他可以快出 2km / h。在山地行驶时，自行车速度和运动强度之间缺乏相关性现象表现的更为显著。上坡时，速度较低，但心率和做功却较高，下坡时，速度较高，而心率和做功却较低。

另一个速度—强度关系遭到破坏的例子是“气流”。在自行车运动员 A 身后行驶的 B 运动员，将会保持与 A 同样的速度，但由于空气阻力的减少，B 的功率输出将低于 A，因此其摄氧量和心率将会减小。图 1-9 给出了 3 小时训练过程中的速度和功率输出。很明显，两个变量之间相关性很差。事实上，在此例中，相关关系是负值。这表明速度并不是自行车运动中良好的运动强度指标，因此，有必要寻找新的可替代指标。

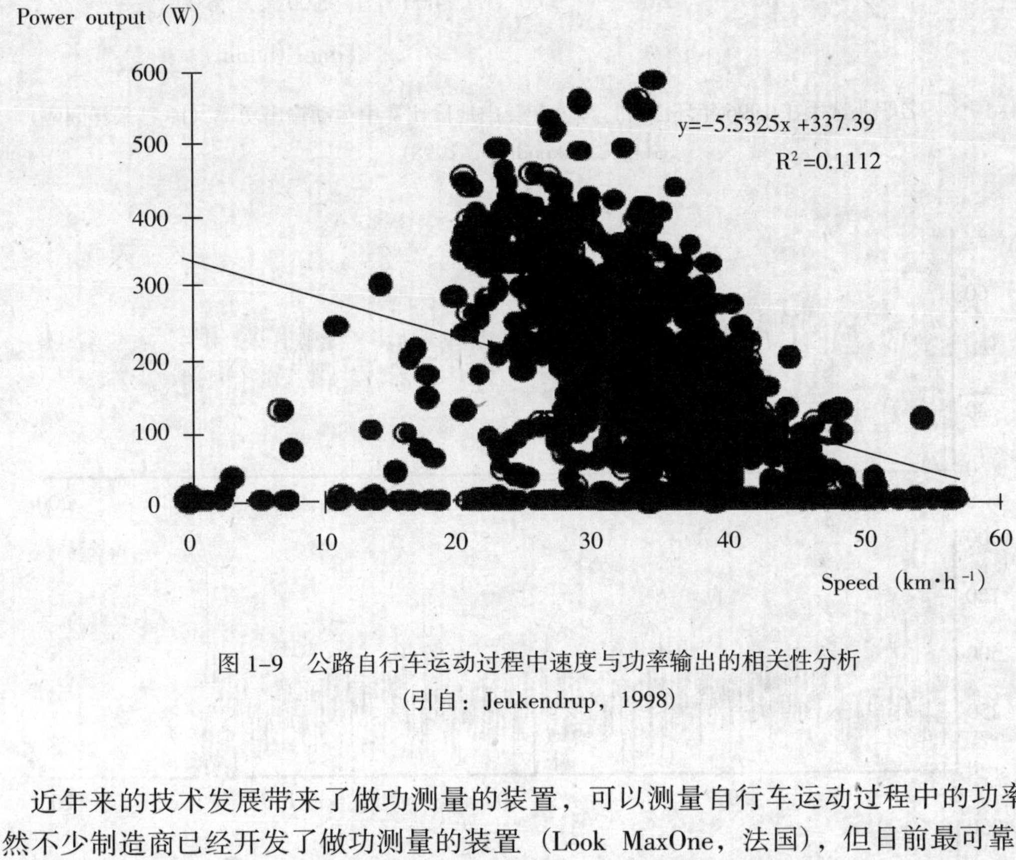

图 1-9　公路自行车运动过程中速度与功率输出的相关性分析

（引自：Jeukendrup，1998）

近年来的技术发展带来了做功测量的装置，可以测量自行车运动过程中的功率输出。虽然不少制造商已经开发了做功测量的装置（Look MaxOne，法国），但目前最可靠的也是使用最为广泛的是 SRM 训练系统（Schoberer Rad Messtechnik SRM，Jülich，德国）。它可以被安置在自行车上，来记录做功并储存数据在其记忆装置中（同时包括速度、距离、节奏和心率）。通过这个仪器，可以通过监测肌肉实际做功，即功率输出，来评定运动强度。图 1-10 中显示了利用这一仪器在 1996 年环法自行车公开赛山地段比赛中得到的数据。这些数据显示了公路赛随机性的特性。

功率输出可以很好地预测能量消耗（运动强度），因为总的效率是相对固定的（总效率由能量消耗除以完成的工作计算得到）。然而，一直使用输出功率来维持特定的运动强度是不可能的，因为输出功率如和心率比较而言是一个更容易变化的指标。图 1-11 显示了在 170km 的比赛中，输出功率有很大的变化，而心率则相对恒定。

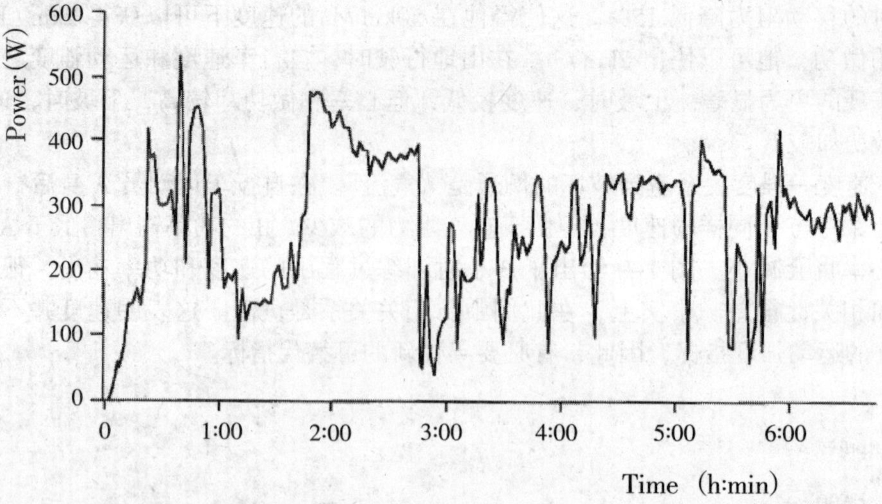

图 1-10 一名职业选手在 1996 年环法自行车公开赛山地段比赛中运动输出功率（10 秒采样间隔）
（引自：Jeukendrup，1998）

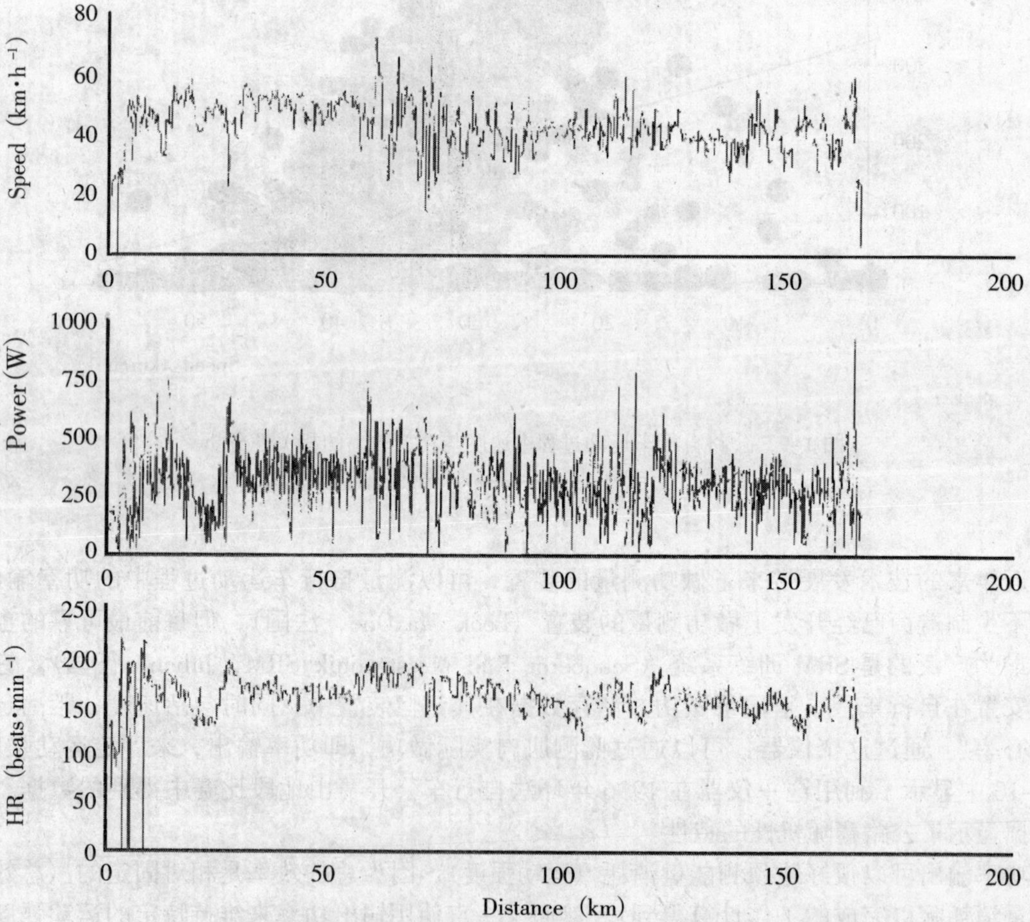

图 1-11 170km 的自行车赛中速度、功率及心率信息
（引自：Jeukendrup，1998）

三、利用“心率”监测运动强度

（一）运动员使用心率监测现状

心率监测仪主要用来指导运动员高强度训练（乳酸阈水平或更高）或防止运动员训练强度过高。训练期间，心率能被用来决定运动强度，训练结束后可以用心率来评定运动强度。如果在比赛或训练中记录了心率，就可以回顾分析运动强度。通常有 4 种心率范围：低心率范围导致最小的训练效果；第 2 个范围稍高但仍低于乳酸阈强度；第 3 个心率范围是乳酸阈强度；第 4 个就是高于乳酸阈强度。训练或比赛中，心率监测仪可以被用来帮助确定合适的速度策略。

遗憾的是，目前对训练中理想的运动强度了解较少。普遍而言，对于有训练经验的运动员而言，训练安排对训练后适应性变化和运动成绩的影响也都知道不多。关于训练对于不运动人群效果的资料有不少，然而，相对而言，这些人中很少有训练导致肌肉呼吸能力增加和心血管适应性改变导致最大摄氧量和耐力运动成绩提高的。因为对于这些人群的训练来说，少量的运动已足够，且在每次训练间有足够的时间恢复。而训练有素的优秀自行车运动员情况却不同：训练必须要频繁、训练持续时间要长，以引起训练适应性变化的发生。因此，休息恢复的时间很少，下次训练的时间安排十分重要。目前，我们对于训练有素的运动员恢复和适应性变化的时间长度了解很少。以后的研究应该努力弄清不同训练刺激和随后的恢复过程的效果。更多地认识不同训练刺激效果，我们就将能够使用心率监测仪来监测这种刺激强度。心率监测仪对识别训练间歇中恢复不足（即过度训练）的情况是非常有用的。

（二）运动心率的影响因素

当使用低风阻车把时，由于前面部分较低，所以阻力系数降低。然而，有人认为这种姿势效率较低，因为在实验室中发现其氧气的摄取和心率均增加。Gnehm 等研究了 14 名男性优秀自行车运动员在 3 种不同姿势：直立位、双手放在投递把手上和双手放在低风阻车把上的运动心率。在低风阻车把姿势，心率高出直立位 5 次 / 分，这是由于肩部肌肉组织利用增加和髋部角度效率较低造成的。

Heil 等报告在 69°的座管和 20°的躯干角度时，次最大心率高于 76°、83°和 90°的座管角度。然而，应该注意的是，69°是一个较为极端的座管角度，因为多数自行车的座管角度都在 72°~76°之间。有人提出自行车上采取空气动力学姿势（躯干角度较小），可能会增加肩部肌肉的静力负荷，从而使得心率和最大摄氧量之间的相关关系丧失。这些研究提示，过度的髋部角度会导致过高的代谢消耗。然而，和其他一些因素（如心率漂移）比较而言，这一因素可能对于心率的影响较小。

心率漂移的现象（在运动中随时间推移心率增加）是另一个限制训练中使用心率监测仪的因素。已经发现，在持续 20~60 分钟的运动中，尽管工作负荷不变及血乳酸稳定或下降，心率仍然向上漂移多达 20 次 / 分。Boulay 等通过不断调整运动负荷使受试者在固定的心率下运动，选择的心率范围是低于通气阈时心率的 5%。虽然心率相对稳定（176~180 次 / 分），但是随着时间的延长，工作负荷却不得不显著降低（下降 17%，工作负荷从 220W 降至183W)。相似的情况是摄氧量从20分钟时的80%最大摄氧量降低至80分钟以后的73%最大摄氧量。在运动场地也进行了可比性研究,图1-12显示的是优秀运动员1小时训练过程中的数据。这些运动员进行两次15分钟训练,心率在167~170次/分。在第二个15分钟里,输出功率降低了23W。

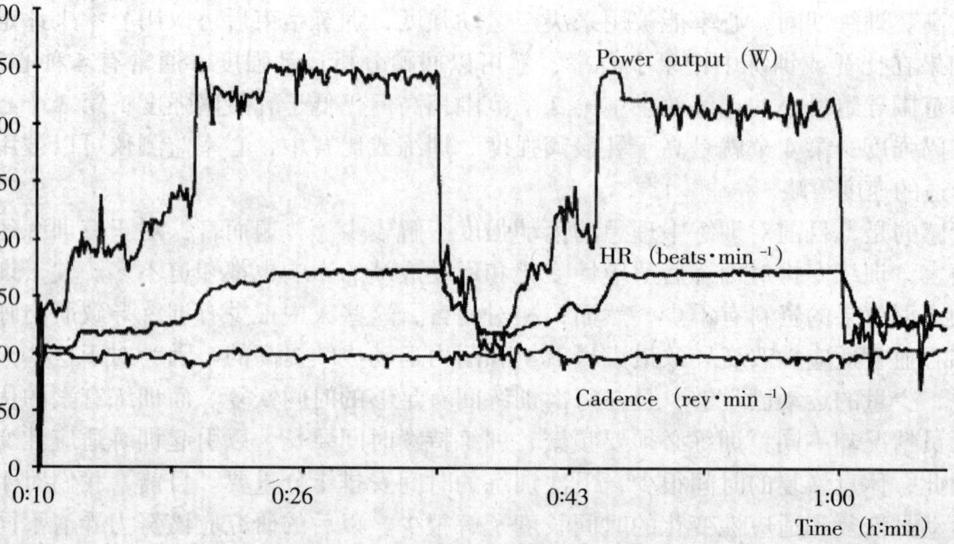

图1-12 一个职业自行车运动员运动心率与输出功率的监测

注:显示的是两次运动的心率保持稳定,但输出功率在第二次运动中下降

(引自:Jeukendrup,1998)

在热环境下进行运动,脱水会使得心率漂移程度更大。在Montain和Coyle的一个研究中,受试者在热环境下(33°C,50%相对湿度),以62%~67%最大摄氧量强度运动,在没有液体摄入的情况下,运动100分钟后心率增加了40次/分。液体摄入有助于限制心率增加,但仍然增加了13次/分。另有研究显示,虽然脱水增加了心率漂移,补水和过度水化并不一定能预防心率漂移。总之,在此种情境下,心率和运动强度(也就是能量支出)之间的关系很容易改变,训练中记录的心率并不一定反映了肌肉的做功。

海拔高度也会影响心率和能量支出之间的关系。在缺氧的情况下,一定强度的运动中心率将会高出水平面和含氧量正常的情况下同样强度运动中的心率。这意味着在水平面时一定的心率范围运动可能产生良好的训练效果,但在海拔较高处,则可能会导致过度训练。

四、过度训练的心率监测

在热环境和高原环境中运动的例子表明心率和运动强度(可以用能量支出来定义)的关系有时候可能被割裂。然而,在这些条件下,心率可能是反映心脏应激,甚至是整个机体应激的指标。事实上,用心率来描述运动训练的机体整体的应激水平可能更为准确。在一个已定的输出功率下训练,在热平衡的环境中,可能会产生良好的训练效果,在热环境中，则可能导致过度训练。

训练负荷和训练恢复之间存在着精细的至关重要的平衡关系。训练过多、恢复太少都会破坏这种平衡，导致“过度训练”的一系列表现。虽然过度训练的表现是因人而异，但所有的过度训练有一个共同的症状就是运动成绩下降。过度训练可能起始表现为疲劳，逐渐发展成更加严重的形式，如易怒、睡眠障碍和缺乏训练动力，这些症状长期持续可能最终转变为过度训练综合症，其与下丘脑—垂体—甲状腺轴的功能失调和神经肌肉功能紊乱有关。有时其表现中缺少令人瞩目的睡眠、饮食和心情易怒等问题，因此，辨别过度训练的早期症状至为重要。为了弄清哪些措施可能用来发现这些早期症状，对 8 名训练有素的自行车运动员训练过程进行观察研究，每周训练持续时间增加 45%，高强度训练的持续时间增加 350%，两周后所有运动员的成绩显著下降。发现伴随着过度训练的出现，最大心率显著下降，8.51km 山地路程计时测试的成绩下降（平均速度从 36.9km / h 下降到 35.2km / h），计时测试过程中心率的下降与运动成绩的下降平行，但是主观用力程度没有不同。另外，伴随过度训练，运动中次最大和最大乳酸浓度降低。（表 1–2）

表 1–2 过度训练对运动心率及乳酸的影响

	过度训练前	过度训练后
HRmax（beats.min^{-1}）	185±3	178±2
La200W（mmol.l^{-1}）	1.4±0.2	0.9±0.1
Lap_{eak}（mmol.l^{-1}）	11.8±1.1	5.9±0.5
HRexe（beats.min^{-1}）	178±2	169±2
HR_{sleep}（beats.min^{-1}）	49.5±3.8	54.3±3.2

（引自：Jeukendrup，1992）

有人提出静息状态下心率是过度训练一个敏感的指标，心率增加（通常是晨脉）可能预示疲劳或过度训练。然而，一个更敏感和可靠的方法是测量睡眠中的心率。除了睡眠中平均心率增加外，过度训练后夜间心率变化的规律性较差、心率最高峰值增高。

五、小 结

自行车运动中，速度不是运动强度的准确指标，因此，必须找到其他合适的方法来监测训练和比赛过程中的运动强度。输出功率可能是一个直接的指标，但是心率更容易监测和测量。然而，在使用心率监测仪的过程中，还是有一些限制因素需要考虑。例如，自行车运动员骑车姿势可能会导致特定运动强度下的心率变化。更重要的是，随着运动时间延长，心率逐渐增加，即是被称为“心率漂移”的现象。心率漂移可以显著改变心率—输出功率的关系，尤其是在热环境中。在这种情况下，心率可能反映了机体整体的应激压力，而不是衡量的运动强度本身。输出功率对于后者来说是一个较好的指标。训练和比赛后可以使用心率来评价运动员的训练水平，或者在训练过程中决定运动强度。另外，心率监测对于早期发现过度训练非常有用。

第四节　心率监测在运动健身研究中的应用

一、引　言

对健康而言，身体活动起到非常重要的作用。这激起了人们的兴趣，研究健康促进的各种效果及身体活动改善健康的潜力，从而导致了新的研究领域的出现——与健康相关的体育运动研究。它的目的是要用定量方法，澄清各种不同身体活动形式的刺激给健康带来的有利或不利后果或影响。作为研究的一部分，合理地评价刺激（即身体活动）的强度是至关重要的。

心率是用来表示身体活动强度的很有价值的指标。在一定范围内，它和能量消耗、心血管系统负荷或应激的关系是已知的，且具有可预测性和可重复性。因此，心率可以被用在观察性研究中来评价和比较不同身体活动的强度，衡量心血管系统最大负荷，并以此为基础评价其心血管系统的风险性。心率作为平均心血管系统应激可用来评价活动负荷的可承受度、能量消耗和取得不同健康促进效果的阈值。在干预性研究中，心率可以用来评价、监测和调整预定的训练强度，以确保训练效果和安全性。

二、耐力健身锻炼的心肺负荷研究

随着人们对健康和体能与身体活动关系认识的逐渐提高，大众健身运动锻炼得到了极大的普及。由于参与者的体能和健康状态参差不齐，而多数的运动赛事涉及激烈的运动应激，且通常包含了竞争的成分，因此，很可能存在心血管并发症的风险。事实上，不断有媒体报道运动赛事的意外死亡事件，且身体活动中心血管并发症尤其与运动强度关系密切。

Oja 等人监测 11 名群众体育运动比赛参与者的超长时间下的运动心率，想通过客观资料的收集来评估这些运动的剧烈程度。受试者是参与规律运动的男性非运动员（年龄 39~53 岁；最大摄氧量 50.7±4.5ml / kg·min），他们在一年中参与了一组 4 项长时间运动的比赛（自行车、划船、慢跑和滑雪）。在记录比赛距离和平均持续时间的同时，也通过心率监测仪（Polar PE2000）记录了比赛中心率数据。图 1–13 和图 1–14 分别表示的是运动过程中的心率变化和心率的分布，数据显示比赛中有相当长时间心率超过了个体最大心率的 90%，划船运动中心率水平较低是因为在比赛中只有 3 个受试者没有中断划船，其余的则在划船和强度较小的掌舵间不断变换的。

这个研究表明，在长时间剧烈运动中及不同气候条件下均可以使用心率监测，它不仅可靠，而且不会给受试者带来不便。此外，根据心率水平而言，这些非竞赛性质运动的参与者似乎与竞赛运动员的运动同等剧烈，甚至更加剧烈。这些结果表明，根据他们的健康状况和训练水平给予这些参与者适当的意见是非常重要的。

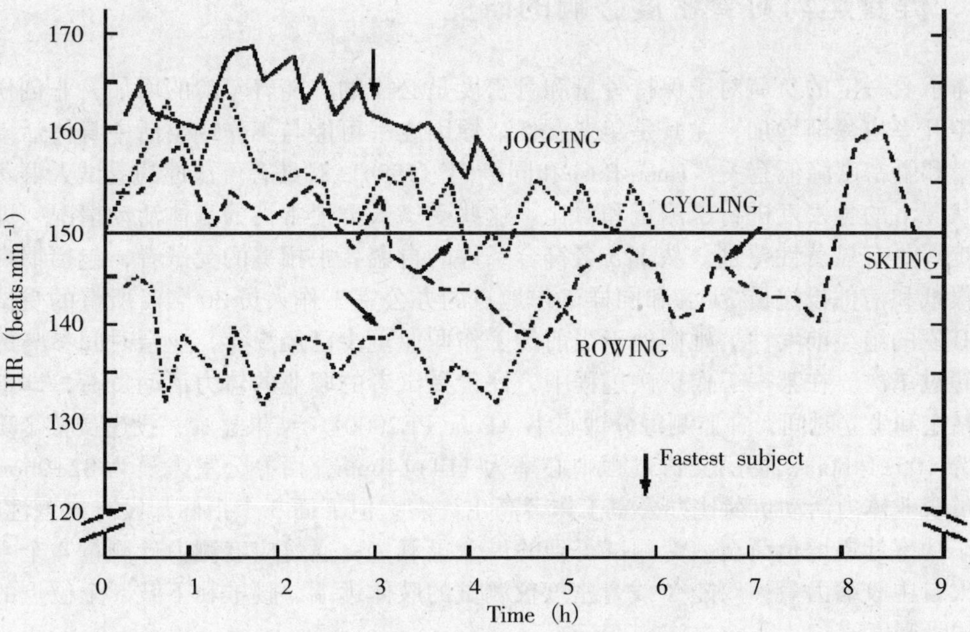

图 1-13　11 名男性健身运动者 4 项运动过程中心率的变化

注：箭头所指为最快到达终点的受试者的运动时间

（引自：Vuori，1998）

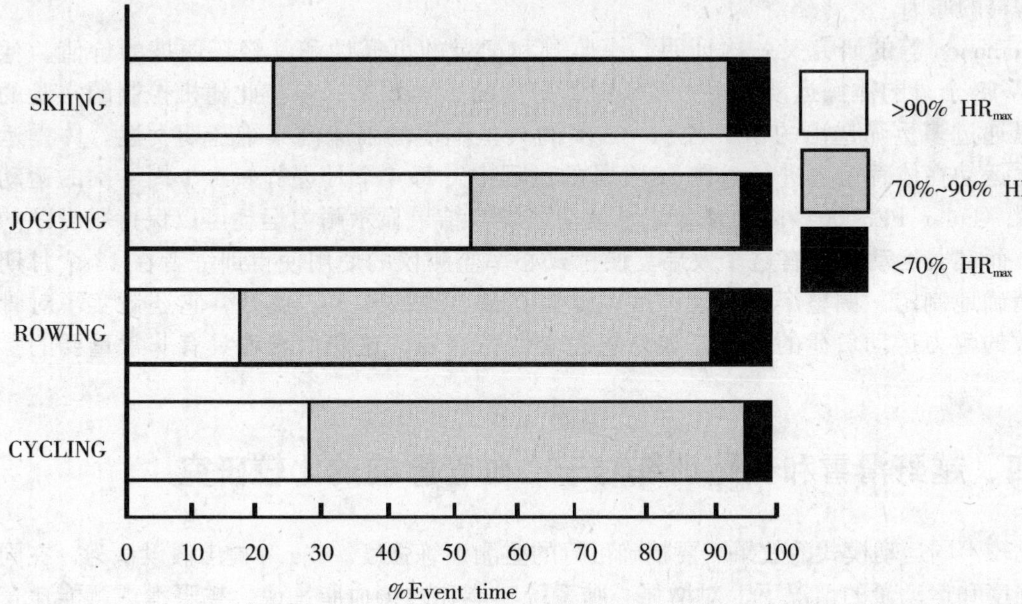

图 1-14　11 名男性健身运动者 4 项运动中心率的分布

（引自：Vuori，1998）

三、健身运动对骨密度影响的研究

身体承受一定的负荷对于保持骨量和骨密度是必需的。随着年龄的增加，非创伤性骨折的发生几率也逐渐增加，尤其是年老女性。原因之一可能与工作或生活中身体活动减少导致骨量和骨密度降低有关。Uusi-Rasi 和同事们（1994）对具有可比性的受试人群负重和不负重状况下的骨密度进行了测量和对比。这些受试人群惯常性的身体活动情况（即在工作中快走）具有显著性差别。从 123 名符合条件的自愿者中招募的受试者，包括惯常活动较多的报纸和信件投递员 31 名和同样工作地点的办公室工作人员 30 名。所有的受试者都是 30~50 岁的绝经前女性。她们处于当前的工作职业至少已经 5 年，业余时间参与的运动每周不超过 1 次。在某一工作班次过程中，评价受试者的职业的体力活动负荷，即借助仪器记录站立和坐立时间，并监测每分钟心率（Pola PE2000）。结果显示，投递员整个班次平均心率为 105±14bpm，物品交付过程中心率为 114±14bpm，而办公室人员为 82±9bpm。虽然投递员职业体力活动负荷比办公室工作者高出许多，但下面 3 个指标却没有显著性差别：用自行车功率计递增负荷至疲劳测试得到的最大摄氧量；通过应变测力计测量 4 个主要肌群的最大自主收缩力量；双能 X 线骨密度仪测试的肢体远端、腰椎和下肢 5 个位点的体重调整后的骨密度值。

这个研究提示，和职业体力活动较少的人比较而言，每天多出几个小时职业身体活动持续很多年，并不会导致更好的体能和更高的骨密度。便携式心率监测仪可以用来客观、可靠、切实可行地评价心血管系统负荷，记录的数据表明了职业工作中体力活动的绝对和相对负荷较小。这也为两组人群在体能和骨密度上缺乏显著性差别提供了或者至少部分提供了解释的原因。

Heinonen 等的研究又一次证明心率监测和记录的可靠性和其轻巧便携的价值。他们比较了 18 个月的体操运动和耐力运动对骨密度的影响效果。参与此随机控制的实验的受试者是通过多重筛选出的 101 名 51~53 岁的久坐不动的临床健康绝经期女性。体操运动和耐力运动在体育馆内进行。在 18 个月的过程中，每 4 个月进行一次 1 周 4 次的运动心率记录（Polar PE3000）以调整和记录运动强度。结果显示耐力运动可以保持股骨颈的骨密度，而健美运动则没有这个效果。便携式心率监测仪的使用使得训练者在 18 个月期间可以精确地制定、调整个体运动强度并保持在最合适的水平。此外，它还证实了对骨密度有效的耐力运动负荷的大小。如果想改变训练计划，这些信息就具有非常重要的参考价值。

四、越野滑雪和长跑训练对于心血管影响的比较研究

比较不同运动模式的效果需要精确可行的监测训练强度。Oja 等提出假设认为，在同等运动强度和运动量的情况下，对增强心肺系统功能和改善血脂来说，越野滑雪可能比长跑效果更显著，因为滑雪中更多肌肉参与了运动。研究在两个连续的冬天，两项随机控制的实验中完成（9~10 周）。实验包括通过多重筛选出的 96 名 40 岁未经训练的健康男性。他们被随机分成越野滑雪（两个组中各 15 人和 16 人）、长跑组（16 人和 16 人）和对照组（17 人和 16 人）。

训练组在森林中进行强度 75%~85%最大摄氧量水平的运动，每周 3 次，每次 40 分钟。强度是用在递增负荷运动中个体心率和最大摄氧量关系的回归线来决定心率范围表示的。使用运动测试仪 PE2000 心率监测仪记录运动中心率。在研究一中，滑雪组平均最大摄氧量（ml /kg·min）增长 20%，长跑组增长 13%，对照组增长 3%。研究二中，对应的增长幅度分别为 15%、16%和 1%。滑雪组与长跑组比较并无显著差异。另外，两组空腹血脂水平和胰岛素浓度均没有显著性变化。

研究表明，9~10 周同等强度和持续时间的越野滑雪或长跑具有同样的改善未经训练的中年男性的心肺机能。正是有了便携式仪器的心率监测和记录，在户外自然条件下参与这两种剧烈运动的人群就可以精确连续地调整运动强度和保存训练记录，同时也使得大量受试者能在连续两年的超长时间运动中以同样的平均强度进行训练。

五、上下班的身体活动是否可以达到促进健康的目的

如果达到了可产生生理效果需要的强度，那么步行和骑车来回上下班就可能是一项频繁规律的促进健康的身体活动。在 Kukkonen–Harjula 等人的研究中，使用心率监测仪（PE 3000，Polar Electro）对自愿的健康受试者在步行（8 人）和骑车（16 人）上班过程中进行监测，结果发现骑车可以达到对心血管系统较为合适的运动强度，而步行却不能（表 1–3）。

表 1–3　走路及骑车上下班的心血管负荷比较

	走路		骑车	
	男性（n=3）	女性（n=5）	男性（n=10）	女性（n=6）
运动距离	2.8±1.0	1.4±0.5	11.8±6.1	6.7±3.6
平均心率	98±4	119±7	130±17	129±13
%HRmax	57±4	62±4	71±11	69±5
$\%\dot{V}O_2max$	38±4	40±14	58±18	55±7

（引自：Vuori，1998）

上述的这个初探性研究结果带来了另一项实验性研究的出现。此研究的内容是观察步行和骑车上下班的生理效果。Oja 及 Vuori 从 860 名受试者中挑选出 68 名以前久坐不动的临床健康的中年人，并根据性别、上下班路程和体能状况分成步行组和骑车组，最后再随机分成步行组、骑车组和对照组。受试者在随后的 10 周中步行（平均单趟距离 3.4km）、骑车（9.7km）或乘公交或开车（对照组）上下班。此外，在下一个 10 周中，根据随机原则，对照组开始采取步行或骑车方式上下班。在实验的第 5 周和第 10 周监测受试者在上下班过程中心率各 5 天（Polar PE2000）。在第 1 周中，步行组平均心率是 121 次 / 分，骑车组为 133 次 / 分，分别相当于开始和结束时最大摄氧量的 51%~53%和 62%~65%对应的心率水平。在第 2 个 10 周中，平均心率和相对的费力程度均有减小的趋势。在 20 周中，步行组最大摄氧量增长了 2%，骑车组增长了 7%（组间比较，P<0.01），两个组最大跑台运动时间分别增加了 9%和 13%（组间没有显著性差别）。对照组在前 10 周中最大摄氧量和最大跑台运动时间分别下降了 1%和 2%。在活动的两组和对照组中最大摄氧量和最大跑台运动时间的变化具有显著性差别（P=0.02 和 P<0.001）。

在这个研究中，心率监测成为一种可以信赖和被社会接受的评价日常性身体活动中心血管系统负荷及其随着时间而变化的方法。测量的结果与观察到的最大摄氧量变化及最大跑台运动时间的变化之间具有很好的相关性。通过上下班途中的身体活动，尤其是骑车，其运动强度已经被证明足够导致心血管系统健康状况发生显著改变，同时血液中高密度脂蛋白水平也有增加趋势（7%；组间变化比较 P=0.09）。

六、小　结

对于健康相关的身体活动的观察性和干预性研究中，便携式心率监测仪是一个非常有用的工具。它不但精确可靠，而且价格便宜，对于实验受试人群和研究人员来说，使用起来也很方便。重要的是，其数据可进一步通过计算机进行处理，可以更深入的挖掘其信息。

第五节　心率拐点的理论与实践的探讨

一、引　言

HRDP（Heart Rate Deflection Point，心率拐点）的另外名称为“速率转折点”“心率断点”“斜率变化点”“心率阈值”以及“心率转折点”等。它的特点是在渐进性增加强度的运动中，心率—负荷的线性关系或心率表现曲线出现的明显变化或偏斜。

HRDP 通常表示心率—负荷关系曲线的坡度的下降（图 1–15），一般认为这是一种规律

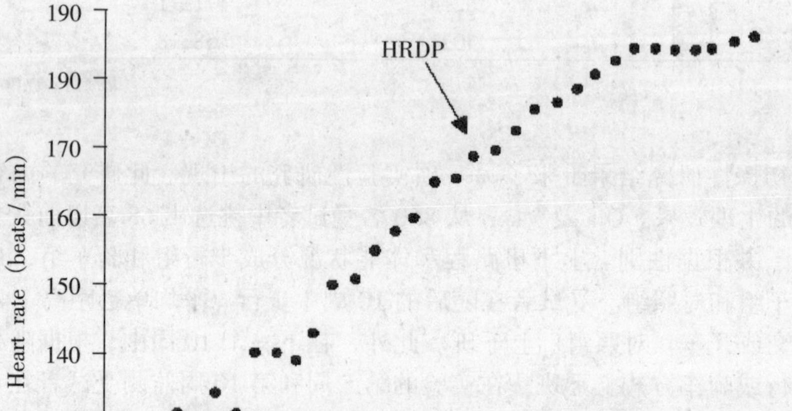

图 1–15　踏车运动测试过程中心率与功率的曲线图

注：HRDP 后曲线的斜率下降，经数学模型计算 HRDP 为 169bpm

（引自：Bodner，2000）

的偏斜。从曲线反应中可以明显看出 HRDP，且通常报道出现在 88%~94%最大心率的范围。有些情况下，HRDP 可能表现为一段走势平坦的时相，随后出现一个坡度降低的线性上升，然而，也有相反的心率偏移或心率偏斜增加的报道。一项 227 名健康年轻男性的研究中 7.9%的心率偏移表现出相反的特性。

体能状态似乎并不能影响 HRDP 的出现，有过训练和没有训练过的个体都出现 HRDP，在囊性纤维化和心脏病人及截瘫的运动员中都可以观察到 HRDP 出现，HRDP 的出现也不受年龄影响，儿童、青少年、大学生和中年男性都出现这种偏转现象。

关于 HRDP，让人颇为感兴趣的是认为它与“无氧阈”相一致的观点。康考尼（Conconi）等 1982 年首次提出来可以单独使用 HRDP 来评价无氧阈的设想，至少在赛跑运动员是这样。他们的研究表明在心率偏移点时的跑速与无氧阈时的跑速高度相关。康考尼也设计了一套简单的运动场地测试方案用来评价 HRDP，这一方法已经被广泛使用，包括在运动场和实验室中其他的短跑运动员。

因为 HRDP 测试是无创的，因此很具有吸引力。此外，这个测试所需要的时间也相对较短（大约 20~30 分钟），这意味着可以把它作为每次训练的一部分。这种测试方法用来评价训练计划和评价耐力水平，在欧洲使用很普遍。临床上，HRDP 也能作为一种无创性价格低廉的方法来评定心血管病人康复运动的各项指标标准。

然而，关于 HRDP 的概念还存在一定程度的争议。有些人的心率表现出纯粹的线性反应而没有拐点的出现，此外，文献中关于 HRDP 及其与无氧阈的关系，意见并不完全一致。用来测量和计算 HRDP 的方法及对无氧阈概念的理解差异，是导致这些分歧的部分原因，并且，关于心率偏移点的生理机制并没有完全弄清楚。

二、无氧阈的概念

既然 HRDP 是用来评价无氧阈的一种无创性测量方法，那么首先有必要讨论关于无氧阈的概念。

无氧阈（Anaerobic Threshold，AT）是测定机体在适宜强度进行长期训练的能力，和耐力运动成绩显著相关。起初，无氧阈被定义为出现酸血症和相应的气体交换变化之前时摄氧量水平或工作强度。“无氧”的概念也是有争议的。另一个用来代表这个阈值的是更具有争议性的名词叫乳酸阈（lactate threshold，LT），指的是在渐增强度过程中，血乳酸浓度剧增时的工作负荷。

有报道称，通气阈（Ventilatory Threshold，VT）与乳酸阈是一致的。通气阈是指在渐增强度过程中，通气出现突然的非线性增加时的工作负荷。相对于摄氧量而言的过度通气（VE/VO_2），却没有同时出现通气当量（VE/VCO_2）的增加也代表了通气阈。

在运动强度由低到高的转变过程中，有 3 种能量供应的形式。3 种能量供应形式中间有两个转折点或过渡点。第一个阶段的能量供应完全来自有氧代谢过程。第一个转折点，也就是第二个供能阶段的起始，被命名为“有氧阈”，以血乳酸大约从 2mmol / L 开始增加及 VE/VO_2 不成比例地增加为特点。第三个阶段名为无氧阈，以第二个转折点为标志，血乳酸从 4mmol / L 开始上升，VE/VO_2 进一步增加。第二个转折点与无氧阈相关，因为它被认为是代表了最大血乳酸稳态（maximal lactate steady state，MLSS）。最大血乳酸稳态可以定义为机体内乳酸产生和消除之间达到平衡时候的最大恒定的工作负荷。

三、HRDP 的发展历史

（一）早期研究

在 1968 年，Brooke 等人及 1972 年 Brooke 和 Hamley 再次观察了递增强度运动测试中心率反应并不总是表现出严格的线性偶联。他们发现在一群自行车比赛运动员中，一些人表现出心率—工作负荷的 S 形曲线关系。这一心率—工作负荷关系曲线以 3 个界限清楚的时段为特点：预期阶段；线性阶段，心率变化的斜率是不变的；曲线阶段，心率—工作负荷偏斜度下降，偏离线性趋势。

（二）康考尼测试

1982 年，康考尼发现单独使用 S 形的心率—负荷曲线（heart rate performance curve，HRPC）的方法就可以替代评价运动表现或工作强度。调查者招募了 210 名训练有素的长跑运动员在室外田径场参加跑步测试。测试开始速度是 12~14km / h，每 200m 速度增加一次（平均增加 0.5km / h）直至不能再承受增加为止，记录每个阶段最后 50m 的心率，在接近最大速度时，心率反应明显从线性向曲线趋势转变，康考尼起初将这种心率和跑速之间线性关系的消失称为“偏转率”。

无氧阈的测定是通过一种不太惯用的方法，从 10 名跑步运动员抽取静脉血，评价 3 个高于和低于个体偏转率跑速下的乳酸值，每个跑速坚持 1200m，中间有 15 分钟间隔休息，每次跑完后 5 分钟取血检查，乳酸值和相对应的心率—跑速关系图形相互叠加，直线连接偏转率上方和下方的乳酸值，这些直线相交时的跑速即为无氧阈，结果表明偏转率和无氧阈是相关的（r=0.99；n=10）。

通过这些研究，康考尼得出结论，认为心率—跑速关系可以用来无创性地测量赛跑选手的无氧阈，并提出这个跑速还能被用在其他运动项目中，可能对于运动员以后训练计划制定很有帮助。这个运动场地实地测试方案被命名为“康考尼测试”，也就是 HRDP 测试常用的名称。

（三）康考尼假说

为了解释心率的这种现象，康考尼等引用了 Pendergast 等人的研究，后者研究发现无氧阈以上水平时摄氧量的增加小于工作强度的增加。康考尼等提出假说，认为在跑步运动员，无氧阈以上水平跑速的增加可能在一定程度上并不依赖于 VO_2 和心率。他们推测高于无氧阈时的工作强度的增加速率超过心率的增加速率，那么心率的偏移就可以用来无创性和间接评价无氧阈。

四、评价 HRDP 的方法学问题

在康考尼的研究之后，HRDP 研究者们综合了各种运动项目中的不同实验对象，进行了实验室和运动场地的研究。其中，一些计算 HRDP 的方法比较而言更为客观。HRDP 测试的方案是需要渐进性递增负荷运动，然而，研究与研究之间实施程序上的差异都可能会造成人们对于 HRDP 概念的更大分歧。

（一）HRDP 计算的方法

视觉观察判定是一个常规的评价 HRDP 的方法。虽然它切实可行，但是它不是最准确的方法。也许 HRPC 的偏移并不总是明显可见的，通过研究辨别偏移点的困难可能导致不准确的 HRDP 评定。Ballarin 等人报道计算机测量计算方法与有经验研究者的视觉方法之间具有显著相关关系（r>0.94），因此提出视觉方法应该由富有经验的研究者来执行。也有人使用规律的 HRDP 数学模型来协助评价心率偏移点，常用的是利用一个三阶曲线回归方程和对数函数评价 HRPC 的规律，对数函数的方法是利用心率数据自然对数的一阶导数来表示 HRDP。这种方法既实际又客观，因为 HRDP 是通过数学方法计算出来，没有视觉的暗示，很容易应用计算机计算处理程序。回归技术在 HRPC 中的应用使得人们更容易和更客观辨别偏移点。如果使用线性回归评价 HRDP，需要考虑到 HRPC 的特性。如果心率中包括了心率—工作负荷关系起始时的心率数据，回归线的倾斜将会受到影响，可能会导致过高估计 HRDP。

对于 HRDP 来说，最敏感的评价 HRPC 的方法是将与 3 种能量供应形式相关的两个转折点，也就是有氧阈或第一个乳酸转折点和无氧阈或第二个乳酸转折点都考虑在内的计算机辅助回归分析。用来计算 HRDP 的回归线，应在第一个乳酸转折点和最大心率时的输出功率之间。这种方法可以用来做研究，但是实用性却不高。

（二）HRDP 方案

1. 运动场实地测试

HRDP 运动场实地现场的研究包括跑步、游泳、划船、自行车、独木舟、越野滑雪、滑冰、竞走和皮划艇。除了皮划艇外（使用心率的增加监测运动强度），几乎所有的运动场实地测试都模拟了最初的康考尼的方法，测试中固定距离后，受试者逐渐增加速度，以增加运动强度。既然每一个阶段都是固定的距离，康考尼实地测试方法可以被看做一个“固定距离”的方案。在表 1-4 中总结了这一实地测试方案。

表 1-4　心率拐点的场地测试方案举例

研究者	运动形式	方案
Vachon	跑	热身 10min，起始速度为 10~14km / h，每 200m 增加 0.5km / h
Conconi	跑	起始速度为 12~14km / h，以 0.5km / min 增加
Petit	跑	起始速度为 10.3km / h，每 200m 增加一次速度
Conconi	自行车	室内赛车场：热身 15~30min，起始速度为 28~30km / h，平均每圈增加 1.0km / h

（引自：Bodner，2000）

2. 实验室测试

虽然运动场实地测试与运动员自然状态更接近，但是实验室测量更加易于控制，从而更好地分析 HRDP。研究主要使用功率自行车，其中运动的速度和变化有固定和自己选定两种。研究中也有使用划船功率计、跑台和上肢动态功率测试。与实地测试不同的是，实验室测试方案普遍以"固定时间"为特点，以瓦特、速度的形式增加工作强度或规律时间间隔。关于实验室测试的方案总结见表 1–5。

表 1–5 心率拐点的实验室测试方案举例

研究者	运动形式	方案
Jones	跑台	起始速度 3.33m / sec，每 200m 增加 0.14 m / sec
Mahon	跑台	坡度为 0，速度 3miles / h 开始，递增速度为 0.5miles / h 直至 5~7miles / h，之后坡度以 2.5%递增
Bunc	功率自行车	起始于 40W，以 10W / min 递增，转速固定于 70 revolutions / min
Pokan	功率自行车	起始于 20W，之后每 90 秒递增 10W

（引自：Bodner，2000）

（三）关于 HRDP 方案的解释与争论

有证据表明，心率—负荷可呈完全的线性关系，因此，一些研究者怀疑 HRDP 是否是一个正常的生理现象。例如，Ribeiro 等人报道在他们的 50%受试者中评定 HRDP 非常困难，提示 HRDP 是否是生物体固有的现象仍值得怀疑。

实验中测试固定时间方案和实地测试的固定距离阶段方案的不同可能是 HRDP 出现较少和 HRDP 偏移度变化之大的原因。固定时间的方案在不变的时间间隔下增加运动强度，然而，固定距离的方案是在固定的距离下增加强度（通常是速度）。

固定距离的方案解释了偏移发生的原因。既然距离是固定的，运动强度的任何增加一定是来自于速度的增加，这极大地降低了测试中每一阶段的持续时间，特别是在测试接近结束的时候。每一阶段的间隔将随循环系统不能有效地适应增加的运动强度而同等程度逐渐减少。心率反应的滞后作为一种生理反应出现，并且可以观察到线性的偏转。速度的逐渐增加和心血管功能不能有效地适应之间的一致性，表明 HRDP 可能是人为因素造成的。因此，有学者认为这个转折点是一个假象，而不是一个生理现象。当每一个阶段（即每个运动强度）持续时间较长时，心血管系统将会做出适当的调整，这样就很难或者根本不可能发现转折点。

最近的两项研究提供了反对心率转折点和乳酸阈之间因果关系的证据。Thorland 等发现了当受试者营养状况改变的情况下，心率转折点和乳酸阈之间关系不同。他们得出结论是仅仅 4%的乳酸阈变化可以通过心率变化来解释。Maffuli 等在马拉松运动前后测定指标，也发现了相似的结论。

然而，尽管有较大争议，许多教练员和运动员仍然成功地使用康考尼测试并且发现它很有用。有报道如果速度增加 0.5km / h 或更少，心血管系统可以完全在 10~20 秒内对增加的运动强度产生适应。最近，Vachon 等报道使用修订后的康考尼方案，在 15~30 秒内出现一个稳态的心率（±2 次 / 分）。出现 HRDP 和最后完成实验时的加速之间的时间间隔足够心血管系统发生适应。进而，使用功率自行车和跑台测试，固定每一个阶段，这样随着每一个阶段的进行并没有出现时间减少，这种测试得到的 HRDP 也许更令人信服。这与认为 HRDP 是一个人为因素造成的结果的观点有所不同。

五、HRDP 与无氧阈的相关性研究及其争论

如果 HRDP 是一种无创性的评价无氧阈的方法，那么在 HRDP 时候的一些生理变量如做功、速度、心率、血乳酸或 VO_2 等和无氧阈应该高度相关。康考尼等人最早报道，在 HRDP 时的跑速和无氧阈的速度高度相关（r=0.99；n=10）。HRDP 和无氧阈之间相似的相关性，在划船功率计的测试中也有报道：分别为 253.27±32.74 和 256.82±31.80W（r=0.991；n=11）。Droghetti 等人发现，在越野滑雪、滑冰、竞走和划船中 HRDP 时的跑速和无氧阈的跑速是一致的。

Tokmakidis 和 Leger 对上述结果进行了质疑，他们认为康考尼等人不连续的多级乳酸阈值的方案所产生的试验偏差，导致了 HRDP 的跑速和无氧阈的跑速之间的相关关系。Tokmakidis 和 Leger 观察到 HRDP 的跑速和乳酸阈时的跑速存在较低的相关性（r=0.50），HRDP 时的跑速较乳酸阈时的跑速高出 13.4%，这些数值几乎和 Jones 和 Doust 的研究结果完全相同。Jones 和 Doust 报道 HRDP 时的平均跑速（5.08±0.25 米 / 秒）和心率（186±9 次 / 分）较乳酸阈时高出 13%（分别为 4.39±0.2 米/秒和 172±10 次 / 分）。

然而，Petit 等人表明 HRDP 时的跑速（16.3±2.1km / h）和通气阈时的值（16.4±2.3km / h）高度相关（r=0.95；n=11），没有显著区别，心率出现相似的结果（HRDP 178±7.7 次 / 分；VT 180±9.9 次 / 分；r=0.79；n=11）。根据其他使用乳酸阈方法的研究，在 10 名年轻的划船运动员中，HRDP 时的做功（251±21W）高于无氧阈时的做功（195±31W；P<0.01）和血乳酸固定在 4mmol / L（234±31W）时的做功。Kuipers 等人也表明使用功率自行车测试中，HRDP 时的做功（286±32W）显著高于 4mmol / L 血乳酸时的水平（250±51W）。

有证据支持在同一个递增负荷测试程序中同时得到的 HRDP 和无氧阈时的生理指标中 HRDP 的效度极高。使用这种测量方法，在 HRDP 和第二个乳酸转折点之间、HRDP 和乳酸阈间、HRDP 和通气阈之间存在高度相关性。Hofmann 等人报道 213 名健康男性受试者使用功率自行车测试，HRDP 和第二个乳酸转折点做功及心率间存在显著相关关系（r=0.905；P<0.001；r=0.889；P<0.001）。HRDP 时的功率（234.5±69.5W）和第二个乳酸转折点时的功率（240±67.1W）显著相关（r=0.92；n=11），但在训练和无训练的男性受试者中没有区别。Bunc 等也报道在 22 名没有训练过的女性受试者功率自行车测试中 HRDP 时的心率（170.8±5.5 次 / 分）和通气无氧阈时（168.3±4.8 次 / 分）高度相关（r=0.812；P<0.001），VO_2 数值也是如此（r=0.867；P<0.001）。

然而，Zacharogiannis 和 Farrally 报道在训练过的受试者中（n=12）HRDP 时的速率、VO_2 和最大心率百分比显著高于通气阈时的值（分别 8.26%，7.2%和 9.5%），尽管在 HRDP 和通气无氧阈时的这些数值之间具有显著相关性。

另外，不同营养状态下的 HRDP 时的输出功率的差别提示 HRDP 评价无氧阈的效度可能有问题，即使阈值都是同时测量的。例如，Thorlund 报道在正常的和糖原缺乏的状态下，HRDP 并没有提供稳定的乳酸阈的评价。这个结果限制了 HRDP 在长时间运动训练和比赛中的使用，因为这些活动中，糖原缺乏是不可避免的，且可能持续时间很长。然而，康考尼等人提出长时间运动时 HRDP 测试中跑速或功率的不同并不能否定 HRDP 的效度，也不能否定其用处。相反，这些研究者提示 HRDP 可以被用来指示在这些运动中运动员营养状态的调整。

参考文献

1. Noakes TD, Lambert MI, Gleeson M. Heart rate monitoring and exercise: Challenges for the future. Journal of Sports Sciences, 1998, 16, S105–S106.
2. Laukkanen MT, Paula KV.Heart rate monitors: State of the art. Journal of Sports Sciences, 1998, 16, S3–S7.
3. Bodner ME, Rhodes EC. A Review of the Concept of the Heart Rate Deflection Point. Sports Med, 2000; 30 (1): 31–46.
4. Vuori I. Experiences of heart rate monitoring in observational and intervention studies. Journal of Sports Sciences, 1998, 16, S25–S30.
5. Jeukendrup A, Diemen AV. Heart rate monitoring during training and competition in cyclists. Journal of Sports Sciences, 1998, 16, S91–S99.
6. Achten J, Jeukendrup AE. Heart rate monitoring: applications and limitations. Sports Med, 2003, 33 (7): 517–538.
7. Lambert MI, Mbambo ZH, Gibson SC. Heart rate during training and competition for long distance running. Journal of Sports Sciences, 1998, 16, S85–S90.
8. Gilman MB, Wells CL. The use of heart rates to monitor exercise intensity in relation to metabolic variables. Int J Sports Med, 1993, 14 (6): 339–344.

（聂金雷）

第二章 最大摄氧量研究方法的发展与应用

最大摄氧量（Maximal Oxygen Uptake，$\dot{V}O_{2max}$）是在心肺功能和全身器官、系统充分动员的条件下，在单位时间内机体吸收和利用的氧容量，它的意义在于反映人体最大的有氧代谢能力，反映心肺功能氧的转运能力（包括心排量、血红蛋白、毛细血管密度）和肌肉对氧的吸收、利用能力（包括线粒体的多少、酶活性等）。最大摄氧量的同义词有最大耗氧量（Maximal Oxygen Consumption）、最大有氧能力（Maximal aerobic Capacity）以及最大有氧功（Maximal aerobic Power）等。最大摄氧量是运动生理学界乃至整个体育科研界应用最为广泛的指标之一，其作用主要为：评价运动能力（尤其是有氧能力）、运动员选材、评定运动员机能状态以及评定训练效果。自 1923 年希尔（Hill）和赫伯斯特（Herbst）创造并定义“最大摄氧量”后，对于最大摄氧量的研究已经持续了 80 多年，虽然最大摄氧量在体育界得到了广泛应用，但很多问题仍然并不十分确定，而且随着研究的不断深入和广泛，一些与最大摄氧量有关的派生指标也越来越受到关注，如最大摄氧量平台持续时间（Maximal Oxygen Uptake Plateau Duration）、最大摄氧量速度（Velocity associated with $\dot{V}O_{2max}$）等。本文从最大摄氧量的研究历史背景、最新研究动态、测试方法、应用与评价几方面作以详细的阐述，为能够更好的理解最大摄氧量理论以及在运动训练中更好的应用该指标提供帮助。

第一节 最大摄氧量指标的研究历史以及研究进展

一、最大摄氧量的定义

“最大摄氧量”一词是在 1923 年由希尔和赫伯斯特创造并定义的。他们的最大摄氧量观点已经被许多世界知名的运动生理学家所证实、承认并加以扩展。希尔和赫伯斯特的最大摄氧量概念主要是 4 个方面的含义：摄氧量有上限；不同个体的最大摄氧量有差异；高的最大摄氧量值是取得中长跑比赛成功的先决条件；最大摄氧量是由心血管系统运输氧到肌肉的能力所限制。

目前对最大摄氧量的定义为：人体在进行大量肌肉参加的长时间激烈运动中，心肺功能和肌肉利用氧的能力达到本人极限水平时，单位时间所能摄取的氧量，通常以每分钟为计算单位。最大摄氧量反映机体氧运输系统的工作能力，是评价人体有氧工作能力的重要指标之一。最大摄氧量的表示方法有两种，即绝对值和相对值。绝对值用 L / min 表示，表示整个机体在单位时间内（每分钟）所能吸收的最大氧量。由于需氧量与体重成正比关系，而身高、体重存在个体差异，因此用绝对值进行个体间的横向比较是不适宜的，常用人体的相对值表示最大摄氧量（ml / kg·min）。

二、最大摄氧量的研究历史

1923 年，希尔等人进行了一系列实验，发表了一篇关于肌肉运动、乳酸和氧的供应与利用的论文，首次提出了机体利用氧的能力存在上限的观点，指出随着奔跑速度加快，机体对氧的摄取量逐渐增加，但当跑速超过 256m / min 后，摄氧量达到最大值，而且心肺、循环系统以及肌纤维的氧扩散最为活跃，尽管继续提高跑速，人体的摄氧量也不能继续增加。希尔等在 1924 年发表的另一篇专著中又详细探讨了最大摄氧量的问题，确立了最大摄氧量理论。希尔提出："最大摄氧量受到心血管和呼吸系统的限制，超出此限度后，无论跑速如何增加，摄氧量都不会再增长，心脏、肺和氧至运动肌纤维的扩散都已经达到极限。此时机体对氧的需求不能得到满足，乳酸堆积，氧债连续增加，疲劳和力竭开始。"最大摄氧量反映了机体运输氧及利用氧的能力，也就是呼吸系统、心血管以及线粒体的功能和能力，是决定运动员的运动能力和成绩的重要因素。最大摄氧量理论是运动科学的基础之一。

20 世纪 50 年代，瑞典学者奥斯特朗（Åstrand）对最大摄氧量进行了广泛研究，接着英法学者泰勒（Taylor，1955）和米切尔（Mitchell，1958）对最大摄氧量的测定方法进行了比较详细的研究，到了 20 世纪 60 年代，各国对最大摄氧量的研究普遍起来，国外于 70 年代的研究和应用达到了高潮。我国于 1965 年首次报告了运动员和一般常人的最大摄氧量，1977 年后对此指标的研究逐渐增多。

后有学者对希尔的最大摄氧量理论提出了挑战，诺克斯（Noakes）是最坚决的反对者，他认为希尔对其实验数据的最初解释就是错误的，在此错误基础上建立的平台现象理论也是完全错误的。希尔推断在最快速跑时（16km / h）测得的摄氧量，代表一种表面的而不是真正的稳态。诺克斯认为希尔得出这一结论的基础仅仅是一种循环推论，而循环推论则是基于希尔潜意识中对运动性疲劳的解释。希尔潜意识中认为运动性疲劳是由氧缺乏引起的，他自然将其对结果的解释局限在这一框架内。诺克斯认为希尔是从 16km / h 跑至疲劳时的主观感觉出发，得出氧必定缺乏的主观结论。因此希尔等人推测"在跑步这种运动中，很明显每一个体都存在某一临界速度，在此速度之上，最大摄氧量是不够的，乳酸堆积，氧债连续增加，疲劳和力竭开始"。希尔进一步推论："氧摄取会达到极限，并保持基本恒定，这是因为循环和呼吸系统的限制，摄氧量不能继续增加。"希尔等人的研究没能同时测定氧债或肌肉 / 血乳酸水平，也没能使他们的假说接受进一步的检验。从逻辑上讲，应再测定跑速在 16km / h 以上的摄氧量，如果摄氧量与 16km / h 时相同甚至更低，才会支持其结论。对希尔假说可以从两方面提出质疑：第一，代表最大摄氧量的平台现象是否真正存在；第二，运动时无氧代谢逐渐增加，以及导致运动终止的生理生化变化就是由无氧代谢引起的这一经典观点也值得推敲。以后的研究者也发现"平台现象"是难以把握的。早期一项试图确认成年男子中存在平台现象的研究认为：平台现象理论上是存在的，但实际上很少如此。诺克斯认为，只有 Myers 等人的研究直接测定是否在递增负荷运动中会出现摄氧量平台。Myers 等人测定了稳态运动和递增负荷运动时的摄氧量，连续计算了运动过程中摄氧量变化的速率和方向，发现一次呼吸（breath-to-breath）或较短时间取样计算出的摄氧量有相当大的可变性，这主要是潮气量变化所致。因此在递增负荷运动时，即刻摄氧量并不是按照负荷递增而准确地呈线性增加，而是以相对更无规律的模式变化。当取样间隔时间延长后，摄氧量的可变性减小；当取样时间间隔大于 60 秒后，摄氧量表现为随工作负荷递增而线性增加。这一发现意味着取样间隔时间与平台现象是否存在有关，取样间隔越短，越不能确定平台现象。诺克斯还认为，只有在特定实验条件下才能出现，且不易出现的现象不太可能是一个基本的生物学原理。诺克斯对最大摄氧量理论的否定引起了其他学者的争论。赫利（Howley）等人认为，诺克斯的观点缺乏实验证据，而且与大量现有实验结果相矛盾。他对两方面的观点比较后认为，希尔的最大摄氧量理论仍是正确的。在评价 Myers 等人的工作时，赫利认为作者分析数据的方法是独特、复杂和难以理解的，而且平台现象没有出现并不能说明摄氧量没有上限，在大样本测定最大摄氧量的研究中发现，并不是所有的受试者都能出现摄氧量平台。有训练者更易出现，而无训练者往往在未出现平台前就因为疲劳而不得不终止实验。因此，摄氧量的极限是普遍存在的，但最大摄氧量对运动能力的重要性有赖于个体训练程度。对无训练者来说，最大摄氧量并不是运动能力的决定因素。在动用到最大摄氧量之前，已有其他因素使受试者疲劳，无法继续运动，因此仅表现为摄氧量随运动强度递增而增加，而不会出现平台。而对于有训练者，其他限制运动成绩的因素可能已经因为训练而产生适应，摄氧量对机体运动能力的限制才会表现出来。

三、最大摄氧量的限制因素

关于最大摄氧量的限制因素一直存在争议。限制最大摄氧量的生理学因素有：肺的扩散能力；最大心输出量；血液的载氧能力；骨骼肌特征。前 3 个被称为中枢因素，第 4 个因素被称为外周因素。一种理论倾向认为，从空气到线粒体的氧途径包含一系列步骤，每一步骤都可能是氧运输的限制因素。另一种理论倾向认为，骨骼肌的有氧代谢能力是限制因素。

（一）肺内氧扩散能力的限制作用

在海平面运动时，正常个体的肺能非常好地完成动脉血和氧的结合过程，甚至在最大运动时，动脉氧饱和度（$\%SaO_2$）仍然是 95%。希尔等基于实验中受试者的表现，曾推测到 SaO_2 不会显著下降（<75%），他们在最剧烈运动时也没有出现任何发绀的征象。但是，他们认为在高工作速率时肺泡动脉血不会完全达到平衡，因为在肺泡毛细血管内血流速度加快，红细胞通过时间是极短的，血氧结合时间会减少。现代研究者们已经证实了在某些条件下肺系统确实限制着最大摄氧量。Dempsey 等证实，优秀运动员在最大运动时要比正常个体更有可能经受动脉氧的不饱和。有训练个体具有比无训练个体大得多的最大心输出量，这会导致在肺毛细血管内红细胞通过时间缩短，结果就没有足够时间供血液与氧饱和。在高水平运动员中，这种肺限制作用可以通过呼吸富氧空气得到克服。Powers 等曾测试过在不同含氧量空气下高水平运动员和正常个体的最大摄氧量。一组测试中受试者呼吸室内正常空气（$21\%O_2$），另一组测试中受试者呼吸富氧混合气（$26\%O_2$）。在富氧情况下从事最大运动，高水平组最大摄氧量从 70.1ml / kg / min 增高到 74.7ml / kg·min，动脉氧饱和度 SaO_2 从 90.6%升高到 95.9%。而正常个体则没有这些改变（$\dot{V}O_{2max}$=56.5ml / kg·min）。在适当高海拔地区运动时也有证据说明肺的限制作用（3000~5000m）。有哮喘病、慢性障碍性肺疾病的个体也会经受同样的难题（动脉氧分压下降）。在这些条件下，运动能力会因氧供应

增加而提高，额外的氧供应会增大氧扩散入血所需的趋动力。以这种方式提高运动能力，说明了肺限制作用确实存在。

（二）最大心输出量的限制作用

希尔等认为最大心输出量是解释最大摄氧量个体差异的主要因素，这是在 1920 年时的主要观点。希尔运用当时发明不久的心电图新技术发现最大心率在 180 次 / 分左右。但是，直到 1930 年前后才发现有训练受试者在以定量次极限强度运动时心率较低，这证明了有训练者每搏量较高。1940—1950 年，运用刚出现的 X 放射线和超声波技术，才可以观察到耐力运动员心脏扩大。在 1915 年，Lindhard 就已推测一般受试者在运动时心输出量是 20L / min，并且证明了心输出量和摄氧量之间强烈的线性关系。希尔和 Lupton 在此基础上根据费克氏等式（Fickcequation）和假设的动脉氧含量、静脉氧含量、混合静脉氧含量的值，进一步推测有训练的运动员最大心输出量值可能达到 30~40L / min。相同年龄的久坐不动和有训练的男女最大摄氧量值是有差异的，这主要是由于最大每搏量的差异。据估计最大心输出量对最大摄氧量的限制作用占到了 70%~85%。纵向研究证实，训练引起的最大摄氧量增加，主要是最大心输出量增大而不是动静脉氧差增大的结果。塞尔汀（Saltin）等测试了久坐不动受试者在卧床休息 20 天和训练 50 天后的最大摄氧量值。这两种状态下最大摄氧量的差异主要是因为心输出量的差异。Ekblom 等在一项研究中也发现，16 周的体育训练增大了最大摄氧量（从 3.15~3.68L / min），这种提高是由于 8.0%的心输出量增加（从 22.4~24.2L / min）和 3.6%的动静脉氧差增大（从 138~143mlO_2 / L）。使用 β-阻断剂可以快速降低心输出量。Tesch 曾权威性综述了 24 项关于心血管活动对 β-阻断剂的反应的研究。β-阻断剂能降低最大心输出量的 25%~30%。虽然心输出量下降得到了动静脉氧差增加的部分补偿，但最大摄氧量仍然下降了 5%~15%。Tesch 概括道，由于 β-阻断剂引起血流量下降和氧传递下降造成了最大摄氧量下降。

（三）血液氧运载能力的限制作用

另一种改变氧运输的途径就是改变血液中血红蛋白含量。血液兴奋剂是一种将自身血液抽取、贮存、再回输的人工手段，以提高人体血液红细胞总量。Gledhill 曾综述了 15~20 项关于血液兴奋剂作用的研究，再回输 900~1350ml 血液能提高氧运载能力。设计良好的双盲实验已证实这一过程能提高最大摄氧量达 4%~9%，回输生理盐水的个体则没有提高。这些研究再一次证实了氧运输和最大摄氧量之间的因果关系。

（四）骨骼肌的限制作用

1. 外周扩散梯度

根据 Honig 等的实验和数学模型，氧扩散阻力主要位点是在红细胞表面和肌膜之间。他们报道经过这一极短距离加氧通过率所必须的。但是，Honig 等的实验模型与完整的运动人体相当不同。他们描述说仅仅增加流向某一独立肌肉的血流量并不足以引起摄氧量增加。独立肌肉也必须收缩，线粒体才能消耗氧。没有外周氧扩散梯度，氧耗不会增加。他们总的结论是，最大摄氧量取决于氧运输和线粒体氧耗的相互作用。但是，这一模式还没有确定完整的人体从事最大运动时是哪个因素限制最大摄氧量的。

2. 线粒体的酶水平

生理学家们已做了广泛工作以检验线粒体酶水平是否是最大摄氧量的限制因素。从理论上讲，给线粒体数量加倍，应该使得肌肉内消耗氧的位点增加 1 倍。但是，人体研究表明，尽管线粒体酶增加了 2.2 倍，最大摄氧量值仅有中等量增加（20%~40%），这与人体全身动力性运动时最大摄氧量主要是由氧运输限制（不是肌线粒体）的观点是一致的。Holloszy 和 Coylle（1984）认为，线粒体酶活性增加的两个代谢作用，使适应了耐力训练的肌肉会以更高速率氧化脂肪供能，因而节省肌糖原和血糖，运动时乳酸生成减少。肌肉的这些适应是耐力成绩随训练提高的重要原因。线粒体酶水平增加的主要效果是提高耐力成绩而不是增加最大摄氧量。Holloszy 和 Colye（1976）发现，在最大摄氧量几乎相等的个体中线粒体酶水平也有两倍差异，而且，低强度训练只会引起线粒体酶水平很小的改变，而最大摄氧量没有变化，反之亦然。另一方面，有证明表明，线粒体增加对最大摄氧量增加有作用。Holloszy 和 Colye 曾描述了 Costill 的一项研究，优秀跑步运动员的 SDH 活性最低值，也比未训练个体高 2.5 倍。肌线粒体增加会允许工作肌从血液中摄取较多的氧，因而有助于最大摄氧量少量增加。

3. 毛细血管密度

在 1977 年 Andersen 和 Henriksson 发现毛细血管密度随训练增加。还有研究发现，股外肌内的纤维毛细血管数量和自行车功率计运动时所测的最大摄氧量之间有很强的相关性。训练引起的毛细血管密度增加的主要意义，不是为容纳血流量，而是为维持或延长平均通过时间。这可以在高速肌血流时通过维持氧摄取增强氧运输。骨骼肌以此方式适应训练的能力远远超过了肺的适应能力。

五、中枢限制与外周限制的探讨

关于中枢还是外周因素限制着最大摄氧量的问题长期存在着争论。在 70 年代早期完成的研究支持中枢因素限制最大摄氧量的观点。1976 年，塞尔汀等研究了单腿自行车训练对训练腿、对照腿和双腿自行车运动时测试最大摄氧量的影响。结果是训练腿有 23%的增加，相比之下对照腿只有 7%的增加，两腿之间的差异是由于发生在有训练骨骼的外周适应。这项研究完成于 70 年代中期，当时关于运动员肌纤维类型，毛细血管密度和氧化酶活性的发现正在研究中，那时研究者们认为这些变化是提高最大摄氧量的关键。但是，塞尔汀等 1985 年完成了有决定意义的实验，证明最大摄氧量是由血流量限制的。他们观察了一名受试者用小肌肉群做最大运动时发生的变化（即单腿伸膝运动），这就允许较大比例的心输出量直接流向独立区域单侧下肢股四头肌。在这些条件下，单腿独立运动时股四头肌最高氧耗要大于全身最大运动时股四头肌氧耗的 2~3 倍。他们认为，骨骼肌具有相当大的提高血流和摄氧量的能力，远远超过了在最大全身运动时心脏的泵功能。这一实验证实了最大摄氧量是由氧运输限制的，而不是线粒体耗氧能力。应该如何理解塞尔汀等这两项实验的不同结论呢？在较早的研究中，他们测定了单腿自行车运动时的最大摄氧量。但是必须记住，在独立肌群（即单腿自行车）运动时最大心输出量并不是限制最大摄氧量的主要因素。全身运动的最大摄氧量主要是由心输出量限制的，而小肌群运动时心输出量的作用就不那么重要了。既然1976年的外周限制结论不适合于剧烈全身运动时所测的最大摄氧量，那么1985年的结论也就不会与以前的工作发生冲突了。现在的理论认为，最大心输出量是在自行车或跑步全身运动测试最大摄氧量值的主要限制因素。

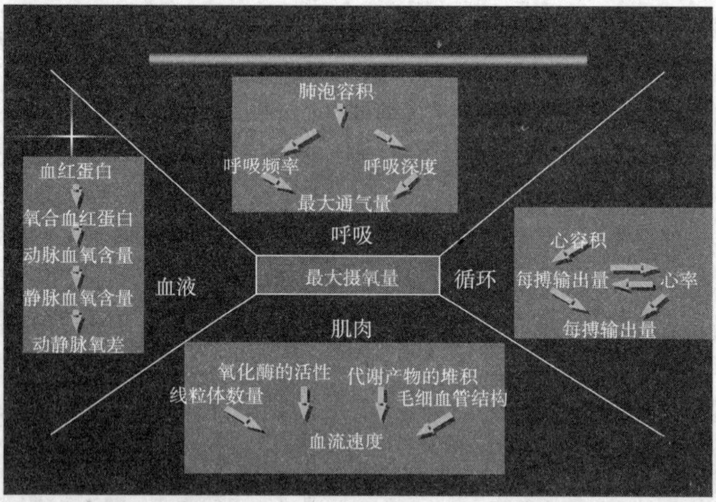

图 2–1　与最大摄氧量相关的系统
（引自：杨锡让，1998）

关于呼吸、血液、循环、肌肉对最大摄氧量的限制性影响，用上图简要说明。

四、最大摄氧量的影响因素

（一）遗传因素

人的生理与功能的能力，常受遗传因素的影响，最大摄氧能力也不例外。关于此方面，以 Klissuras 的研究最多。Klissuras 的研究中指出，一对双生子，其中一人接受良好的运动训练，另一人则保持其坐式生活方式。结果前者的最大摄氧量较后者才高出37%，运动训练虽使最大摄氧能力进步，但因受遗传因素的影响，训练后的能力，还是在一般人的正常范围之内。Klissuras 又就15对同卵双生子和10对异卵双生子加以研究，研究显示，遗传因素对最大摄氧量的限制程度约达93.4%。

（二）性别因素

许多研究结果表明，男、女运动员（少年和成人均如此）的最大摄氧量的差别是有显著性的。男运动员的数值较大，尤其是绝对值的差别较相对值更为明显。Novak 对奥运选手测定的结果表明，女运动员的最大摄氧量平均比同年龄的男运动员低10ml /（kg·min）。另有对73名成年和少年运动员、一般常人的最大摄氧量测定，结果表明，不论绝对值还是相对值，男子组均大于女子组。

（三）年龄因素

年龄是影响最大摄氧量的重要因素。最大摄氧量与年龄呈负相关的关系（r=-0.43）。奥斯特朗对 350 名 4~65 岁的正常受试者进行最大摄氧量的直接测定，结果发现男、女性约在 18~20 岁时最大，以后逐渐减少。65 岁时约为 25 岁时的 70%，65 岁男子的平均值约等于 25 岁女子之值。Hermansen 的研究结果表明，少年（11~13 岁）男女之间的最大摄氧量数值相差 7%，但由于个体差异大，这种差异在统计上未见显著性。年龄较大以后，男女之间的差别就较显著。20~29 岁组，男女之间相差 39.1%，这些差别具有统计学差异。Hermansen 报告男子的最大摄氧量最高值在 13~16 岁，女子的最高值在 12 岁。随着年龄的增加，男子以每年 2%、女子以每年 2.5%下降，老年后这一下降率减为 0.8%~0.9%。

（四）不同运动项目的影响

国外报道，在各运动项目中，以长距离滑雪运动员的最大摄氧量最高。国内报道的 12 个运动项目中，以中长跑运动员的最大摄氧量最高，自行车次之。短跑、羽毛球、足球运动员的最大摄氧量绝对值较小。体重较重的运动员（皮划艇、跳跃）最大摄氧量相对值较小。一般来说，耐力性项目的运动能力与最大摄氧量的大小有密切的关系，非耐力运动项目的最大摄氧量大小与运动能力和成绩之间可无明显关系。

（五）训练的影响

很多资料显示，经过一定时间的运动训练后，最大摄氧量会有所增加。提高的原因主要是心脏中枢性适应得到改善，每搏输出量增加 20%，而周围性适应（动静脉氧差）未见变化。不过，有学者强调，最大摄氧量大小主要是先天决定的，后天的各种原因（包括训练）对数值的影响不大。

（六）不同训练方法的影响

一些学者认为，间歇训练法、持续训练法、有氧训练法、无氧训练法均能不同程度地提高最大摄氧量数值，但它们的差别在统计上未见显著性。Gettman 认为用快速等动训练，对提高最大摄氧量更为有效。

（七）测试方法的影响

不同的测试方法会影响最大摄氧量的数值。原因：①运动时肌群参加越多，最大摄氧量数值越大，所以在运动平板上运动测得的最大摄氧量数值，往往大于在自行车测功计上运动所测数值，平均大 10%左右；②与受试者习惯的运动方式有关，例如，自行车运动员在自行车测功计上运动获得的最大摄氧量数值要大于在运动平板上，而中长跑运动员则在运动平板上能获得最大的最大摄氧量数值。

（八）不同训练状态的影响

运动员在不同的训练状态下对最大摄氧量的数值有影响。对 5 名成人运动员在其两年多的训练过程中的不同训练状态（训练状态良好、训练状态下降和训练状态恢复）测定了最大摄氧量，结果显示：运动员在训练状态良好时，最大摄氧量数值最大；训练状态下降时，则数值降低；经过运动量的调整和相应的治疗训练状态恢复后，则数值回升。最大氧脉搏数值的变化与最大摄氧量的变化是一致的。

五、最大摄氧量平台期持续时间

国外学者在最大摄氧量经典理论基础上深入研究，发现一些最大摄氧量的派生指标，如最大摄氧量平台期持续时间（Maximal Oxygen Uptake Plateau Duration，$\dot{V}O_{2max}$ PD）、最大摄氧量速度等在有氧耐力的评价上有更广泛的应用前景。

递增强度运动过程中维持在最大摄氧量水平的持续时间定义为$\dot{V}O_{2max}$ PD，实验证明$\dot{V}O_{2max}$ PD与有氧能力极显著的相关，这一发现对有氧耐力的评价、耐力项目运动员的选材及运动训练都有一定的指导意义，但其定义的表述、生理机制和评价效度都有待于进一步的研究验证。

（一）影响$\dot{V}O_{2max}$ PD的生理学因素和方法学因素

1. 生理学因素

从摄氧量随着运动负荷递增的变化曲线及递增负荷气体代谢变化规律分析，在达到60%~70%最大摄氧量强度下人体内乳酸急剧堆积，体内供能途径由有氧过渡到无氧，在最大摄氧量平台期内人体的供能显然不完全来自有氧代谢，因此在最大摄氧量平台期内持续运动，意味着受试者在极限负荷时运动能力的持续，是机体各系统之间在力竭前调配应激的最高阶段，也是运动能力发挥至极限的象征，与当时的心肺功能状态、外周肌肉耐酸能力，以及乳酸的快速清除能力、中枢控制等多种因素有关。

与最大摄氧量一样，心肺功能是限制$\dot{V}O_{2max}$ PD的最重要生理机制，主要取决于心脏的泵血功能、血流动力学和血液携带氧的能力。外周肌肉代谢能力也与平台持续时间有关，取决于动静脉氧差和细胞呼吸功能，与肌肉的毛细血管开放数量、毛细血管与组织氧分压差、有关酶活性、肌肉清除乳酸的能力有密切关系。另外中枢控制也很重要，Wagner认为达到平台要求较高的痛阈和疲劳耐受能力，受试者的意志力也是影响因素之一。

2. 方法学因素

(1) 数据不同采样方式的影响

在一项针对不同学历科研工作者（博士64%、硕士25%）分析摄氧量数据的方法的问卷调查中，摄氧量数据分析方法各种各样，并不统一。而不同的数据分析方法获得平台的概率是不同的。例如，在Astorino针对37名有运动习惯的人群的研究中发现，采用15秒间隔采样方法，男女出现最大摄氧量平台的概率分别为87%和76%，当采取30秒和60秒间隔采样时，平台出现的概率分别降为57%和11%。

(2) 平台判定标准的影响

上面的调查问卷显示不同科研工作者判断平台存在范围的标准是不同的。针对115名健康男性非持续性运动的传统研究，采用最早期的气体代谢测试方法“道格拉斯气袋分析方法”，将出现最大摄氧量处 $\Delta VO_2 \leqslant 150ml/min$ 的范围认为是最大摄氧量平台，这一标准应用比较广泛，问卷显示有34%科研工作者采用此标准。其他的标准有最大摄氧量处 $\Delta VO_2 \leqslant 2ml/kg\cdot min$ 以及 $\Delta VO_2 \leqslant 50ml/min$ 等，甚至有的学者不采用任何客观标准，仅凭主观感觉判定。

(二) $\dot{V}O_{2max}$ PD 的检测

最大摄氧量平台的测定方法是最大摄氧量直接测量方法的延续，分析递增负荷运动时呼出的气体成分测得最大摄氧量，达到最大摄氧量后继续运动直到不能维持该负荷为止的时间。很多未经训练的受试者在心肺功能未达到最高水平之前，由于乳酸的积累或者意志品质不够等原因无法完成实验，平台现象不能出现或者持续不明显，因此，在测量中如何选择适当的负荷方案，使受试者呈现显著的平台现象，是当前需要解决的问题。

六、　最大摄氧量速度

1984 年，Daniels 提出了最大摄氧量速度（velocity associated with $\dot{V}O_{2max}$，$v\dot{V}O_{2max}$）的概念，并指出 $v\dot{V}O_{2max}$ 是一个很有用的变量，它结合了最大摄氧量和跑步效率（running economy）两个因素，可用于辨别不同项目运动员有氧能力的不同。近年来，$v\dot{V}O_{2max}$ 及其相关指标的研究在国外已经成为热点。

(一) $v\dot{V}O_{2max}$ 的定义

$v\dot{V}O_{2max}$ 的定义有很多，通常 $v\dot{V}O_{2max}$ 被定义在递增负荷的实验中达到最大摄氧量的速度，在具体试验测试中一般采用达到最大摄氧量时的最低速度。冯连世等把渐增负荷过程中达到最大摄氧量所需要的最低运动强度看做一种阈值，成为最大有氧阈或者最大摄氧量临界强度。希尔选取了 22 名女性田径运动员，对 $v\dot{V}O_{2max}$ 的 5 种定义进行了测试：①递增负荷跑台运动中（0 坡度）达到最大摄氧量的速度；②递增负荷运动中能够持续至少 1 分钟的最大速度；③亚极量强度运动中产生最大摄氧量时的能耗量与摄氧量的比值；④最大摄氧量减去安静时摄氧量与运动时摄氧量减去安静时摄氧量的比值；⑤以亚极量强度速度为变量推断出的 $v\dot{V}O_{2max}$。结果显示，5 种定义测出的 $v\dot{V}O_{2max}$ 有明显的不同，但有一定程度的相关性（$0.68 \leqslant r \leqslant 1.00$）。

(二) $v\dot{V}O_{2max}$ 的测定方法

由于 $v\dot{V}O_{2max}$ 存在不同的定义，所以不同试验方案得出的 $v\dot{V}O_{2max}$ 也存在差异。主要区别在于负荷递增频率、间歇次数和时间、坡度、测量环境等。

国内有报道：受试者以 10km / h 速度在跑台上准备活动 3 分钟，安静休息 3 分钟，心率降到 120 次 / 分后正式测试，初速度为 12km / h，运动 3 分钟，然后速度加到 14km / h，运动 2 分钟，然后速度每 1.5 分钟增加 1km / h，直到力竭，跑台坡度始终是 1%。Berthon 和Fellmann 收集了 1986 年后的文献，总结了相对比较合理的递增负荷 $v\dot{V}O_{2max}$ 测试方法，主要内容包括：①准备活动（热身）至少 5 分钟，强度为 60%~70%最大摄氧量；②负荷分 5~6 档递增，每档不超过 3 分钟，相邻两档递增 1.5km / h；③最好采用连续测试，如果要采血，则尽量缩短采血时间，以减少测试误差；④跑台坡度在 1%~2%范围内，一般开始为 1%坡度，当速度达到 13.5km / h 时，坡度增加到 2%；⑤测试总时间最好在 17~20 分钟范围内，其中包括 5 分钟的准备活动，尽量使不同受试者测试时间相似，经历相似负荷梯度。

粗略的测试方法：找一个自己心情愉快、天气晴朗的日子，充分准备活动（慢跑 20 分钟），然后尽自己最大速度跑完 6 分钟，记录所跑距离，然后可以粗略算出自己的 $v\dot{V}O_{2max}$。例如，如果跑的距离为 1800m，$v\dot{V}O_{2max}$ 即为 1800 / 6=300m / min。

（三）$v\dot{V}O_{2max}$ 在训练中的应用

$v\dot{V}O_{2max}$ 与中长跑运动员的运动成绩可能存在很大的相关性。Benedito 等的实验证实，对于高水平耐力运动员 $v\dot{V}O_{2max}$ 与 1500m 的成绩具有极大的相关性，而在 5000m 运动中，乳酸阈速度的影响更大。Billat 等学者对 20 名（男 13 名，女 7 名）优秀 10000m 运动员进行了研究，受试者根据比赛成绩和性别分为高水平和低水平组，通过递增负荷力竭运动分别测出其最大摄氧量、$v\dot{V}O_{2max}$ 和乳酸阈跑速，结果显示，男女高水平组 10000m 成绩与 $v\dot{V}O_{2max}$ 都是呈反比关系，同时男运动员具有更高的最大摄氧量，而且在乳酸阈水平上，$v\dot{V}O_{2max}$ 的利用比例更低，因此 $v\dot{V}O_{2max}$ 是影响男、女 10000m 成绩的主要因素。还有报道，$v\dot{V}O_{2max}$ 与高中女子 5000m 越野赛，男子 1500m、3000m、10000m，男女 1500m 和 21.1km 公路赛等的成绩都有相关性。

训练中应该采用多大比例的 $v\dot{V}O_{2max}$ 作为负荷强度，目前还存在争论。从训练角度讲，最大有氧速度应该作为训练的临界速度。Billat 通过对 7 名体育专业学生测试发现以 100% $v\dot{V}O_{2max}$ 进行的运动，所有人都达到 $v\dot{V}O_{2max}$。Daniels 等认为，作为中长跑训练的强度指标，$\dot{V}O_{2max}$ 是达到最大摄氧量的最低速度。胡国鹏等研究指出，以 $v\dot{V}O_{2max}$ 运动，足以使受试者最大摄氧量达到较高水平。

第二节　最大摄氧量指标在运动实践中的应用与评价

运动能力的竞争，从一定意义上来说，就是能量代谢能力的竞争，而在大多数运动项目中有氧供能系统起着至关重要的作用。因此，测定和评价运动员的有氧代谢能力对于掌握运动员的机能状态、评价训练效果有着非常重要的意义。最大摄氧量是衡量和评价有氧能力最重要的指标之一。它综合反映了运动员吸入氧（肺通气和肺换气）的能力、血液运输氧的能力、组织换气的效率以及组织利用氧的能力。最大摄氧量与耐力性运动项目的运动成绩直接相关。

一、最大摄氧量在运动实践中的应用

（一）评定运动能力变化的指标

运动员在不同训练阶段和训练状态时最大摄氧量有所不同，尤其对耐力运动项目尤其明显。很多学者的报告表明，最大摄氧量的增加与运动员运动能力的提高或者运动成绩的好坏是一致的。另外，还有报道在比赛时每分钟最大摄氧量的多少与运动员名次有关，一般成绩好运动员的最大摄氧量也比较大。以游泳为例，很多研究表明，最大摄氧量与游泳运动成绩密切相关（r=0.70~0.91）。Duche 曾发现相对于上胸部横截面或者相对于全身面积的最大摄氧量是预测 100~400m 自由泳成绩的最好指标。Obert 等在 Duche 的基础上对最大

摄氧量与游泳成绩的相关性进一步研究，得出的结果如表 2–1 所示。韩玲通过水中道格拉斯气袋法得出的结果如表 2–2 所示。

表 2–1　最大摄氧量与游泳运动成绩的相关关系（100~400m 自由泳）

	最大摄氧量	100m	200m	400m
手臂功率计测试	L / min	–0.47NS	–0.50NS	–0.53NS
	ml / min / kg	–0.61*	–0.74**	–0.76**
	ml / min / BA	–0.54NS	–0.63*	–0.64*
	ml / min / AOFM	–0.47NS	–0.56*	–0.60*
多级游泳测试	L / min	–0.87***	–0.68**	–0.66**
	ml / min / kg	–0.92***	–0.76**	–0.73**
	ml / min / BA	–0.92***	–0.76**	–0.73**
	ml / min / AOFM	–0.94***	–0.74**	–0.73**

注：BA 全身面积；AOFM 上胸部横截面积；*P<0.05，**P<0.01，***P<0.001；NS 无显著性差异

（引自：Obert 等，1992）

表 2–2　最大摄氧量与游泳运动成绩的相关系数（n=9）

最大摄氧量	100m	400m	1500m
绝对值（L / min）	Δ	Δ	Δ
相对值（ml / kg·min）	–0.18NS	–0.63*	–0.89**

注：Δ 相关性很小，无统计意义；*P<0.05，**P<0.01；NS 无显著差异

（引自：韩玲等，1995）

最大摄氧量是否与运动成绩相关与运动员的训练水平、测试方法以及表达形式有关。非高水平运动员的运动成绩与最大摄氧量相关性可能更大；符合专项特点的测试方法所得的最大摄氧量相关性更大；不同距离项目的成绩与最大摄氧量的相关性比较目前还不能得出准确结论。另外，研究发现在最大摄氧量的气体代谢测试过程中，反映运动员心肺功能和运动能力的指标除了最大摄氧量之外，还应该结合最大心率、最大功率、最大运动时间、最大负荷阶段工作时间、最大摄氧量持续时间等指标对不同项目、类型的运动员进行综合分析与评价。

（二）运动员选材的生理指标

根据对双生子的研究发现，最大摄氧量、最大心率等生理指标明显受遗传的影响，并且从童年到成熟期各项生理指标具有不同的稳定性。其中稳定性最大的是最大摄氧量、氧脉搏等。这些指标发展的稳定性从 11 岁就已经显示出来，以 11~12 岁和 16~17 岁最为明显，所以可以从 11~12 岁儿童的最大摄氧量、最大心率和氧脉搏等指标来预测一个人成熟后的心肺功能。即：对 11~12 岁儿童的体检普查中，可从最大摄氧量等心肺功能指标最好的儿童中选材。

（三）可以反映运动员在不同训练状态时心肺功能的变化

当运动员由于过度训练等原因引起心肺功能下降时，在运动负荷量未达到极量时摄氧

量已经达到“极限”。此时摄氧量的增加主要依靠肺通气量的增加，能量消耗大，氧利用率低。完成负荷时呼吸频率快而表浅。训练良好的运动员，当达到最大强度负荷时心输出量增加，非通气量增加，氧的利用率明显提高，呼吸深频率慢，体内氧需要量基本可以满足，乳酸积累少，负荷后恢复较快。

（四）作为评定运动员训练状态好坏的指标

运动员在良好状态时，最大摄氧量数值较大，当训练状态明显下降或出现过度训练时，最大摄氧量数值降低。经过相应的治疗措施后，运动员恢复较好的训练状态，则最大摄氧量可以逐渐恢复。

（五）作为衡量运动强度的标准

摄氧量与运动强度呈相关关系，运动强度越大，摄氧量就越大，因此常用最大摄氧量的百分比来表示运动强度。掌握了一个运动员的最大摄氧量，即可以其对应值（成绩或者速度）的比例把握和决定运动强度。最大摄氧量作为运动强度的指标在训练中得到重视和应用，尤其是在游泳界，澳大利亚、美国、中国、俄罗斯等泳坛强国，都将最大摄氧量状态下的速度作为游泳训练强度的重要指标和训练内容。

二、提高最大摄氧量的训练方法

（一）最大摄氧量的可训练性

虽然最大摄氧量在很大程度上取决于遗传（遗传度达 0.94），而且通过训练提高方面不如无氧阈明显，但是研究发现，经过训练最大摄氧量的绝对值和相对值还是可以提高的，而且在不同的年龄阶段、不同训练方式甚至不同的肌纤维类型，提高的程度有所不同。Nikolic 等（1992）和 Baltaci 等（1997）分别用功率自行车和跑台比较了 9~11 岁、15 岁经过良好训练的游泳运动员和不训练对照组的最大摄氧量，结果表明青少年期通过运动训练可以提高机体的最大摄氧量。Mercier（1987）对 38 名 10~14 岁的游泳运动员的最大摄氧量研究中发现，从身高增长的高峰期开始，适当增加有氧训练的比例可以促进青少年游泳运动员最大摄氧量的提高，原因可能是有氧训练促进了每搏量的增加，从而提高心输出量，有氧能力也得到提高。另外，有研究结果表明，高原训练可以提高游泳运动员的最大摄氧量。

以上的研究均表明，尽管最大摄氧量受遗传的影响很大，但是通过科学的运动训练仍然可以得到提高。

（二）提高最大摄氧量的训练方法

提高最大摄氧量应该利用耐力训练刺激增进最大心输出量以及增加动静脉氧差来进行，所以规划用来改进最大有氧能力的训练计划，必须是循环系统超载并强化骨骼肌的氧化能力。在所用的训练领域中，特殊性是关键所在，运动员应强化从事运动所使用的特殊肌群，即跑者应使用跑步训练，自行车选手应采用自行车训练，游泳运动员采用游泳训练。

运动员经常采用的三种主要有氧训练方式为：①间歇训练；②慢速长距离训练（低强

度)；③高强度持续训练。关于究竟哪种训练方式对于提高最大摄氧量最有效仍有争议，确实也没有一种奇妙的训练方式可以适用于所有运动员，然而，有证据显示增进最大摄氧量的因素决定于运动强度而非训练时间。虽然如此，从心理学的角度来看，应该混合使用这3种方法，使运动员不会因为单一而单调的训练计划而感到厌烦。

还应该注意，最大摄氧量的提高只是耐力训练的目的之一，虽然最大摄氧量对于耐力成绩的提高很重要，但运动效率和乳酸阈值同样重要。因此，提高耐力水平不应该只着眼于提高最大摄氧量，也应该重视提高乳酸阈值以及改进跑步的经济效率。

1. 间歇训练

间歇训练是重复性的短时间运动，其间有短暂的恢复期，运动的时间要根据运动员的个人情况而定。用于提高最大摄氧量的间歇训练，通常运动时间应超过60秒，使有氧产生的ATP达到最大。一般来说，高强度的间歇训练在改进最大摄氧量方面要比低强度的间隙训练更加有效。

设计间歇训练计划时要考虑如下的因素：训练时间、训练强度、休息时间、间歇训练组合次数以及重复训练的次数。由于间歇训练对练习的距离、强度、每次练习的时间都有严格的规定，往往不等身体机能完全恢复就开始下一次练习，因此对机体机能要求较高，能引起机体结构、机能及生物化学等方面较深刻的变化。间歇训练对内脏器官的训练是一种有效手段。在间歇期内，肌肉得到休息，而心血管系统和呼吸系统的活动仍然处于较高的水平。如果运动距离短，练习期肌肉运动引起的内脏机能的变化都是在间歇期达到最高水平。日本学者对间歇训练的研究发现：让运动员平均以33.2秒跑完200m，然后以75秒慢跑为间歇，在反复练习40次的过程中，每隔5次的快跑和间歇期中测量摄氧量、每搏摄氧量、心率等变化。结果表明，这3项指标的变化在间歇期都高于快跑期。因此，这样的练习安排无论在快跑期还是在间歇期，都能使心脏保持在最佳输出范围，呼吸和循环系统均承受了较大的负荷。因此，间歇训练能使心血管系统得到明显锻炼，特别是心脏工作能力和最大摄氧量得到显著提高。

2. 慢速长距离训练（低强度）

是指强度较低、持续时间较长且不间歇进行训练的方法。田径中长跑和游泳训练中常常采用长距离的持续性匀速训练，主要用于锻炼心肺功能和发展有氧耐力。长时间的持续训练可以提高大脑皮质神经过程的均衡性和机能稳定性，提高呼吸和循环系统的机能以及最大摄氧量。尤其是儿童少年以及训练水平低者应该以低强度的匀速持续训练为主。

在持续性练习中，运动强度的选择十分重要。一般认为应该超过本人50%的最大摄氧量强度。很多学者提出了各自研究所得到的标准，如美国的库珀（Cooper）提出，运动时心率应达到150次/分，并至少维持5分钟；荷兰的卡沃南（Karvonen）提出适宜强度的公式：安静心率+（最高心率−安静心率）×60%，其中公式中的60%可因人而异，训练水平高者可乘以70%，训练水平低者可乘以50%。

3. 高强度持续训练

越来越多的证据显示，持续的高强度训练是提升运动员最大摄氧量与乳酸阈值的有效方法。虽然对于不同运动员运动强度各有不同，一般来说，运动强度在80%~90%的最大摄氧量强度是最合适的。另外，使用乳酸阈强度或者略高于乳酸阈强度对于提高最大摄氧量也是非常有效的，运动的时间一般为 25~50 分钟。训练时间的长短依据运动员的体能水平而定。随着运动员有氧能力的提高，必须重复乳酸阈的测试并修订训练强度。

三、最大摄氧量的测定方法

测量最大摄氧量的常用测定方法可分为两大类：直接测定和间接测定。

（一）直接测定法

直接测定法是指运动员在实验室或者在训练场地利用功率计等进行极限运动，使用气体代谢分析仪直接测定最大摄氧量的一种方法。

近年来，随着科学技术的进步，运动过程中呼吸机能的测试方法经历了从道格拉斯气袋法（Douglas-bag）到混合气室法（Mixing Chamber）再到一口气接一口气分析法（Breath by Breath），气体代谢的测试技术有了很大的进步，大大提高了最大摄氧量的精确度和准确度。目前常用的气体代谢分析系统有：美国 Physio-dyne 公司的 MAX Ⅱ运动心肺功能测定系统，另外，一些新型的便携式心肺功能测试系统更广泛和方便地用于场地测试，如德国便携式心肺功能遥测仪（Cortex）。

目前测试使用的功率计主要包括运动跑台、功率自行车、手摇功率计和等动测试系统等。不管采用何种功率计，测试的核心问题是如何尽可能地结合专项特点并科学制定测试负荷。

测定最大摄氧量常常要通过递增负荷实验（graded exercise test，GXT）来配合进行，分为最大递增负荷实验和次极量负荷递增负荷实验。一般来说，对于运动员或者健康人群，常常使用最大递增负荷实验通过气体代谢分析系统直接测定最大摄氧量，或者也可以通过负荷量用公式推算最大摄氧量；而对于有冠心病等心血管疾病的人群，常常采用次极量递增负荷实验来推算其最大摄氧量。前者测量比较准确，而后者比较节省费用和时间，而且危险性小，所得数据也相对比较可靠。有证据显示，如果严密观察受试者的生理反映（如心率、血压、心电图表现等），最大递增负荷实验的危险性也不比次极量负荷实验大。Shephard（1977）预测，500 万进行最大递增负荷实验的中年加拿大人，每 10~20 年的死亡人数只为 1 个；对于有高风险的病人，每 5000 次次极量递增负荷实验中出现一例室颤，每 3000 次最大递增负荷实验中出现一例室颤。在临床测试中，递增负荷实验的死亡率为 0.4~0.5 / 10000 次，出现心梗的几率为 4 / 10000 次。而对于健康人的测试风险更低，在对年轻人的 380000 次测试中没有出现一次并发症。

大部分递增负荷实验每级负荷的持续时间为 3 分钟，当相邻的两级负荷的摄氧量增加不超过 150ml / min，或者出现平台现象，则认为达到了最大摄氧量。美国运动医学会（AC-SM）使用以下的标准来判定达到了最大摄氧量：①随着运动强度的增加，心率不再增加；②静脉乳酸浓度超过 8mmol / L；③呼吸交换率（RER）超过 1.15；④根据 Borg 主观体力感觉表评分（6~20 分）超过 17 分。

在递增负荷实验中，很多受试者不能够达到真正的摄氧量平台，因此，如果在没有达到摄氧量平台或者呼吸交换率不超过 1.15，那么所得的数值只是摄氧量的峰值而不是最大摄氧量。儿童、老年人、久坐的人和有某些疾病的人一般来说所测数值为摄氧量峰值而不是最大摄氧量。

在最大递增负荷实验中，如果在达到最大摄氧量之前受试者出现了以下的症状或者体征，实验应该马上终止。

表 2-3　终止递增负荷实验的绝对和相对特征

绝对特征
1. 中度或重度胸部疼痛
2. 随负荷的增加收缩压突然下降超过 10mmHg，并伴有其他缺血症状
3. 出现神经系统症状，如共济失调、眩晕或者接近晕厥
4. 出现缺血症状，如发绀、苍白
5. 技术上无法监测心电图或者血压
6. 受试者自己要求终止实验
7. 持续性室性心动过速
8. 心电图 ST 段抬高≥1.0mm，并没有出现诊断性 Q 波
相对特征
1. 随负荷的增加收缩压突然下降超过 10mmHg，但不伴有其他缺血症状
2. 出现胸部疼痛
3. 疲劳、呼吸紧促、哮喘、腿部痉挛或者跛行
4. 高血压表现（收缩压大于 250mmHg 和 / 或舒张压大于 115mmHg）
5. 心律失常，如室上性心动过速、传导阻滞或者缓慢性心律失常等
6. 出现束支传导阻滞或者室内传导延迟，并且不能与室性心动过速鉴别
7. ST 段或者 QRS 波群变化，如 ST 段过低等

（引自：Gibbons R J 等，1997）

有很多种最大递增负荷实验方案可以用来测定最大摄氧量，最常用的运动方式是运动跑台和功率自行车，手摇式功率计一般用于特殊人群（游泳运动员或者残疾人群）。台阶测试用于大量人群的测试，一般不推荐使用。Vivian H.Heyward（2002）指出，不管使用什么运动方式，都要遵循下面的一般原则：

1. 一般来说，递增负荷实验多采用运动跑台或者功率自行车，所有的设备使用前都要校正；

2. 测试前，要指导受试者在跑台或功率自行车上进行 2~3 分钟的热身活动；

3. 运动起始负荷要大大低于最大负荷；

4. 负荷强度逐渐增加，对于健康人群增量为 2 梅脱或以上，对于疾病人群增量一般为 0.5 梅脱；

5. 严密观察禁忌症和终止实验的指征，出现任何怀疑威胁到安全的指征都应该终止测试；

6. 每级负荷至少监测心率两次，最好是每分钟一次。心率应该在每分钟末测量，如果心率不能达到稳定状态（两次心率差值在 5~6 次以内），则应该延长负荷时间，直到心率稳定；

7. 在每级负荷的后期，测量血压和主观感觉一次；

8. 持续监测受试者的表现和症状；

9. 测试应该有至少 4 分钟的恢复期，如果测试过程中出现不正常的心率或血压表现，恢复期应该更长。在恢复期，应该每分钟监测一次血压和心率。一般采用积极恢复，但负荷不要超过第一级负荷强度。被动恢复用于紧急情况，如出现不舒服不能继续运动；

10. 测试的环境应该保持安静，室内温度应该在 21~23℃，湿度应该在 60%左右。

递增负荷测试可以是连续性的，也可以是间断性的。连续性测试是指两级负荷之间没有休息时间。各种方案的连续性递增负荷测试的每级负荷持续时间以及负荷增量有所不同。一般来说，总的测试时间应该在 8~12 分钟，这样最有可能达到最大摄氧量。大多数持续性测试每级负荷的持续时间为 2~3 分钟，但也有每分钟递增负荷的测试方案，称为 ramp 测试。设计 ramp 测试需要根据受试者的训练情况估计其最大运动强度，来制定每级负荷的增量。ramp 测试一般不超过 12 分钟。间断性测试是指每级负荷之间安排 5 分钟或者 10 分钟的休息间隔，间断性测试的测试时间一般是连续性测试的 5 倍。

如果以相同的仪器设备和测试方法来测量受试者的最大摄氧量，其所得数值应该具有可重复性。最大摄氧量并不会随着测试方法是持续性或间断性而有所改变，只要以相同的条件进行测试即可以得到相同的结果。然而，根据测试方法的不同，所得最大摄氧量却会有不同。通常在运动跑台上以跑步方式进行测试所得数值较高，以走路方式次之，以功率自行车所得数值最低。以美国人而言，以走路方式测得的最大摄氧量比跑步所测之值约少 6%，而以功率自行车所测最大摄氧量比跑步所测少 10%~11%。欧洲人以功率自行车所测最大摄氧量仅仅比跑步所测少 5%~7%，而以手摇功率计测定的数值约等于脚踏功率自行车的 70%。因此，一般认为跑步测试所得摄氧量为最大摄氧量，而以走路、脚踏或手摇功率计所测仅为摄氧量峰值。

在选择渐增负荷运动测试时，必须根据受试者的年龄、性别、健康和体适能状况选择适宜的运动方式和运动方案。测验的拟定会因受试者的不同，其最初的功率也会有所不同，每级负荷的增量以及每级负荷的持续时间也不一样。一般而言，对于久坐的人群，其渐增负荷测试应该从 2~3 梅脱（1 梅脱=3.5ml / kg·min）开始，以后每阶段约增加 1 梅脱，每个阶段持续 2~3 分钟以达到稳定状态。对于年轻人或者经常参加运动的人群，最初的负荷可以从 5 梅脱开始，每级负荷增加 2~3 梅脱。表 2-4 是 4 个知名的跑台递增负荷测试的具体方案。

表 2-4 4 种常见跑台递增负荷测试方案

方案 A 针对体适能较差者，每级负荷持续 3min			
阶段	梅脱	速度（mph）	坡度（0%）
1	2.5	2	0
2	3.5	2	3.5
3	4.5	2	7.0
4	5.5	2	10.5
5	6.5	2	14.0
6	7.5	2	17.5
7	8.5	3	12.5
8	9.5	3	15.0
9	10.5	3	17.5

（续表）

阶段	梅脱	速度（mph）	坡度（0%）
方案 B 针对一般久坐人群，每级负荷持续 2min			
阶段	梅脱	速度（mph）	坡度（0%）
1	4.3	3	2.5
2	5.4	3	5.0
3	6.4	3	7.5
4	7.4	3	10.0
5	8.5	3	12.5
6	9.5	3	15.0
7	10.5	3	17.5
8	11.6	3	20.0
9	12.6	3	22.5
方案 C 针对年轻人以及经常参加运动的人群，每级负荷持续 3min			
阶段	梅脱	速度（mph）	坡度（0%）
1	5	1.7	10
2	7	2.5	12
3	9.5	3.4	14
4	13	4.2	16
5	16	5.0	18
方案 D 针对体适能很好者，每级负荷持续 2min，测试前要有足够的热身			
阶段	梅脱	速度（mph）	坡度（0%）
1	12.9 / 18	7 / 10	2.5
2	14.1 / 19.8	7 / 10	5.0
3	15.3 / 21.5	7 / 10	7.5
4	16.5 / 23.2	7 / 10	10.0
5	17.7 / 24.9	7 / 10	12.5

（引自：Scott K. Powers 等，2001）

方案 A 为国际运动与心脏疾病方案（The National Exercise and Heart Disease Protocol），通常适用于体适能不佳的受试者，此种方案每 3 分钟仅增加 1 梅脱。方案 B 是 Balke 法，从 4 梅脱开始，每 2 分钟增加 1 梅脱，适用于久坐人群。方案 C 是 Bruce 法，从 5 梅脱开始，每级增加 2~3 梅脱，适用于年轻人或者经常参加运动的人。方案 D 适用于健康人群或者运动员，其速度根据受试者的体适能情况而定。

在对运动员的最大摄氧量进行测定时应该根据其专项的特点采用不同的测试方案。下面是几种针对游泳运动员的实验室测定最大摄氧量的方案。

Obert 等（1992）采用实验室手摇功率计测试游泳运动员的最大摄氧量：受试者平躺在坡度为 21%的专用凳上，调整身体位置直到肩超过曲柄轴线前面。正式测试前首先进行无负荷的准备活动，使心率达到 130~140 次 / 分，之后根据不同受试者情况每隔 2.5 分钟增加负荷为 12.5~25W 不等，直到力竭。在测试过程中曲柄的转速为 50rmp，通过显示仪表随时进行调整，心率通过 Schiller 表实时监控，达到力竭后就可以测得最大心率。在每级负荷的最后 30 秒用 Douglas 气袋收集运动员呼出的气体，然后通过 Morgan 901 MK2 气体分析仪推算出运动员的最大摄氧量，最后在测试后的 3 分钟采指血测定最大血乳酸。

Kimura 等（1993）比较了 5 种游泳运动员的最大摄氧量实验室测试方法，受试者均为大学生运动员。①跑台测试：使用 Quinton 系列跑台，首先以 394m / min 的速度进行 5 分钟准备活动，之后以 0 坡度 188m / min 的速度开始跑，在递增测试过程中，每隔 3 分钟坡度增加 2.5%，直到摄氧量的变化小于 150ml / min，此时摄氧量的最大值为最大摄氧量；②功率自行车测试：在 Monark 功率自行车上进行测试，频率为 50 转 / 分。首先进行功率为 25W 的准备活动 5 分钟，然后以 100W 的负荷开始正式测试，在整个递增负荷过程中，每 3 分钟增加 50W，直到摄氧量稳定或者下降，稳定的标准是摄氧量增加不超过 80ml / min；③手摇功率计测试：在 Monark 康复训练器上进行测试，设置转动频率为 50 转 / 分。首先在无负荷下进行 5 分钟的准备活动，起始负荷为 25W，之后每隔 3 分钟负荷增加 25W，直到受试者不能保持转速，此时的摄氧量即为最大摄氧量；④Tethered 游泳测试：有滑轮设备专门与运动员相连接的测功计。首先让受试者进行打腿，划手频率为 44 次 / 分，测试过程中随时观察刻度表来调整速度，保持身体与设备连接的橡皮绳一定的紧张度，直到不能继续为止。此时获得的摄氧量峰值即为最大摄氧量；⑤模拟游泳测试：采用倾斜凳、康复训练器和专门的橡皮绳，上肢和下肢同时进行模拟游泳运动，手和腿运动的频率为 50 转 / 分。首先设置手摇功率计的负荷为 25W 进行 5 分钟的准备活动，之后逐渐递增手臂测功计的负荷 25W，直到不能坚持，此时的摄氧量峰值即为最大摄氧量。

目前，国家体育总局体育科学研究所采用 IST–II 型等动多功能游泳训练测试系统：以仪器内的节拍器使运动员保持预定划频（男 40 次 / 分，女 45 次 / 分）。通过调节旋钮增加阻力，以最大阻力为 100%负荷，在 0 负荷划臂 30 秒后，每 30 秒增加负荷 4%，直到确实无法维持预定划频，让运动员放弃预定划频，全力以赴直至极限。

除了在实验室进行最大摄氧量进行直接测定外，还可以结合专项在场地进行最大摄氧量的测试，以游泳为例：

Costill（1985）的游泳运动员场地测试方法：在 25m 的游泳池内进行最大强度的 400m 游泳，每次划手后呼气一次，利用 Douglas 气袋收集受试者游完后恢复期 20 秒的呼出气体，根据公式 $Y=0.916X+0.426$ 来测定最大摄氧量，其中 Y 代表游泳时的最大摄氧量，X 代表恢复期 20 秒的摄氧量。还有很多直接测定最大摄氧量的场地游泳方案：①准备活动后，6 次 50m 的最快冲刺，每次间隔 10 秒；②分别以中等强度、较大强度和全力游 200m，每次之间休息 5 分钟；③两次 250m 亚极量速度游后进行一次 500m 的最大速度游；④利用电子节奏，每 4 分钟把速度提高 0.2m / s。在这些测试中，气袋是由技术人员或者是小推车在池边跟着运动员的移动而移动的，主要缺陷是口罩、带有管道和配件的阀门设备会影响到受试者的用力程度。虽然随着持续呼吸法的产生，目前国内外很多研究采用了先进的气体代谢分析仪代替传统的 Douglas 气袋法和混合气室法来测定游泳运动员的最大摄氧量，但是，这类气体代谢分析仪的便携式水中的关键技术还未能完全解决。

（二）间接测定法

最大摄氧量的间接测定法是受试者进行亚极限运动，根据摄氧量、心率等数值推算最大摄氧量的方法。常用的间接测定法有：

1. Åstrand – Rhyming 法

本方法是按照 Åstrand–Rhyming 设计的方法，让受试者在功率自行车上进行次最大强度运动，测定出运动时的心率及输出功率，然后推测出最大摄氧量。此种方法简单，适用于人数较多的实验。实验所依据的基础是心率、功率和摄氧量间的密切相互关系。输出功率增加时，摄氧量也成比例增加，最后达到最大摄氧量时形成稳定状态。心脏对增加功率的表现与摄氧量一致，最大摄氧量与最大心率几乎同时达到。如果知道了表示功率—摄氧量和功率—心率变化的相关直线的斜率，那么，通过次最大运动测验出的摄氧量和心率就可以近似地推测出最大摄氧量。具体步骤如下：

(1) 受试者穿运动服，实验前 1 小时不进食；

(2) 记录受试者体重、年龄；

(3) 调整车座高度，以踏蹬到最低点时腿略有弯曲为宜，将功率自行车的阻力调整到 0；

(4) 受试者以 50 转 / 分的转速蹬踏，调整负荷，女子起始负荷为 300kg·m / min，男子起始负荷为 600kg·m / min，持续运动 6 分钟；

(5) 坐于车座上休息 5 分钟，然后重复上述步骤，但负荷适当增加（女子可选择 450、600、750、900kg·m / min 中的任何一种负荷，男子可选择 600、900、1200、1500kg·m / min 中的任何一种负荷）。前后两次负荷运动时的心率都要在 120~170 次 / 分之间；

(6) 记录前后两种负荷时，每分钟后 30 秒的心率。用运动中的第 5 和第 6 分钟记录下的心率的平均值来推测最大摄氧量，前后 2 分钟所测得心率相差不能超过 5 次 / min，否则继续运动 1 分钟，用第 6 和第 7 分钟心率来推算最大摄氧量。

利用两种负荷时稳定状态心率（即实验中第 5 和第 6 分钟的心率），推算（按照表 2–5 和表 2–6）最大摄氧量，最后求其平均值。

表 2–5 最大摄氧量推算表（男性）

心率 b / min	最大摄氧量（L / min）					心率 b / min	最大摄氧量（L / min）				
	300 kg·m / min	600 kg·m / min	900	1200	1500		300 kg·m / min	600 kg·m / min	900	1200	1500
120	2.2	3.5	4.8			146		2.4	3.3	4.4	5.6
121	2.2	3.4	4.7			147		2.4	3.3	4.4	5.5
122	2.2	3.4	4.7			148		2.4	3.2	4.4	5.4
123	2.1	3.4	4.6			149		2.3	3.2	4.3	5.4
124	2.0	3.3	4.5	6.0		150		2.3	3.2	4.2	5.3
125	2.0	3.2	4.4	5.9		151		2.3	3.1	4.2	5.2
126	2.0	3.2	4.4	5.8		152		2.3	3.1	4.1	5.2
127	2.0	3.1	4.3	5.7		153		2.2	3.0	4.1	5.1
128	2.0	3.1	4.2	5.6		154		2.2	3.0	4.0	5.1
129	1.9	3.0	4.2	5.6		155		2.2	3.0	4.0	5.0
130	1.9	3.0	4.1	5.5		156		2.2	2.9	4.0	5.0
131	1.9	2.9	4.0	5.4		157		2.1	2.9	4.9	4.9
132	1.8	2.9	4.0	5.3		158		2.1	2.9	3.9	4.9
133	1.8	2.8	3.9	5.3		159		2.1	2.9	3.8	4.8
134	1.8	2.8	3.9	5.2		160		2.1	2.8	3.8	4.8
135	1.7	2.8	3.8	5.1		161		2.0	2.8	3.7	4.7
136	1.7	2.7	3.8	5.0		162		2.0	2.8	3.7	4.6
137	1.7	2.7	3.7	5.0		163		2.0	2.8	3.7	4.6

（续表）

心率 b / min	最大摄氧量（L / min）					心率 b / min	最大摄氧量（L / min）				
	300 kg·m / min	600 kg·m / min	900	1200	1500		300 kg·m / min	600 kg·m / min	900	1200	1500
138	1.6	2.7	3.7	4.9		164		2.0	2.7	3.6	4.5
139	1.6	2.6	3.6	4.8		165		2.0	2.7	3.6	4.5
140	1.6	2.6	3.6	4.8	6.0	166		1.9	2.7	3.6	4.5
141		2.6	3.5	4.7	5.9	167		1.9	2.6	3.5	4.4
142		2.5	3.5	4.6	5.8	168		1.9	2.6	3.5	4.4
143		2.5	3.4	4.6	5.7	169		1.9	2.6	3.5	4.3
144		2.5	3.4	4.5	5.7	170		1.8	2.6	3.5	4.3
145		2.4	3.4	4.5	5.6						

（引自：奥斯特朗，1960）

表 2-6　最大摄氧量推算表（女性）

心率 b / min	最大摄氧量（L / min）					心率 b / min	最大摄氧量（L / min）				
	300 kg·m / min	450 kg·m / min	600	750	900		300 kg·m / min	450 kg·m / min	600	750	900
120	2.6	3.4	4.1	4.8		146	1.6	2.2	2.6	3.2	3.7
121	2.5	3.3	4.0	4.8		147	1.6	2.1	2.6	3.1	3.6
122	2.5	3.2	3.9	4.7		148	1.6	2.1	2.6	3.1	3.6
123	2.4	3.1	3.9	4.6		149		2.1	2.6	3.0	3.5
124	2.4	3.1	3.8	4.5		150		2.0	2.5	3.0	3.5
125	2.3	3.0	3.7	4.4		151		2.0	2.5	3.0	3.4
126	2.3	3.0	3.6	4.3		152		2.0	2.5	2.9	3.4
127	2.2	2.9	3.5	4.2		153		2.0	2.4	2.9	3.3
128	2.2	2.8	3.5	4.2	4.8	154		2.0	2.4	2.8	3.3
129	2.2	2.7	3.4	4.1	4.8	155		1.9	2.4	2.8	3.2
130	2.1	2.7	3.4	4.0	4.7	156		1.9	2.3	2.8	3.2
131	2.1	2.7	3.4	4.0	4.6	157		1.9	2.3	2.7	3.2
132	2.0	2.6	3.3	3.9	4.5	158		1.8	2.3	2.7	3.1
133	2.0	2.6	3.2	3.8	4.4	159		1.8	2.2	2.7	3.1
134	2.0	2.6	3.2	3.8	4.4	160		1.8	2.2	2.6	3.0
135	2.0	2.5	3.1	3.7	4.3	161		1.8	2.2	2.6	3.0
136	1.9	2.5	3.1	3.6	4.2	162		1.8	2.2	2.6	3.0
137	1.9	2.5	3.0	3.6	4.2	163		1.7	2.2	2.6	2.9
138	1.8	2.4	3.0	3.5	4.1	164		1.7	2.1	2.5	2.9
139	1.8	2.4	2.9	3.5	4.0	165		1.7	2.1	2.5	2.9
140	1.8	2.4	2.8	3.4	4.0	166		1.7	2.1	2.5	2.8
141	1.8	2.3	2.8	3.4	3.9	167		1.6	2.1	2.4	2.8
142	1.7	2.3	2.8	3.3	3.9	168		1.6	2.0	2.4	2.8
143	1.7	2.2	2.7	3.3	3.8	169		1.6	2.0	2.4	2.8
144	1.7	2.2	2.7	3.2	3.8	170		1.6	2.0	2.4	2.7
145	1.6	2.2	2.7	3.2	3.7						

（引自：奥斯特朗，1960）

1997 年美国基督教青年会在进行最大工作能力（Physical Work Capacity）测试，所得出之最大氧气摄氧量值（傅浩坚）与 Åstrand–Rhyming 单车测试比较，发现两种测试方法的列线表有明显的差异。由此改良的 Åstrand–Rhyming 单车测试，遂应运而生，改良后的测试方法，失败率很低，同时还能毫无困难地对不同性别和年龄的人士进行测试。

2. 陈文堉法

受试者在自行车测功计上进行负荷功率为 50W 的准备活动 3 分钟，100W 和 150W 的踏车各 3 分钟，测定 150W 负荷时第 3 分钟的心率，代入下面的公式即可得最大摄氧量的推算值：最大摄氧量（L / min）=7.9297−0.0304×150W 的心率（次 / 分）。

3. Fox 法

1973 年，Fox 提出在自行车测功计上以 150W（900kg·m / min）功率踏车 5 分钟获得的亚极量心率来推算最大摄氧量：最大摄氧量（L / min）=6300−19.26×亚极量心率（次 / 分）。

4. 12 分钟跑推算最大摄氧量

库珀的研究表明，12 分钟跑的成绩与相对最大摄氧量之间呈高度相关，相关系数达 0.897。日本学者以日本人为对象的研究结果也证明它们之间的相关系数达 0.897，与库珀的研究结果接近。提示可以用 12 分钟跑的成绩间接推算最大摄氧量。日本体育科学中心以 18~25 岁男女成年人的实验数据为资料所计算的，由 12 分钟跑的成绩间接推算最大摄氧量的结果没有年龄及性别的显著差异，表 2−7 为推算表。

表 2−7　由 12 分钟跑成绩推算最大摄氧量

12min 跑成绩（m）	最大摄氧量（ml / kg·min）	12min 跑成绩（m）	最大摄氧量（ml / kg·min）
1000	14.0	2500	45.9
1100	16.1	2600	48.0
1200	18.3	2700	50.1
1300	20.4	2800	52.3
1400	22.5	2900	54.4
1500	24.6	3000	56.5
1600	26.8	3100	58.5
1700	28.9	3200	60.8
1800	31.0	3300	62.9
1900	33.1	3400	65.0
2000	35.3	3500	67.1
2100	37.4	3600	69.3
2200	39.5	3700	71.4
2300	41.6	3800	73.5
2400	43.8	3900	75.6

参考文献

1. 杨锡让，傅浩坚. 运动生理学进展——质疑与思考［M］. 北京：北京体育大学出版社，2000.
2. 曲绵域，高云秋，浦钧宗，等. 实用运动医学［M］. 北京：北京科学技术出版社，1996.

3. 冯连世，李开刚. 运动员机能评定常用生理生化指标测试方法及应用[M]. 北京：人民体育出版社，2002.
4. Vivian H. Heyward. Advanced fitness assessment and exercise prescription-4th ed. [M]. USA: Human Kinetics，2002.
5. 林正常，等，译. 体适能与运动表现的理论与应用[M] // Scott K. Powers，Edward T. Howley. 运动生理学. 台北：艺轩图书出版社，2002.
6. 王道，洪平，高炳宏.游泳运动员的最大摄氧量及其一些测试方法的研究进展 [J]. 体育科研，2004，25 (6)：59-63.
7. 孟思进. 关于最大摄氧量的限制因素 [J].武汉体育学院学报，2003，37 (3)：43-46.
8. 万文君，郝选明. 运动员有氧能力的测试与评价 [J].广州体育学院学报，2006，26 (3)：108-111.
9. 胡柏平，宋伟. 最大耗氧量速度及其相关指标的应用研究 [J] .中国体育科技，2006，42 (5)：92-95.
10. 林正常. 运动生理学实验指引 [M]. 台北：台湾师大书苑发行，1990，187-196.

(杨锡让、傅浩坚)

第三章 无氧阈研究方法的发展与应用

无氧阈是运动生理学最具争议概念，同时也是被研究最多的问题之一。阅读文献时，我们常常可以看到以下不同的称法：

- 无氧阈（Anaerobic threshold）
- 乳酸阈（Lactate threshold）或血乳酸阈（Blood Lactate threshold）
- 通气乳酸阈（Ventilatory anaerobic threshold）
- 血乳酸偏折点（Onset of blood lactate accumulation，OBLA）或血乳酸突升点（Onset of plasma lactate accumulation，OPLA）
- 肌肉乳酸偏折点或肌肉乳酸突升点（Onset of muscle lactate accumulation，OMLA）
- 呼吸补偿点（Expiratory compensation threshold ）
- 心率偏转点（Heart rate deflection point）
- 最大乳酸稳定状态（ Maximum lactate steady state）
- 最大通气稳定状态（ Maximum Ventilatory steady state）

尽管有以上诸多不同的称法，但其核心都是力图找到一种可以反映运动强度和能量代谢从以有氧代谢为主向以无氧代谢为主转换关系的指标。不同的研究者从不同的角度阐述这种关系，因此产生不同的称法。这些不同的称法之间有重叠、有关联、也有区别，但是应用最广泛的称法还是无氧阈。为了描述方便，本文之后的内容将统一采用无氧阈这一称法，并将在适当的地方介绍上述不同称法的出处。

第一节 无氧阈的研究历史和研究进展

一、 无氧阈概念的历史沿革

（一）无氧阈概念产生的历史

对无氧阈的研究首先从乳酸与运动的关系开始。根据文献记载，雷蒙德（Du Bois-Reymond）是最早研究运动强度和骨骼肌乳酸形成之间关系的科学家。在1860年，雷蒙德等人在试验时发现骨骼肌内乳酸聚集和骨骼肌收缩以及运动性疲劳有关系。1891年Trasaburo Araki发现缺氧可以造成乳酸聚集。20世纪初期，弗莱彻（Walter Morley Fletcher）开始对骨骼肌代谢领域进行研究，由于弗莱彻既是生理学家也是运动员，所以他特别对运动时骨骼肌代谢感兴趣。1907年弗莱彻和霍普金（Frederick Gowland Hopkin）共同发表了题目为“Lactic Acid In Amphibian Muscle”的经典文章。在文章中他们首次提出了以下发现：①静息时骨骼肌中乳酸很少；②机械损伤或刺激可以使骨骼肌中乳酸含量增高；③无氧状态下，骨骼肌中乳酸含量增加；④骨骼肌收缩引起的运动性疲劳伴随有乳酸含量升高；⑤高氧环境可以抑制乳酸生成。

他们首次明确地提出乳酸是活组织代谢的产物。正是由于他们的工作，在后来引发出无氧阈的概念，并开始了对无氧阈前赴后继地研究。

J. H. Ryffel是最早研究血乳酸与运动之间关系的科学家，分别在1909年和1910年的文章中描述了人体剧烈运动导致血乳酸浓度升高的现象。1924年希尔（Hill）等人报道了相似的发现，并提出剧烈运动时身体动用无氧代谢而导致血乳酸增高。血乳酸增高的同时伴肺通气量增加。其后，克里斯蒂森（Johanne Christiansen）等人的研究工作证实了这一发现。在剧烈肌肉工作时，乳酸和碳酸氢根结合后生成二氧化碳，刺激呼吸。他们首次提出了剧烈运动和乳酸生成引发气体交换的概念。1927年克里斯蒂森的同事道格拉斯（Claude Gordon Douglas）在柳叶刀杂志首次描述了无氧阈。该文章发表后立即引起了人们的高度兴趣。

随后，在1930年，道格拉斯的学生沃利斯（W. Harding Owles）首次报告了不同运动距离和运动强度时血乳酸的变化，并详细分析了血乳酸变化和肺通气量以及二氧化碳浓度变化之间的关系。他在文章中指出身体存在两个临界点：一个是代谢临界点，在代谢临界点以下，血乳酸不增加，在代谢临界点以上，血乳酸增加；另一个是运动临界点，不同的个体和不同的运动方式有不同的运动临界点，在运动临界点以上的运动强度，血液二氧化碳结合力下降，在运动临界点以下的运动强度，血液二氧化碳结合力没有下降。沃利斯认为血乳酸变化与运动方式和运动强度有关。同年，哈里森（Harrison）和皮彻（Pilcher）提出运动时产生过多的二氧化碳是血液碳酸氢盐缓冲乳酸之后的产物。

1933年，玛伽俐亚（Rodolfo Margaria）等人发现，跑台运动在低于最大强度2 / 3以下的强度运动时，血乳酸不增加。当运动强度超过最大强度2 / 3时，血乳酸迅速增加。在这篇文章中他们清晰地描述了血乳酸变化和运动强度之间的关系，认为乳酸过多聚集与氧气供应不足有关，并且提出了“氧债（O_2 debt）”的概念。他们的工作为其后研究气体交换和血氧与代谢等关系指出了方向。在其后的40年，“氧债”一直成为学术界争论和探讨的重点。

霍尔曼（Hollman）研究了工作负荷和动脉血乳酸的关系，在1959年发表的文章中提出了“氧耐力表现限度（Oxygen endurance performance limit）”的概念。在这个限度以上增加工作强度，肺通气量和机体对氧气的摄取量不成正比关系。

沃塞曼（Wasserman）等人在1973年发表的文章中首先用无氧阈和乳酸阈的概念描述运动产生的代谢性酸中毒发生点，以及肺部气体交换改变点。他们把无氧阈定义为“一个刚刚低于产生代谢性酸中毒和与之发生的气体交换的工作强度或耗氧量。”他们假设，当运动强度超过一个特定的工作强度（即无氧阈）时，将刺激肌纤维动员无氧代谢，通过产生乳酸供能。考虑到血乳酸动力学，1986年他们对无氧阈的概念做了适当的修正，定义为“乳酸对丙酮酸比值增加时的耗氧量”。

沃塞曼在随后的文章中提出，无氧阈时的耗氧取决于影响向肌肉供氧的各因素。当向肌肉供氧增加时，耗氧也增加；当向肌肉供氧减少时，耗氧也随之减少。患有心脏病的病人，无氧阈时耗氧量非常低。无氧阈是一个非常重要的生理学指标，机体在高于无氧阈强度运动时的生理反应与在低于无氧阈强度时的生理反应明显不同，在高于无氧阈强度运动时，出现代谢性酸中毒、耐力降低、耗氧量动力学降低、稳定状态推迟、通气量与代谢需求不成比例，以及出现渐进性呼吸急促。可以通过测量血乳酸浓度直接测量无氧阈。沃塞曼还提出可以用无氧阈定义耗氧量，当高于无氧阈时，乳酸对丙酮酸比率增加，由于碳酸氢盐因乳酸浓度变化而变化，因此，他认为可以用测量碳酸氢盐浓度，或乳酸对丙酮酸比率估计无氧阈。沃塞曼等人关于无氧阈的工作是运动生理学界最重要的里程碑之一。

（二）无氧阈的表示方式

通常用最大摄氧量的百分比表示无氧阈。无氧阈高则最大摄氧量的百分比也高。它反映了在出现代谢性酸中毒时，人体最大利用氧气的能力。如某人的最大摄氧量为60ml / kg·min，其达到无氧阈时的耗氧量为40ml / kg·min，其无氧阈则表示66.6%最大摄氧量。无特别训练的健康青年无氧阈在55%~65%最大摄氧量之间，优秀耐力运动员的无氧阈值可达80%最大摄氧量。用最大摄氧量实际上可能利用的百分比表示无氧阈，比用最大摄氧量能更好地评价运动员的有氧代谢能力。

在实际应用中，为方便起见，也有人用达到无氧阈时的心率（HR）来表示无氧阈。因为人体心率受许多因素影响，心率表示无氧阈是一种简单但不准确的方法。也有人用达到无氧阈时的做功量（WAT）表示无氧阈。这种方法可以用于实验室，但比较难以用于训练实际。

二、无氧阈研究进展

（一）关于无氧阈概念的争论

自从无氧阈的概念提出后，有不少研究人员对“无氧阈”这一概念提出质疑。他们认为无氧阈的概念是一种误导。关于无氧阈概念最大的争论焦点是“无氧阈”理论认为，在特定的运动强度下向肌肉供氧受到限制，但是，一直没有肌肉缺氧的证据。布鲁克司（Brooks）提出即使在最大运动强度时也没有肌肉缺氧的证据。争论的第二个焦点是无氧阈表示在这个强度运动时，代谢完全从有氧代谢转移到无氧代谢。而实际上在比这个强度还高的强度运动时仍然存在有氧代谢。

无氧阈的概念本身具有一定的模糊性。在超长和超短这两个极端之间的运动都可以被看做是无氧阈运动。这是一个范围相当广泛的运动区域，能量代谢也有相当大的变化范围。在最低强度超长距离的运动时，血乳酸产生和清除的速率基本相等，二者处于动态平衡状态。在这种运动下，脂肪代谢是最主要的能量来源。运动中可能出现的脱水可以通过在运动中补充含有碳水化合物和电解质的液体，因此限制运动的因素主要是人体内的温度。在最高强度超短距离的运动时，酸中毒造成肌肉和全身疲劳限制运动能力。在这两个极端之间的过渡状态的运动现在都被归入无氧阈的范畴。一个概念被用在了这个范围的所有的运动，而这些运动彼此之间有明显的区别。一些研究者认为仅用无氧阈的概念并不能准确表达这个范围内的全部运动。他们提出一些概念以补充无氧阈的不足。主要有：法瑞尔（Farrel）等人提出用超过乳酸基础值1mmol / L的血乳酸变化作为乳酸聚集的标志，以这个强度的运动作为一个标志点。兰德瑞（Londeree）等人提出当血乳酸达到2.2mmol / L的运动作为“最大稳定状态”

的标志。彼拉特（Billat）等人把2.2~6.8mmol / L 定义为“最大稳定状态”用以表示产生最大稳定血乳酸水平的运动强度。斯乔丁（Sjodin）等人提出4mmol / L作为“血乳酸突升点”。斯得格曼（Stegemann）等人更提出在2~7mmol / L范围为“个体乳酸阈”，表示乳酸从肌肉向血液扩散的最大速率。他们认为，正是因为把无氧阈这样一个标签用在两个极端运动状态中的所有过渡运动，因此，造成许多科学家和教练员把无氧阈和这些概念混用。这些学者认为不宜提倡无氧阈这个概念。

（二）无氧阈和气体交换

在乳酸缓冲系统中，从碳酸氢盐释放二氧化碳提高了气体交换率。1964年耐马克（Naimark）等人连续测量运动时气体交换率，并用此作为心肺功能的指标，用以衡量工作肌肉氧气供应和消耗的平衡关系。他们的结果证实了沃利斯的研究，并且进一步阐述了在血液碳酸氢盐缓冲能力临界点以下的各种运动强度不会使气体交换率变化。当乳酸的碳酸氢盐缓冲超过极限时，产生过多的二氧化碳，刺激呼吸。

沃塞曼和迈克罗伊（McIlroy）首次提出了无氧阈的概念。他们参照耐马克等人的试验方法，得出以下气体交换率和氧气消耗的曲线（图3-1）。在每次负荷的最后30秒，记录气体交换率和氧气消耗的对应关系，曲线的陡峭部分表示在无氧代谢成为主要功能方式时的氧气消耗。该变化关系与动脉血液碳酸氢盐的变化和血液乳酸浓度的变化密切相关。该曲线也成为日后无氧阈研究的经典性标志。在稍后的工作中他们进一步提出“刚刚低于代谢性酸中毒和气体交换发生的工作强度或氧消耗水平”这样一个概念。

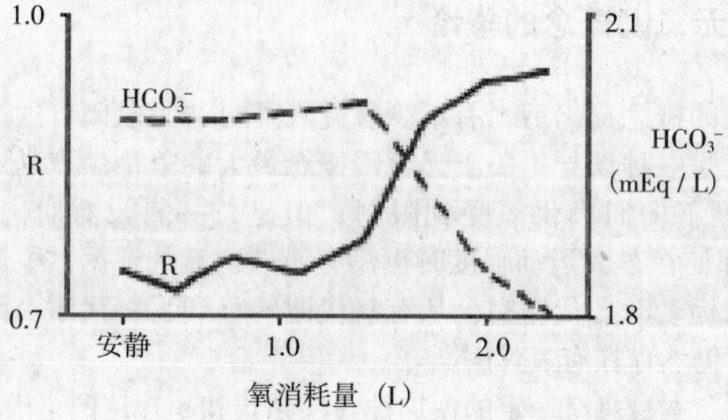

图3-1　气体交换率和氧气消耗的曲线

何曙光和陈卫国研究了在高于或低于血乳酸阈（无氧阈）负荷条件下受试者的氧分配机理。结果表明（图3-2）：在以低于血乳酸阈的负荷运动时，促进氧和血红蛋白释放氧的主要因素为血氧分压下降，并呼吸代偿现象。在以高于血乳酸阈的负荷运动时，乳酸是促进氧和血红蛋白释放氧的主要因素。受试者在递增负荷的情况下运动，静脉血乳酸浓度增加与血红蛋白饱和度下降呈相关关系（r=0.8287，P<0.05）。

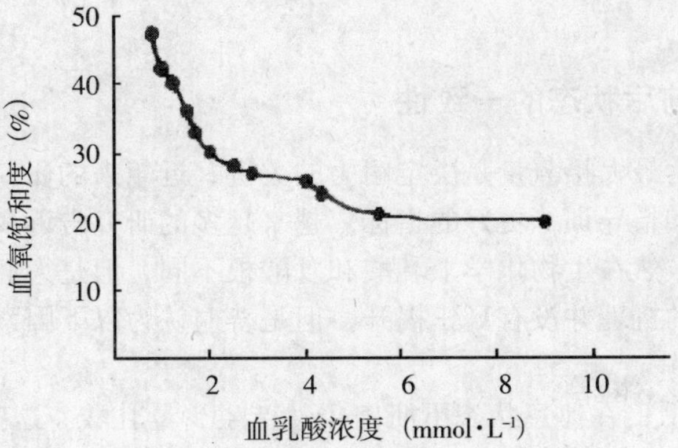

图3-2　血氧饱和度和血乳酸浓度关系曲线

三、　乳酸平衡和影响血液乳酸浓度的因素

乳酸是无氧酵解的产物，在任何时候血乳酸的浓度反映的都是乳酸生成和清除的动态平衡关系。因为运动时肌肉乳酸生成增多的同时，血液清除能力也增加。运动时乳酸转换的速度是休息状态时的若干倍。只有当生成的速度大于清除的速度时，才出现乳酸堆积。血乳酸增加发生在肌肉乳酸增加之后，其间有一个时间差。肝脏、心脏、肾脏以及不参与运动的肌肉都能清除乳酸。

（一）评定血乳酸需要考虑的因素

1. 运动类型：乳酸主要来源于从事无氧运动的肌肉。同一个人在从事不同的运动时血乳酸和运动强度的关系不一样。这主要取决于不同运动所动员的肌肉不同所致。大多数运动并不需要全身肌肉都参与运动。如自行车运动主要依靠下肢肌肉，下肢肌肉以无氧代谢为主，而躯干和上肢处于低强度状态，以有氧代谢为主。相反，游泳时主要靠上肢肌肉，上肢肌肉以无氧代谢为主，而躯干和下肢处于低强度状态，以有氧代谢为主。当我们评判运动强度和血乳酸的关系时，必须考虑运动的类型，即拿苹果与苹果相比，不要拿苹果与其他水果相比。

2. 取血点：静脉血和毛细血管的血乳酸浓度有一定区别。运动时，主要从事无氧运动的肌肉以产生乳酸为主，低强度有氧代谢运动的肌肉可以把部分血乳酸进行有氧代谢。因此，不同部位取血，乳酸值会有一定的差别。

3. 环境因素：包括运动员的身体和心理在内的因素。

4. 试验前体内糖原和其他能源物质的状态：刘建红等人研究补充支链氨基酸对划船运动员不同负荷运动后血丙氨酸、葡萄糖及乳酸的影响。他们发现，在耐力极限负荷运动后的即刻及恢复期，补充支链氨基酸组中的血丙氨酸明显高于对照组，血乳酸则明显的低于对照组，且血糖并没有出现明显的下降。说明在耐力训练中，补充支链氨基酸有利于促进丙氨酸—葡萄糖的循环，加速糖的异生，有利于保证运动中的体能和运动后疲劳的快速消除。

（二）不同试验前后状态的一致性

过去人们一直认为最大摄氧量是决定耐力的关键，近年来的研究使人们开始认识到乳酸阈是预测耐力成绩和指导训练更好的指标。越来越多的研究告诉我们，乳酸阈与耐力成绩有更密切的关系。虽然在生物化学上乳酸和乳酸根不同，但是人们常常把二者混同。人们现在对乳酸阈产生的机理并没有真正揭开，但是普遍认为以下因素可能与乳酸阈产生密切的关系。

1. 乳酸清除率降低：在休息状态下肌肉仍然产生少量乳酸。这些乳酸被运送到心脏、肝脏和肾脏等器官作为能源所利用。在肝脏，乳酸还被作为原料用于合成糖原，然后再被释放到血液，输送到其他器官作为能源。另外，不参与运动的肌肉也能摄取乳酸。剧烈运动时，乳酸生成和清除失去平衡，清除速度明显滞后于生成的速度。

2. 肌纤维类型和动员快肌纤维参与工作：低强度工作时，主要是慢肌纤维参与运动。慢肌纤维的特点是有丰富的线粒体和毛细血管，有氧代谢能力大，乳酸排除能力强，在相同运动强度，慢肌产生的乳酸堆积比快肌少，慢肌纤维特别适合于低强度的持久运动。当强度增加时，逐渐增加快肌纤维的动员，快肌纤维线粒体少，倾向于通过糖酵解供应能量，快肌纤维动员增加，将加速乳酸生成。

3. 糖酵解和线粒体呼吸链的氧化失去平衡：增加运动强度时，糖酵解功能方式占据主导地位。丙酮酸不能全部进入线粒体参与有氧供能或转换成乳酸被身体其他器官作为能源。

4. 局部血流降低引起的局部缺血和血氧降低引起的低氧：因为实验条件所限，虽然有人认为，局部缺血和低氧也是引起乳酸阈的原因，但是，目前还没有直接的实验证据证明它们在乳酸阈的作用。

5. 运动强度：肌肉中无氧酵解过程随着运动强度增加而增强。血乳酸浓度可以作为反映糖酵解代谢的一个指标，也是反映运动强度的一个标志。大多数情况，运动强度低于50%~60%最大摄氧量强度运动时，乳酸的生成和清除的速度相等，处于一种动平衡状态，因此不出现血乳酸浓度升高。随着运动强度逐渐增加，能量供应从以有氧代谢为主向无氧代谢过渡。在过渡阶段，乳酸生成速度逐渐大于清除速度，当血乳酸在2~4mmol / L水平时，是两种能量代谢转换的过渡区。当运动强度超过这一水平时，血乳酸明显增加，出现转折点或突然上升点，标志进入以无氧代谢供能为主的运动强度。

6. 活动肌肉的训练状态：经过有氧训练的肌肉氧化代谢能力强，血液供应丰富，在活动时可以更好地动员糖原和脂肪的有氧代谢，加速排除乳酸。

7. 负荷的分布状态和参与运动的肌群：在相同负荷，大肌群产生的乳酸少于小肌群。通过技术改进，学会正确使用肌肉是提高运动成绩的重要方面。正确的训练可以改变运动时体内血流的重新分布，改善肌肉运动规律，使更多的血液流向肌肉，加快清除乳酸的速度。

8. 机体向肌细胞供氧的能力：毛细血管密度影响肌肉的血液供应。肌肉血流多、血氧饱和度高，则有氧代谢能力强。人在某些病理状态下，如出现呼吸系统、循环系统和血液系统疾病，肌肉血流供应不充分，或血氧供应不充分，都可以降低肌肉有氧代谢的能力。

9. 其他因素：除了上述因素外，还有很多其他因素影响血乳酸的浓度，如摄取碳水化合物饮食、咖啡因、激素以及身体的水化状态和环境因素等。如大量摄取碳水化合物饮食、引起兴奋的药物或饮料、过度训练引起交感神兴奋、身体状态下降、急性高原环境和温度过高等，都会促进乳酸生成。而缺少碳水化合物、疲劳、过度训练引起的副交感神经兴奋、身体状态好转、慢性高原环境适应和胰岛素族激素等，都会抑制乳酸生成。

四、与无氧阈有关的一些概念

在研究运动强度和无氧阈的实验时，研究人员观察到当血乳酸升高时，伴有与呼吸有关的指标也发生变化。因此提出了一些与之相关的概念，如通气阈。引入这些概念的核心是企图通过无创和经济的方法测量无氧阈，以便在实践中更好地应用无氧阈。

（一）无氧阈和血乳酸阈

血乳酸阈是指当运动强度达到某一程度时，血乳酸突然激增。我们可以认为血乳酸阈是无氧阈的又一种表示方法，二者在应用中常常并行使用。

（二）无氧阈和血乳酸偏折点

正常情况下，人体血乳酸浓度低于2mmol / L。Yoshida等人把动脉血乳酸浓度达到4mmol / L水平叫做血乳酸偏折点或血乳酸突升点 / 激增点（Onset of blood lactate accumulation，OBLA）。肯德曼（Kinderman）等人用4mmol / L作为血乳酸偏折点来代替无氧阈。4mmol / L水平血乳酸偏折点常被看做为最大乳酸稳定状态（Maximal steady state of lactate，MLSS），或固定乳酸阈、或代替无氧阈，用以作为训练计划的重要指标。在阅读文献时我们常常看到很多作者把4mmol / L水平血乳酸偏折点定义为乳酸阈并等同于无氧阈，这是不正确的。图3-3有助于我们了解二者的关系。

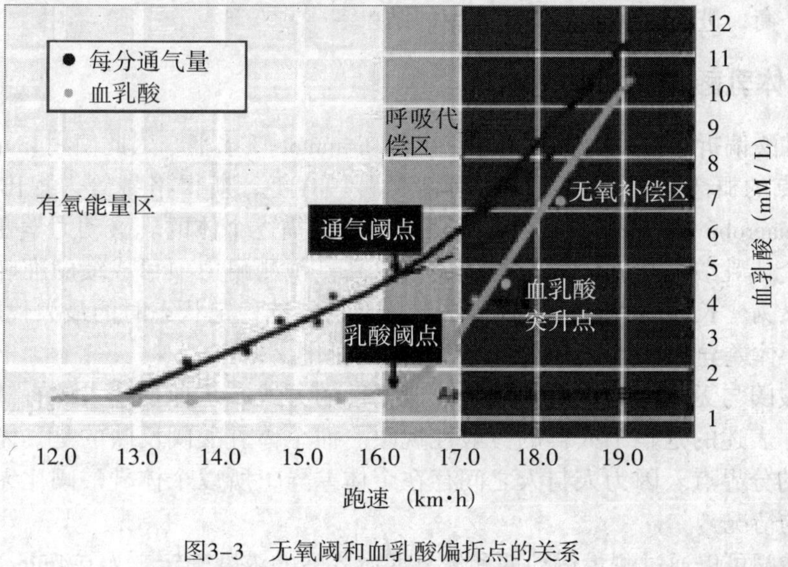

图3-3 无氧阈和血乳酸偏折点的关系

斯乔丁等人对8名高水平中距离和长距离跑运动员的研究证实，以接近血乳酸偏折点速度的间歇性训练14周，虽然最大有氧能力没有变化，但是血乳酸偏折点速度明显提高，参与运动的肌肉出现适应性的乳酸脱氢酶活性升高等代谢变化。血乳酸偏折点更多的是反映血液中乳酸产生和清除二者之间的动态关系。

克沃宾斯卡（Chwalbinska）等人研究了大强度运动时肌肉和血液乳酸的关系。他们观察到肌肉乳酸浓度和血乳酸浓度高度相关（r=0.91）。在低于血乳酸偏折点水平、血乳酸偏折点水平和高于血乳酸偏折点水平三种状态，肌肉和血乳酸浓度的相关性分别是r=0.74、r=0.63和r=0.95。

一般常用的取血部位是前臂静脉、耳垂毛细血管或指尖毛细血管。从跑台和自行车功率计试验观察，前臂静脉和耳垂毛细血管血乳酸浓度没有明显区别，指尖毛细血管血乳酸浓度高于前二者。Yeh等人则观察到静脉血乳酸浓度升高比动脉血乳酸浓度升高大约晚1.5分钟。由此提醒我们在分析血乳酸变化时需要考虑取血的部位。实验中特别要注意取血部位一定要保持一致性。另外，要考虑汗液、体表脏物以及取血技术对样品准确性的影响。

前面所述，血乳酸动态平衡受很多因素影响。因此，影响血乳酸偏折点的因素也很多，它有很大的个体差异性，所以对用血乳酸偏折点作为反映训练状态有不少争议。

戴维斯（H. A. Davis）等人测量了16名男性在自行车功率计逐渐增加运动强度直至疲劳时静脉血乳酸浓度和通气量对运动强度的反应。除了观察到无氧阈，他们还观察到第二个转折点，并称之为乳酸转折点（lactate turnpoint，LTP）。其中8名受试者在酸中毒情况下做了第二次逐渐增加运动强度的试验，发现血乳酸在出现一个平稳的下降之后（以前称为第二无氧阈，AT_2）再次上升，在第二次试验中当功率超过无氧阈后出现了乳酸清除现象。他们认为出现无氧阈和乳酸转折点的现象与肌肉运动单位动员和利用不同代谢酶的模式有关。

需要指出的是，当我们讨论血乳酸偏折点时，应该认识到运动时乳酸的产生是一个持续不断的过程，并不是当运动强度到达一定程度时的突然现象。血乳酸偏折点的出现所表现的是当运动强度达到某一个程度时，乳酸从肌肉进入血液的速度和人体从血液清处乳酸的速度失去平衡，进入速度大于清除速度的结果。

（三）个体乳酸阈

由于血乳酸偏折点在每个人并不总是出现在4mmol / L水平，因此使用4mmol / L水平作为血乳酸偏折点的概念不能真实反映所有情况。1981年，斯得格曼等人提出了个体乳酸阈（Individual anaerobic threshold，IAT）的概念，用以描述个体的乳酸动力学变化。与最大摄氧量相比，个体乳酸阈与人体耐力的相关性更高，预测耐力项目成绩的准确性更高。个体乳酸阈被定义为“长时间运动时，血乳酸浓度保持持续稳定状态时的最大代谢率”。它更能动态地反映个体差异和个体受运动影响的适应性变化。

个体乳酸阈与无氧阈的区别是后者以概括性的方式笼统地描述人体有氧代谢和无氧代谢的分界点，表述的是整个人群的一般性现象。而个体乳酸阈反映的是具体个人有氧代谢和无氧代谢的分界点。因为人与人之间存在个体差异，所以个体乳酸阈比无氧阈能更准确地反映个体的情况。

个体乳酸阈可以通过测量运动期和恢复期血乳酸的浓度确定。人在4mmol / L水平的血乳酸偏折点的强度运动时，很难持续运动30分钟。而按照个体乳酸阈的强度运动，则可以从事长时间的持续运动。许多研究表明在个体乳酸阈或接近个体乳酸阈水平训练是提高耐力项目运动成绩的最佳训练选择。

斯得格曼和肯德曼（Kindermann W.）比较了19名划船运动员50分钟长时间运动个体乳酸阈和4mmol / L 固定乳酸阈。所有受试者在个体乳酸阈强度的50分钟运动中，没有出现乳酸继续增加，也没有出现疲劳。他们的平均血乳酸浓度为4.0±1.6mmol / L，运动结束时的平均心率为182±13.0次 / 分。19人中有15人的个体乳酸阈时的运动强度低于固定乳酸阈时的运动强度。对这些受试者在固定乳酸阈强度运动时表现出了血乳酸上升的现象，平均值达到9.6±1.2mmol / L，出现疲劳的平均时间为14.4±6.3分钟，运动结束时的平均心率为192±10.4次 / 分。19人中有3人的个体乳酸阈和固定乳酸阈一致，另外1人的个体乳酸阈高于固定乳酸阈。他们认为个体乳酸阈反映了最大乳酸稳定状态时的运动强度。

最大乳酸稳定状态是持续运动负荷下保持血乳酸处于动态稳定状态的最大运动强度。本尼克（Beneke R.）研究了9名划船运动员无氧阈、个体乳酸阈和最大乳酸稳定状态的关系，发现无氧阈和个体乳酸阈都不能准确反映最大乳酸稳定状态。个体乳酸阈的血乳酸平均值为4.2±0.8mmol / L，最大乳酸稳定状态的个体乳酸阈的血乳酸平均值为3.0±0.6mmol / L。无氧阈时的工作强度为287.0±20.5W，个体乳酸阈时的工作强度为287.1±25.1W，最大乳酸稳定状态时的工作强度为255.1±17.5W。

巴尔德利（BALDARI）等让41名不同项目运动员（男性21名，女性20名）分别做每3分钟增加负荷直到出现个体乳酸阈和在个体乳酸阈水平的30分钟跑台运动。认为虽然有些受试者的个体乳酸阈可能会低估最大乳酸稳定状态的运动强度，但是，个体乳酸阈仍然可以作为耐力训练强度的指标。

陈依华用5级递增负荷测试时得出的5个血乳酸值作图，分析个体的有氧和无氧能力，研究血乳酸在青少年游泳运动中的变化。结果显示，每个人都具有不同的血乳酸动力学变化特点。对于不同运动项目和不同个体，如果一律以4mmol / L乳酸浓度及所对应的功率作为乳酸阈值，必然忽视个体差异性。因此，采用个体乳酸阈值的测定方法，可以比较和评判不同运动员个体有氧代谢能力的差异和优劣，选择最佳负荷强度和训练计划。

迈克里兰（McLellan）和雅各布（Jacobs）认为个体乳酸阈的定义并没有被证实。他们研究了个体无氧阈的有效性和可重复性。11名男性在最大摄氧量强度做两次运动，测量运动中和小负荷主动恢复期9分钟内的血乳酸，然后在个体乳酸阈强度做45分钟运动，直到不能继续运动，直肠温度达到39°C，最后，在个体乳酸阈+5%、+2.5%或+7.5%最大摄氧量的强度下运动。结果显示在个体乳酸阈+5%最大摄氧量的强度，没有一个受试者出现稳定状态。在重复试验时，11名受试者有4人在个体乳酸阈、1人在个体乳酸阈+2.5%最大摄氧量、2人在个体乳酸阈+7.5%最大摄氧量、4人在个体乳酸阈-5%和-2.5%最大摄氧量出现稳定状态。他们的实验显示，个体乳酸阈的有效性和可重复性具有一定的个体差异，在制定训练计划和评估训练效果时需要考虑个体化差异。

基斯（Keith）等人研究了个体乳酸阈训练的适应性反应。他们测量股外侧肌柠檬酸合成酶（citrate synthase）和3-羟酰基-辅酶A脱氢酶（3-hydroxyacyl-CoA-dehydrogenase）活性在训练前后的变化。其结果表明，无论是采用持续训练还是间歇性训练，用个体乳酸阈训练都可以产生明显的适应性变化（$P<0.05$），两种训练方式产生的结果没有统计学差异。

（四）无氧阈和通气无氧阈或通气阈

沃塞曼提出测量气体交换是了解无氧阈最方便、而且无创的方法。该方法的理论基础是用碳酸氢盐缓冲乳酸的物理—化学原理，二氧化碳增加所伴有的急性酸代谢。沃塞曼和迈克霍尔，以及雷布洛克（Reybrouck）等人提出，当运动强度增加，乳酸带有的氢离子刺激中枢和外周化学感受器而增加肺通气量。他们把当运动强度增加到某一点时通气量呈非线性增加的转折点称为通气无氧阈（Ventilatory anaerobic threshold）或通气阈（Ventilatory threshold）。霍尔曼和沃尔什（Walsh）等人把对应于通气乳酸阈的血乳酸浓度称为乳酸阈。

一些与通气有关的参数被用来研究通气乳酸阈，例如，耗氧量（oxygen consumption，VO_2）、肺通气量（pulmonary ventilation，V_E）、呼吸交换率（respiratory exchange ratio，RER）、二氧化碳排出量（VCO_2）和通气量与耗氧量比值（rationof ventilation to oxygen consumption，VE/VO_2）等。研究显示，除了呼吸交换率（RER），其他参数都与血乳酸浓度明显相关，因此可以用这些参数反映无氧阈。Rhodes和McKenzie用通气阈／呼出二氧化碳浓度预测马拉松运动员的成绩。他们的结果显示，用通气阈预测的马拉松的成绩与实际比赛成绩高度负相关（r=-0.94）。

但是，也有一些研究不支持这些结果。Aunole和Rusko发现当用最大摄氧量表示时，乳酸阈和通气阈没有关联。一些研究指出在逐渐增加强度的运动时，血乳酸升高和通气量变化没有明显关系。Neary等人和Cecca等人研究正常情况和糖原耗竭运动时血乳酸和通气量的变化，也发现二者没有关联。甚至当血乳酸浓度达到9.8mmol／L时，在每个强度上的通气量没有明显变化。至于什么原因造成上述不同的结果，还有待于进一步的深入研究。

Gaesser和Poole观察到经过3周自行车功率计耐力训练之后，血乳酸浓度降低，但是，通气阈并没有改变。他们在其后的研究中观察到不同的训练方式对二者的作用不同，间歇性训练对二者产生相似的作用，而持续耐力训练可以改变静脉血乳酸阈，但是对通气阈没有作用。不同的运动，二者的相关性很低（r=0.13）。西蒙（Simon）等人观察到无氧阈和通气阈在不同体适能的人表现不同，案牍工作男性通气阈发生在51%最大摄氧量，血乳酸阈发生在62%最大摄氧量，二者有明显差异；而有训练的男性通气阈发生在66%最大摄氧量，血乳酸阈发生在69%最大摄氧量，二者没有明显差异。

沃尔什等人认为无氧阈包括乳酸阈和通气阈两部分，二者在很多情况下出现分离现象。很多关于乳酸阈的研究都是基于血乳酸变化，由于大多数情况下血乳酸并不是如实地反映活动肌肉乳酸产生的情况，因此他们认为，测量血乳酸并不能如实地反映活动肌肉的代谢情况。影响血乳酸阈的因素有很多：在乳酸阈时，运动肌肉内可以利用的物质的状态，包括可以氧化的脂肪等；儿茶酚胺的刺激作用，儿茶酚胺有刺激乳酸生成的作用；其他还有氧气限制、运动单位动员顺序、乳酸清除速率、肌肉的温度感受器、代谢刺激和乳酸外溢等。关于血乳酸动态平衡的机制有很多假设，如呼吸机制、温度机制、肌细胞感受器机制以及血管化学感受器机制等，但是实际中很难找到只分离出一个变量的实验方法。他们认为不可能找到那种引起通气阈的起最主要作用的机制，但是可以假设中枢神经系统整合各种刺激使通气出现非线性变化增加。很多研究乳酸阈和通气阈可能并不相关，有时通气阈明显出现在乳酸阈之前，有时乳酸阈明显出现在通气阈之前。因此，可以认为生成通气阈和乳酸阈的机理不同，不能用通气阈反映乳酸阈。

（五）无氧阈和心率拐点

心率拐点（Heart rate deflection point，HRDP）是指心率和不断增加的运动强度关系的非线性转折点。1982年康考尼（Conconi）等人提出可以利用心率的这种变化作为无创方法反映无氧阈，其后发展有名的康考尼试验，我们将在本文的后面专题介绍这一实验。虽然HRDP和乳酸阈有明显的相关，但因为心率偏转的程度取决于试验方案，用其判断无氧阈的有效性仍然受到一些人的质疑。琼斯（Jones）和Doust在对15名训练有素的男性长跑运动员所做的一项研究中指出，只有其中6名运动员的无氧阈与康考尼试验相符。Vachon等人比较4种实验方案，结果显示HRDP不能正确反映无氧阈。

（六）无氧阈和最大摄氧量

人体的最大摄氧量值是在进行极限运动时测量的最大氧消耗，主要由先天性因素决定。耐力性运动是亚极限运动，二者的生理基础和应用意义不一样。最大摄氧量主要取决于个体的遗传因素，是反映人体最大有氧代谢潜力的重要指标。最大摄氧量反映的是最多可以利用多少氧，使用单位是每分钟每千克身体重量消耗多少毫升氧（ml / kg·min）。运动员的最大摄氧量主要取决于心肺等中心性器官，但是只能反映他所具有的潜力，并不能反映身体的训练状态和这种状态的动态变化，潜力和实际表现出的能力，或者说运动成绩有明显的区别。无氧阈值主要与外周（特别是指肌肉）的代谢因素的关系密切，如运动时肌肉的血流量、肌纤维类型的百分组成、肌纤维的氧化能力等。训练可能不能或很少改进最大摄氧量，但是可以明显提高无氧阈水平。梅德（Mader）报道经过几年的系统训练后自行车运动员，最大摄氧量仅从60ml / kg·min增加到62ml / kg·min，但是无氧阈增加了12%。

无氧阈可以通过后天的训练改进，可以作为反映身体有氧代谢能力的动态变化指标，能更直接地反映运动员表现出来的能力或运动成绩。很多研究表明，训练可以明显地提高无氧阈，但是对最大摄氧量没有明显作用。我们可以这样认为，最大摄氧量是人体最大有氧代谢能力，是人体有氧代谢能力的极限值，而无氧阈是人体有效利用这种能力的标志。图3-4可以形象地反映二者的关系。

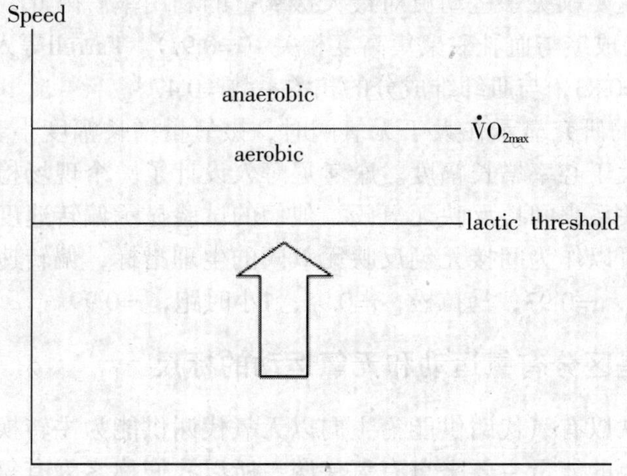

图3-4　最大摄氧量和无氧阈的关系

最大摄氧量也是运动生理学研究最多和争议最大的一个题目。关于训练是否可以提高最大摄氧量目前仍然存在争议。现在认为，多数人经系统训练后最大摄氧量可以提高20%~24%。本书将另有章节详细介绍，我们将不在此处过多描述。

（七）呼吸补偿点

呼吸补偿点（Expiratory compensation threshold ）是当运动强度增加到某一程度时，呼吸呈非线性增加。它与血乳酸偏折点有密切关系。由于血液中乳酸大量增加，血液碳酸氢盐缓冲系统释放大量二氧化碳，从而刺激呼吸增加。

第二节　无氧阈指标在运动实践中的应用与评价

一、无氧阈的意义

无氧阈之所以广受关注，是因为其在运动实践中的重要指导意义，特别是以耐力为主的运动项目。它既可以反映运动员的运动能力，也可以用来作为制定训练计划的指导方针，还可以用来监测训练过程。无氧阈揭示了运动能力与能量代谢的关系，以及体内几个缓冲系统的动态变化。

（一）无氧阈与运动项目的关系

我们习惯根据运动持续的时间长短把运动分为有氧运动和无氧运动。二者之间并没有明确的界限，无论何种运动都同时包括了有氧代谢和无氧代谢两种方式。前者主要供能方式是有氧代谢，后者的主要供能方式是无氧代谢。与之相适应的耐力则称为有氧耐力和无氧耐力。一般讲，长距离、低强度的运动为有氧运动，短距离、大强度的运动为无氧运动，主要由反复大强度运动组成的长时间的间歇性运动（如足球、橄榄球等）也常常被认为是无氧运动。

耐力运动成绩主要取决于运动员对最大摄氧量的利用率。因此，无氧阈是决定耐力项目成绩的关键。耐力成绩与血乳酸聚集高度相关（r=0.91）。Farrell等人指出耐力成绩与最大摄氧量的相关系数r=0.83，与肌纤维成分的相关系数r=0.47。

Pendergast等人的研究显示在大于无氧阈时，摄氧量增长幅度小于工作强度增长幅度，工作强度增长幅度大于心率增长幅度。康考尼等人设计了一个现场检测方法，通过用确定跑步速度和心率的关系来间接反映无氧阈，他们的试验显示偏转速度与无氧阈呈明显的线性关系。偏转速度可以作为间接无创反映无氧阈的生理指标，偏转速度和跑速也呈明显的线性关系：5000m跑，r=0.93；马拉松，r=0.95；1小时跑，r=0.99。

（二）无氧阈是区分有氧运动和无氧运动的标尺

无氧阈是机体从以有氧代谢供能为主向以无氧代谢供能为主转换的转折点。无氧阈以下强度的运动所需要的能量主要来自有氧代谢，所以我们称之为有氧运动。无氧阈以上强度的运动所需要的能量主要来自无氧代谢，所以我们称之为有无氧运动。

（三）无氧阈是反映耐力和训练状况的指标

无氧阈主要反映人体外周组织特别是肌肉的有氧代谢能力（肌纤维类型的百分组成、线粒体的数目与体积、线粒体氧化酶系的活性等）以及血乳酸缓冲和清除的能力，与最大摄氧量的中央机制相比较，它较少受遗传的影响，具有明显的可塑性。

具有相同最大摄氧量的人可能耐力不同，经过训练的运动员与未经训练的相比，在同样的低于最大运动负荷的强度运动时，乳酸聚集程度低于没有经过训练的人，前者可以在更高的强度运动，因此，实践中常用无氧阈作为确定体适能的指标。健康无训练的人无氧阈一般在50%~60%最大摄氧量，健康有训练的人无氧阈一般在70%~80%最大摄氧量，优秀的耐力性运动员无氧阈最高可以达到90%最大摄氧量。

很多研究显示，无氧阈和耐力有密切的关系，无氧阈可能比最大摄氧量能更好地反映耐力成绩。很多研究表明，无氧阈和长距离运动项目的成绩密切相关。法瑞尔等人的研究显示，无氧阈和马拉松成绩的相关性最高（r=0.98），Kumagai等人观察到5000和10000m成绩和无氧阈的相关性分别是r=0.95和r=0.84，二者都明显高于最大摄氧量与该项目成绩的相关性（r=0.65和r=0.67）。斯乔丁、雅各布、卡尔森（Karlsson）都分别指出4mmol / L血乳酸偏折点（OBLA）和耐力项目成绩的相关性高达r=0.96。很多研究表明，有氧训练可以明显提高无氧阈时的运动强度，而对最大摄氧量没有作用。对耐力性运动项目而言，无氧阈比最大摄氧量与运动成绩更为密切。戴维斯报道，通过9周耐力训练，受试者最大摄氧量提高25%，无氧阈则增长了44%。康考尼认为每提高1mmol / L无氧阈，10000m跑的成绩可以提高20秒。

（四）无氧阈是设计训练的重要内容

在无氧阈或稍微高于无氧阈水平运动强度的训练可以改变骨骼肌超微结构、增加骨骼肌毛细血管的数量、提高有氧代谢能力、增强物质利用效率和提高无氧阈水平。按照无氧阈训练，生理适应性表现为：在相同运动强度或功率输出的情况下，身体可以更有效地利用氧气、降低通气氧耗、降低糖原分解和乳酸聚集。

Henritze等人观察到以稍微高于无氧阈强度训练，比在无氧阈强度训练能更好地提高无氧阈水平。Kirosen把6名游泳运动员分为两组，一组用高于无氧阈的强度训练，另一组用无氧阈强度训练，发现无氧阈强度训练比高于无氧阈的强度训练更能提高游泳成绩，同时能更有效地利用能源。

（五）无氧阈是控制耐力训练的手段

无氧阈受遗传的影响小，有可训练性。过去人们主要把最大摄氧量作为训练的考虑因素。近年来，人们日益认识到无氧阈的重要性。由于无氧阈反映的是人体最大摄氧量实际上能利用的百分比，因此它比最大摄氧量更能真实反映人体有氧运动能力。耐力运动员经过多年训练后，最大摄氧量可能没有明显提高，但是无氧阈与耐力运动成绩有明显提高。梅德（1979）研究了长时间耐力训练对自行车运动员耐力的影响，发现经过几年训练，自行车运动员的最大摄氧量没有明显增加（从60ml / kg·min增加到62ml / kg·min），而无氧阈则明显增加（12%）。戴维斯（1979）报道，经过9周耐力训练，最大摄氧量提高25%，无氧阈则增长了44%。与最大摄氧量相比，无氧阈能更好地评价耐力素质和训练效果，无氧阈可以解释耐力素质的71%，而最大摄氧量只能解释耐力素质的36%。

（六）无氧阈的医学意义

在临床实践中，无氧阈可以作为评估心血管功能和呼吸功能的重要手段，特别应用于康复治疗。有大量文章描述了无氧阈的医学意义，本文侧重于其在运动生理学领域的应用，将不在此过多阐述无氧阈的医学意义。

（七）关于无氧阈指导运动实践的不同观点

无氧阈的概念是建立在最大乳酸稳定状态（maximum lactate steady-state，MLSS）可能是最能反映运动实际的假设上。在1小时自行车运动中，测量到运动员可以耐受7 mmol / L的血乳酸水平。大多数对抗性项目，运动时血乳酸水平超过无氧阈。运动时实际无氧代谢的比例超过我们所知道的程度，即我们忽略了很多无氧代谢的成分。因此，用无氧阈制定训练计划不能使运动员达到最佳训练效果，进而不能获得最佳运动成绩。

当两个生理潜力相同的运动员从事相同的活动，一个只用上肢，另一个上下肢并用，其结果是不一样的，特别是能源供应系统是决定运动成绩的主要因素的运动，差别更为明显。在这种情况下，决定二人成绩的因素将不是无氧阈水平的高低，而是看谁能更经济有效地进行运动，看谁能动员更多的肌肉达到更好的表现。他们认为那种试图通过改变无氧阈提高运动成绩的训练方式并不能解决问题，而应该通过改善动作技术、减少不必要的动作、更经济有效地动员肌肉，同时向支持最大乳酸稳定状态方向的速度方面的训练，才是更有效的训练方法。

Bulbulian和Noakes等人提出优秀长跑运动员的最大摄氧量和无氧阈比较接近，决定其运动成绩的因素更多地取决于其他因素，如跑步效率、无氧代谢能力、肌肉爆发力等。在预测优秀长跑运动员的成绩时，这些因素比最大摄氧量和无氧阈更准确。

Paavolainen等人研究了不同训练方式对耐力成绩的影响。他们让一组受试者进行短距离冲刺训练（20~100m，5~10次）、跳跃和小负荷（10%~40%1RM）下肢阻力训练。另一组受试者进行大负荷训练（85%~100%1RM，3~4组，5~6次），两组都要求以最大可能的速度训练。研究结果显示，第1组进行耐力和爆发力相结合的受试者5000m长跑成绩明显提高，而第2组只进行力量训练的受试者5000m长跑成绩没有明显改进。经过训练后两组受试者的最大摄氧量和无氧阈都没有明显变化。因此，他们认为提高耐力成绩主要决定于改善跑步效率，与最大摄氧量和无氧阈都没有明显关系。

由于本章前面提到的有很多因素影响血乳酸，一些研究者认为测量到的乳酸数据并不真正可靠，不能实际反映身体能量代谢和运动成绩的关系。研究人员根据测量某些运动员得出的数据和制定的表格，采用同样的试验，并不能在另外的运动员身上重复出来，所以从少数受试者得到的结果不具有普遍意义，并不能反映其他人的真实情况。

无氧阈测试结果必须可靠，能够重复。由于人体对不同的实验方案的反应不同，所以当改变实验方案后，新的实验方案得到的结果与用以前的实验方案得到的结果不具有可比性，这从一个角度反映了为什么不同的研究者在类似的研究中常常得出不同的结论。我们前面提到的关于无氧阈概念的争论都是来自于不同的实验方案，自然会出现这些不同的结果，得出不同的结论。

总结那些对用无氧阈指导运动实践的不同的观点，可以概括地描述为：

1. 乳酸的生成和检测对实验方案有明显的特异性，实验结果受制于实验方案，包括运动项目的选择、实验程序和检测手段等。从某一个实验方案得出的结论与其他方案得出的结论不具有可比性，不能用某一个实验得出的结论解释其他人实验的结果，也不能用某一个实验结果作为普遍真理指导运动实践。

2. 不同运动项目代谢方式不同，从周期性运动实验得出的数据不能用于指导对抗性类的运动。

3. 从实验室严格控制条件下得出的实验结果，不能如实反映人体在具体的、真实的、动态变化的运动环境下的运动情况，所以不能把实验室得出的结论用于实际的训练，特别是那些变化多端的对抗性运动项目。

4. 无氧阈的变化在运动中的应用有很大的局限性，需要在运动员的训练中寻找比无氧阈更能真实反映具体运动实践的指标指导训练，不能过分强调和夸大无氧阈的作用。

运动成绩取决于众多因素的综合作用，如健康状况、竞赛时面对挑战的生理反应能力、技术、肌肉利用效率、战术和技巧等。虽然关于无氧阈对运动成绩的作用仍然存在争议，但是这并不影响我们在实践中了解和使用无氧阈。

二、测量无氧阈的方法

目前测量无氧阈的方法很多，最精确的方法是连续直接测量血乳酸浓度。由于这是一种有创伤而且不方便的方法，因此在实际应用中受到很大限制。鉴于这个原因，运动生理学家们一直在不断寻找快速、有效、无创测量无氧阈的方法。其中从通气变化测量无氧阈是典型的方法。

血液二氧化碳增加，通过几个不同的生理机制刺激肺通气量增加。沃塞曼等人认为血乳酸增加，氢离子被血液中碳酸氢盐中和生成碳酸，并进一步分解成二氧化碳和水。从肌肉乳酸增加，到血液乳酸增加，再到血液二氧化碳增加刺激通气量增加，有一个时间过程。很多学者质疑用通气阈反映无氧阈的可靠性。一些实验报道，当增加工作强度时，如果改变蹬自行车功率计的频率，或改变代谢替代产物，则通气阈和乳酸阈的变化呈分离状态，没有明显的相关性。

三、无氧阈训练

(一) 无氧阈的可训练性

氧运输能力和效率、肌细胞有氧代谢能力、乳酸缓冲和清除能力和效率是限制耐力性运动项目的重要因素。无氧阈有可训练性，即通过适当的训练可以提高。无氧阈训练的目的在于提高无氧阈水平，即提高人体利用有氧代谢的能力，向最大有氧代谢潜能靠近。如前所述，一般情况下，无训练的人的无氧阈大约在他们最大摄氧量55%~60%的程度，而优秀运动员的无氧阈可以达到85%~90%最大摄氧量。无氧阈训练的强度至少应该保持在无氧阈水平，或稍微高于无氧阈的水平。

通过无氧阈训练，人体有氧代谢系统产生适应性变化，能更有效地利用氧，达到更大的氧消耗量。这些变化主要表现在以下两个方面：第一，无氧阈训练将可以增加经过训练的肌肉的血流量，增加肌肉中毛细血管的密度，更多地和有效地向运动的肌细胞提供氧和能源物质；第二，无氧阈训练将可以增加骨骼肌细胞线粒体的密度，提高脂肪氧化的能力，增加肌纤维周围毛细血管的数量等。至于是否可以使快肌纤维转化成慢肌纤维，一直存在争论。

无氧阈训练的目的是使肌肉耐受乳酸，使体内缓冲系统能更有效地清除乳酸，提高无氧阈。影响运动能力的不是乳酸，而是乳酸所释放的氢离子。因此，提高机体对酸性物质的缓冲能力和或清除能力是无氧阈训练的根本所在。无氧阈训练不能减少血乳酸产生的速率，但是，无氧阈训练可以提高肌肉对乳酸的缓冲能力，或称耐受能力，向后（更大的运动强度方向）推迟乳酸聚集，使血乳酸突升点发生在更高的运动强度。换言之，无氧阈训练提高了人在更高强度运动的能力。

图3-5反映的是训练对无氧阈的作用。左边的实线是缺少训练时血乳酸对运动强度的反应，中间的实线是过度训练和训练不足时血乳酸对运动的反应，右边的虚线是适当训练后血乳酸对运动的反应。我们可以看到在相同血乳酸水平，经过适当训练后，同一个人可以在更大的强度上运动。需要注意的是过度训练和训练不足都不能达到最好成绩。

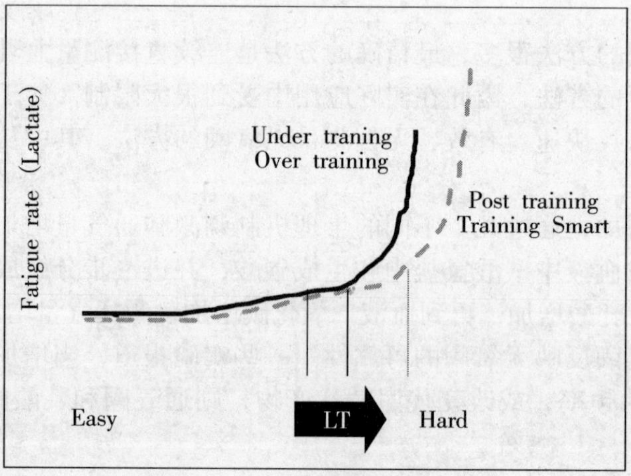

图3-5 训练对无氧阈的作用

为了达到最佳无氧阈训练效果，必须遵守一些基本原则。Roberts、Robergs以及Weltman等人的研究告诉我们无氧阈训练程序应该包括大运动量、最大乳酸稳定状态和间歇性训练等几个因素。

1. 大运动量训练

在训练早期，提高无氧阈最有效的方法就是大运动量训练。大运动量训练的优点是可以增加肌肉中线粒体的有氧代谢能力，提高无氧阈水平。增加训练量必须遵循循序渐进的原则，逐渐增加运动量，不可一蹴而就。根据运动员身体承受的能力，每周增加量不能超过10%~20%。训练时可以采用RPE（主观感觉运动负荷评估表）了解运动员心血管系统对运动强度的反应。运动员的RPE应该保持在11~12的水平。每组运动应该能坚持10分钟以上。在没有实验室的情况下，RPE是指导训练的最准确地指标。无氧阈时RPE值为13~15，即感觉有些累或累。Weltman的研究证实RPE与血乳酸浓度有密切关系，并且不受性别、训练状态、运动形式或训练强度的影响。

2. 最大稳定状态训练

在无氧阈水平的稳定状态称为最大稳定状态。在这个强度的运动称为最大稳定状态运动。研究表明，有训练的运动员的无氧阈可以是最大心率的80%~90%，没有训练的人无氧阈只能达到最大心率50%~60%。弗兰（Foran）认为，最大稳定状态训练量不能超过每周训练总量的10%，这个量是比较保守的设计，关键是保护运动员，防止过度训练和运动损伤。

3. 无氧阈水平之上的间歇训练

无氧阈训练采用的间歇训练是高于无氧阈水平的大强度、短时间的训练。不同教练可以根据不同运动员的特点设计不同的间歇训练计划。常用的有4分钟高强度训练后伴随4分钟低强度有氧恢复运动。在高于无氧阈的大强度训练，运动员的RPE达到15，主观感觉累或很累。在低强度的主动恢复训练RPE不要超过12。

高于无氧阈水平的间歇训练也不要超过训练总量的10%。在制定训练计划时需要注意，不能把高于无氧阈水平的间歇训练和最大稳定状态训练安排在同一天。

无氧阈训练的根本目的是提高运动成绩。在制定训练计划时要考虑训练状态、年龄、性别、身体成分、训练目的、可训练时间等因素。要根据这些变量安排运动员可以接受的训练强度和训练量。

（二）无氧阈训练需要考虑的因素

1. 训练强度

在无氧阈强度或稍微高于无氧阈强度的持续训练和间歇性训练，都可以提高无氧阈水平。亦有不少文献介绍，在无氧阈强度或稍微低于无氧阈强度的持续训练和间歇性训练是最好的训练强度。

2. 训练时间

训练效果在一定范围内与训练时间成正比，超出某种程度，将不再成正比。过长时间的训练反而起相反的作用。关于最佳训练时间，没有一个简单的答案。如在80%最大摄氧量训练，30分钟训练产生的效果大于20分钟训练，但是60分钟训练产生的效果并不比30分钟训练成比例增加。

3. 训练频率

普遍认为，每周3次训练是提高有氧能力的最好训练频率。每周需要有至少2~3天的休息，使肌肉和肌腱等软组织得到休息和恢复。休息的时间和训练频率需要根据个体差异区别对待。每次训练之间的休息应该保持良好的恢复，防止出现疲劳积累引发慢性疲劳。年龄大、体适能状态低的人恢复慢，其训练频率要适当降低。

4. 无氧阈的特异性

无氧阈有高度特异性，同一个人做不同的运动形式时，无氧阈表现不同。当从事不习惯的运动时，无氧阈出现的水平低于其所习惯的运动。如让自行车功率计运动员做划船时，在相同心率的工作负荷下，其疲劳出现的早，工作时间短。因为二者的运动形式不同，使用不同的肌群，所以其划船时的无氧阈低于骑自行车功率计时的无氧阈。

5. 训练的特异性

同一个人从事不同的运动时，无氧阈出现在不同的运动强度。图3-6是同一个铁人三项运动员在两种不同运动形式时血乳酸的反应。曲线A是不同跑步强度时血乳酸的变化，曲线B是不同自行车功率计运动强度时血乳酸的变化。这里用心率作为反映运动强度的指标。从该图我们可以看出二者的明显区别，该现象告诉我们提高无氧阈要进行有针对性的训练，特异性的耐力训练可以明显提高无氧阈水平。

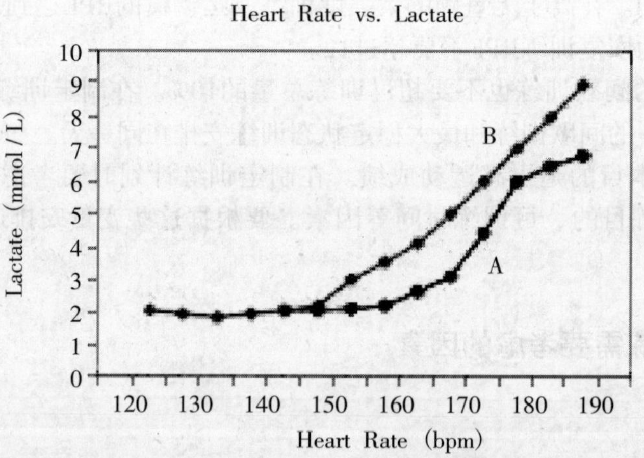

图3-6 某铁人三项运动员在两种不同运动形式时血乳酸的反应

威瑟斯（Withers）等人比较了10名自行车运动员和10名长跑运动员分别在自行车功率计和跑台上测出的无氧阈。结果显示，自行车运动员在自行车功率计试验测出的无氧阈明显高于长跑运动员在自行车上测出的无氧阈，而长跑运动员在跑台测出的无氧阈明显高出自行车运动员在跑台测出的无氧阈。结果告诉我们，对特定训练的适应性反应与运动的方式有明显关系，因此，要根据最符合训练的方式，或最佳肌纤维动员的方式测量无氧阈。

皮尔斯（Pierce EF）等人对16名男性进行试验，研究训练特异性对乳酸阈和最大摄氧量的作用。89%最大摄氧量强度，每周训练4次，共训练10周。跑步训练组自行车功率计和跑台的乳酸阈都明显增加，分别为58.5%和30.3%。自行车功率计训练组只增加自行车功率计运动的乳酸阈（38.7%），而跑台乳酸阈没有明显增加。他们认为乳酸阈变化与训练方式有关系。

但是也有人提出不同的观点。Michel de Lorgeril等人比较8名健康男性在3种体位运动时乳酸阈的反应。发现跑台（1.55±0.22mmol / L）、坐式自行车功率计（1.61±0.17mmol / L）、仰卧自行车功率计（1.41±0.05mmol / L）3种体位所测量到的乳酸阈没有明显区别。

Bishop等人研究阻力训练对21名18~42岁女性自行车运动员耐力成绩和选择的肌肉的作用。他们把运动员随机分成阻力训练组（14人）和对照组（7人）。每周两次阻力训练，每次5组（2~8RM），训练12周。取股外侧肌活检，测量肌纤维直径、快肌和慢肌比例、2–酮戊二酸脱氢酶（2–oxoglutarate dehydrogenase）和磷酸果糖激酶（phosphofructokinase）的活性。发现与对照组相比，训练组1RM向心性力量明显增加（35.9%对3.7%），但是两组1小时自行车试验成绩、乳酸阈、摄氧量、肌纤维特性和代谢酶等都没有明显变化。他们的结论告诉我们阻力训练只影响力量，对无氧阈没有影响。

威瑟斯等人检查了10名耐力训练的自行车运动员和10名长跑运动员在自行车功率计和跑台试验各自在最大有氧功率和无氧阈的特异性。观察到自行车运动员在自行车功率计测量到的最大摄氧量要高于在跑台测量到的最大摄氧量，但是二者没有显著差异（$\overline{X}$=4.5L / min对$\overline{X}$=4.34L / min）。而长跑运动员在跑台测量到的最大摄氧量明显高于在自行车功率计测量到的最大摄氧量（$\overline{X}$=68.1ml / kg·min对$\overline{X}$=61.7ml / kg·min），二者具有统计学差异（$p<0.05$）。如果用最大摄氧量的百分比表示无氧阈，自行车运动员和长跑运动员在自行车功率计和跑台测量出的无氧阈没有显著差异（分别为66.3%对61.2%和74.3%对77.3%）。但是，如果用L / min和ml /kg·min表示无氧阈，自行车运动员在自行车功率计测量到的无氧阈明显高于长跑运动员（3.0L / min对2.56L / min，$p<0.05$）。长跑运动员在跑台测量到的无氧阈明显高于自行车运动员（52.7ml / kg·min对46.8ml / kg·min，$p<0.05$）。他们的试验除了告诉我们，无氧阈与运动模式具有特异性关系，还告诉我们研究所用的无氧阈的表示方法也是一个值得慎重考虑的因素。当我们看到不同研究所得出的不同结果时，需要分析其所用的表示方法是否有值得商榷之处。试验采用的参数是否能最佳地反映被训练的肌肉的动员情况。

（三）无氧阈训练的方法

1. 间歇训练

在相同的运动强度，间歇训练比持续训练能完成更多的运动量。例如，如果用最快速度的持续训练，只能跑1000m，同样用最快速度的间歇训练，则可以跑6000m。

2. 持续训练

持续训练采用低强度、长距离、长时间，主要用于最大限度地消耗能量、减轻体重。在有氧训练中可以适当安排持续训练作为主动恢复的手段。

四、检测无氧阈的方法

（一）通过血乳酸测定无氧阈

受试者在递增运动负荷试验中，在每档运动之末，取其血样（一般用耳垂或指尖末梢血）分析其血乳酸浓度。该方法的优点是准确性高，缺点是为一种有损伤的测定方法。目前常采用的两种方法是血乳酸拐点法（在递增运动负荷试验中，血乳酸浓度开始增加的拐点）和4mmol / L标准法（在逐级递增负荷的运动试验中，当血乳酸达到4mmol / L时的水平）。

（二）康考尼测验

这是康考尼等人在1982年介绍的一种评估无氧阈的方法，并报告了划船、自行车、赛艇、游泳等项目运动员的心率无氧阈。该方法的特点是测定方法简单，不需特殊的仪器，只需让被测者在跑道上以递增速度的跑步，但每一档跑速至少应坚持200m。在跑步过程中，用遥测心率仪记录受试者的心率，当跑速增加到某一档次时，心率的增加与跑速的增加失去线性相关的这一临界点时，即可判定为跑速—心率无氧阈（图3-7）。对同一受试者的重复测试，其相关系数可达0.99。Graisl（1987）比较心率法和乳酸法，发现其相关系数高达0.98，说明用心率转折点判定无氧阈是可行的。该方法的准确性虽然存在争议，但是在实践中仍然被广泛采用。

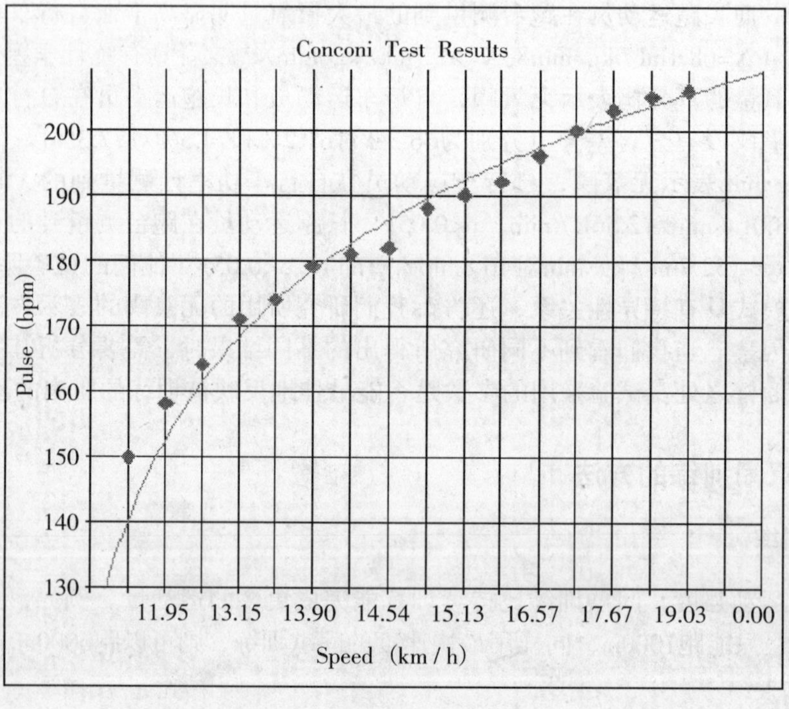

图3-7　康考尼测验结果

（三）通气无氧阈的测定

用无损伤性气体代谢的方法测定。让受试者在自行车功量计或跑台上进行逐级递增负荷的运动试验，并记录各档负荷时的每分通气量、摄氧量、二氧化碳排出量、心率等生理参数。以肺通气量为纵坐标，以运动负荷时作功量（W）为横坐标，绘制坐标图。从坐标图上找出运动强度与肺通气量不呈线性的临界点，这一点即为通气无氧阈。

（四）最大心率百分比

除了上述的方法以外，另外还有10分钟跑、1小时跑、10km跑等不同的方法测量无氧阈，因篇幅所限，这里将不一一详细介绍。

（五）无氧阈和心率训练区

尽管无氧阈和心率的关系仍然存在争论，实践中为了易于操作，仍然常常用心率作为了解无氧阈和指导训练的手段。心率训练区（Heart rate training zones，HRTZ）是目前常使用的一种方法。

Karvonen公式是最有效计算心率训练区的方法之一。首先测量安静状态心率（RHR）和工作状态心率（WHR）。计算心率训练区的方法非常简单，每个心率训练区等于安静心率加上工作心率的百分比。

Z=WHR×训练区%

需要的训练区=Z+安静状态心率

例如，计算70%训练区

最大心率（MHR）=190

RHR=60

WHR=MHR-RHR=190-60=130

Z=130×70%=91

则70%训练区=91+60=151

表3-1　心率训练区

训练区	最大心率%	描述
1	60%~70%	有效耗能区或恢复区，在这个强度主要发展基础耐力，主动恢复的运动强度不能大于70%最大心率
2	70%~80%	有氧代谢训练，在这个强度训练主要锻炼心血管功能，提高身体传输氧和排除二氧化碳的能力。利用脂肪作为能源之一，提高肌肉有氧代谢能力
3	80%~90%	无氧代谢 / 乳酸阈训练，在这个强度训练可以提高乳酸代谢系统，这个强度机体主要是无氧代谢，不消耗脂肪，能量主要靠体内储藏的糖原
4	90%~100%	红线区 / 高峰区，只能进行短时间训练，有观点认为在这个强度训练可以提高快肌纤维的能力，提高速度。这个强度只能进行间歇训练，只有训练水平高的运动员才能在这个强度训练

参考文献

1. Anderson，G.S.，E.C. Rhodes. The relationship between blood lactate and excess CO_2 in elite cyclists. J. Sports Sci. ，1991，9：173-181.

2. Bassett，D.R.，Jr.，& Howley，E.T. Limiting factors for maximum oxygen uptake and determinants of endurance performance. Medicine and Science in Sport and Exercise，2000，32（1），70-84.

3. Beaver，W.L.，K. Wasserman，B.J. Whipp. Bicarbonate buffering of lactic acid generated during exercise. J. Appl. Physiol.，1986，60：472-478.

4. Bompa，T.O. Periodization：Theory and Methodology of Training，2nd Ed.，Champaign，IL：Human Kinetics. 1999.

5. Brooks，G.A. Intra-and extra-cellular lactate shuttles. Medicine and Science in Sport and Exercise，2000，32（4），790-799.

6. Brooks，G.A. Anaerobic threshold：review of the concept and directions for the future. Med. Sci. Sports Exerc. 1985，17：22-31.

7. Caiozzo，V.J.，J.A. Davis，J.F. Ellis，J.E. Azus，R. Vandagriff et al. A comparison of gas exchange indices used to detect the anaerobic threshold. J. Appl. Physiol.：Respiratory，Environmental and Exercise Physiology，1982，53： 1184-1189.

8. Chicharro JL，Carvajal A，Pardo J，Perez M，Lucia A. Physiological parameters determined at OBLA vs. a fixed heart rate of 175 beats x min-1 in an incremental test performed by amateur and professional cyclists. Jpn J Physiol.，1999，Feb；49（1）：63-69.

9. Chwalbinska-Moneta J，Robergs RA，Costill DL，Fink WJ. Threshold for muscle lactate accumulation during progressive exercise. J Appl Physiol.，1989，Jun；66（6）：2710-2716.

10. Costill D.L.，H. Thomason，E. Roberts. Fractional utilization of the aerobic capacity during distance running. Med. Sci. Sports Exerc.，1973，5：248-252.

11. Crisafulli，A.，F. Melis，F. Tocco，U. M. Santoboni，F. Frongia，C. Carta，M. Caddeo and A. Concu. Anaerobic threshold and the oxygen consumption-cardiac output relationship during exercise. Sports Sci. for Health.，2005，Vol. 1（2）. p75-80.

12. Davis，J.A. Anaerobic threshold：review of the concept and directions for future research. Med. Sci. Sports Exerc.，1985，17：6-18.

13. Davis，J.A.，P. Vodak，J. Wilmore，J. Vodak，P. Kurtz. Anaerobic threshold and maximal aerobic power for three modes of exercise. J. Appl. Physiol.，1976，41：544-550.

14. Denadai BS，Gomide EB，Greco CC. The relationship between onset of blood lactate accumulation，critical velocity，and maximal lactate steady state in soccer players. J Strength Cond Res. 2005，May；19（2）：364-368.

15. Farrell，P.A.，J.H. Wilmore，F.F. Coyle，J.E. Billing，D.L. Costill. Plasma lactate accumulation and distance running performance. Med. Sci. Sports，1979，11：338-344.

16. Foran，B.（edited by）. High-Performance Sports Conditioning，Champaign，IL：Human Kinetics. 2001.

17. Hagberg，J.M.，E.F. Coyle，J.E. Carroll，J.M. Miller，W.M. Martin，et al. Exercise hyperventilation in patients with McArdle's disease. J. Appl. Physiol.：Respirat.，Environ. Exerc. Physiol.，1982，52：991-994.

18. Harrison，T.R.，C. Pilcher. Studies in congestive heart failure：II. The respiratory exchange during and after exercise. J. Clin. Invest.，1930，8：291.

19. Hill，A.V.，C.N.H. Long，H. Lupton. Muscular exercise lactic acid and the supply and utilization of oxygen：Part VII. Muscular exercise and oxygen intake. Proc. Roy. Soc. Lond.（Bio），1924，97：155-167.

20. Hollmann, W. The relationship between pH, lactic acid, potassium in arterial and venous blood, the ventilation (PoW) and pulse frequency during increasing spiroergometric work in endurance-trained and untrained persons. Pan-American Congress for Sports Medicine, Chicago, 1959.

21. Jones, N.L., R. Ersham. The anaerobic threshold. Exerc. Sport Sci. Rev., 1982, 10: 49-83.

22. Kindermann, W., G. Simon, J. Keul. The significance of the aerobic-anaerobic transition for the determination of work load intensities during endurance training. Eur. J. Appl. Physiol., 1979, 42: 25-34.

23. Karlsson J. Metabolic adaptations to exercise: a review of potential beta-adrenoceptor antagonist effects. Am J Cardiol., 1985, Apr 26; 55 (10): 48D-58D.

24. Katz, A. & Sahlin, K. Regulation of lactic acid production during exercise. Journal of Applied Physiology, 1988, 65 (2), 509-518.

25. Keith P. Corder, Jeffrey A. Potteiger, Karen L. Nau, Stephen F. Figoni, And Scott L. Hershberge. Effects of Active and Passive Recovery Conditions on Blood Lactate, Rating of Perceived Exertion, and Performance During Resistance Exercise. The J. Strength and Conditioning Research: Vol. 14, No. 2, pp. 151-156..

26. Knuttgen, H. Oxygen debt, lactate, pyruvate, and excess lactate after muscular work. J. Appl. Physiol., 1962, 17 (4): 639-644.

27. Langill, R.H., E.C. Rhodes. Comparison of the lactate and ventilatory responses during a progressive intensity test. The Austral. J. Sci., 1992, Med. Sport 24: 16-18.

28. Mader A, Heck H. A theory of the metabolic origin of "anaerobic threshold". Int J Sports Med., 1986, Jun; 7 Suppl 1: 45-65.

29. Margaria, R., H.T. Edwards, D.B. Dill. The possible mechanism of contracting and paying the oxygen debt and the role of lactic acid in muscular contraction. Am. J. Physiol., 1933, 106: 689-714.

30. McArdle, W.D., Katch, F.I., & Katch, V.L. Exercise Physiology: Energy, Nutrition, and Human Performance. Baltimore, MD: Williams & Wilkins. 1996.

31. Neary, P.J., J.D. MacDougall, R. Bachus, H.A. Wenger. The relationship between lactate and ventilatory thresholds: coincidental or causal effect? Eur. J. Appl. Physiol., 1985, 54: 104-108.

32. Owles, W.H. Alterations in the lactic acid content of the blood as a result of light exercise, and associated changes in CO_2 combining power of the blood and into alveolar CO_2 pressure. J. Physiol., 1930, 69: 214-237.

33. Peronnet, F., G. Thibault, E.C. Rhodes, D.C. McKenzie. Correlation between ventilatory threshold and endurance capability in marathon runners. Med. Sci. Sports Exerc., 1987, 19: 610-615.

34. Poole, D.C., G.A. Gaesser. Response of ventilatory and lactate thresholds to continuous and interval training. J. Appl. Physiol., 1985, 58: 1115-1121.

35. Rhodes, E.C., D.C. McKenzie. Predicting marathon times from an aerobic threshold measurements. Phys. Sportsmed., 1984, 12: 95–99.

36. Ryffel, G.H. Lactic acid in metabolism a critical review. Quart. J. Med., 1910, 3: 221–223.

37. Robergs, R. A., Ghiasvand, F., Parker, D. Biochemsitry of exercise –induced metabolic acidosis. American Journal of Physiology: Regulatory, Integrative and Comparative Physiology., 2004, 287: R502–R516.

38. Robergs, R.A., & Roberts, S. Exercise Physiology: Exercise, performance, and clinical applications. St Louis, MO: Mosby. 1997.

39. Sally Edwards / Sally Reed: "The Heart Rate Monitor Book for Outdoor and Indoor Cyclists", pp. 92–94.

40. Sjodin B., I. Jacobs. Onset of blood lactate accumulation and marathon running performance. Int. J. Sports Med., 1981, 2: 23–26.

41. Sjodin B, Jacobs I, Svedenhag J. Changes in onset of blood lactate accumulation (OBLA) and muscle enzymes after training at OBLA. Eur J Appl Physiol Occup Physiol., 1982, 49 (1): 45–57.

42. Stegmann, H. W. Kinderman, A. Schnabel. Lactate kinetics and individual anaerobic threshold. Int. J. Sports Med, 1981, 2: 160–165.

43. Wasserman, K., Beaver, W.L., & Whipp, B.J. Mechanisms and patterns of blood lactate increase during exercise in man. Medicine and Science in Sport and Exercise, 1986, 18 (3), 344–352.

44. Wasserman K., B. J. Whipp, S. Koyal, W. Beaver. Anaerobic threshold and respiratory gas exchange during exercise. J. Appl. Physiol., 1973, 35: 236–243.

45. Wasserman K., M.B. McIlroy. Detecting the threshold of anaerobic metabolism in cardiac patients during exercise. Am. J. Cardiol., 1964, 14: 844–852.

46. Weltman, A. The Blood Lactate Response to Exercise. Champaign, IL: Human Kinetics. 1995.

（丁文京）

第四章　血乳酸研究方法的发展与应用

血乳酸是体育科研界研究历史最长、应用最广泛的指标之一。自从20世纪五六十年代血乳酸被应用于体育界以来，血乳酸在阐明和了解训练的原理、制定和修改训练计划、调节和控制训练强度、评定和预测训练水平方面作出巨大贡献，故乳酸有“训练标尺”之美称。目前，随着血乳酸测试方法的不断改进，特别是乳酸分析仪（尤其是便携式乳酸分析仪）的普及，血乳酸在运动中的运用越来越广泛。随着对血乳酸广泛和深入的研究，有关运动与血乳酸的一些经典理论（如无氧阈理论）受到了广泛质疑，运动产生乳酸的原因、乳酸在运动中的作用以及一些经典的乳酸测试与评价方法也不断得到修正和完善。本文旨在从血乳酸的研究历史背景、最新研究动态以及血乳酸的应用与评价几方面作以详细的阐述，为能够更好的理解运动与血乳酸的理论以及在运动训练中更好的应用血乳酸指标提供帮助。

第一节　血乳酸的研究历史与研究进展

一、血乳酸的研究历史

1780年，瑞典化学家Carl Wilhelm Scheele首先发现了乳酸。Scheele是在酸奶中发现并分离出乳酸的，因此命名为乳酸（lactic acid）。实际上，乳酸的真正化学名称应该为2-羟基丙酸（2-hydroxypropanoic acid）。1808年，Berzelius发现动物疲劳的肌肉中产生乳酸，并且其浓度与肌肉的活动程度成比例。1810年，化学家证实在新鲜的牛奶、肉和血液中乳酸的存在。1833年，乳酸的化学式被证实。此后对于乳酸的来源等问题的研究一直处于争论阶段。1907年，弗莱彻和霍普金（Fletcher&Hopkins）报道肌肉疲劳以及缺氧导致乳酸的堆积，并且发现在有氧气存在的情况下堆积的乳酸可以消失，其研究成果为希尔（A.V.Hill）后来的“氧债学说”打下了基础。1920年，迈尔霍夫（Meyerhof）证实了糖原是乳酸的前体，这些成果标志着乳酸的研究进入一个新时代。1922年，迈尔霍夫和希尔因为在骨骼肌糖代谢能量转换方面作出的贡献双双获得诺贝尔奖。迈尔霍夫阐明了大部分的糖酵解途径(20世纪40年代初期，糖酵解途径完全被阐明)，并且证实乳酸是缺氧状态下糖酵解副反应的产物。希尔定量计算了肌肉在缺氧状态下收缩时糖转化成乳酸时释放出的能量，并认定肌肉在缺氧状态下或者肌肉收缩所需能量超过糖原氧化供能的能力时，糖原还可以通过转化为乳酸快速大量的供能。其后，希尔又进行了一系列的实验，并建立了“氧债”学说。“氧债”学说的基本框架是肌肉在缺氧状态下仍然能够收缩，而收缩后恢复期的额外氧耗是用来偿还无氧收缩时的氧亏。希尔的贡献在于证明了肌肉在剧烈收缩时存在快速供能的途径，而迈尔霍夫揭示了这条途径的生化过程并指出乳酸是这条途径的终产物。希尔等人的实验是在缺氧条件下完成的，肌肉在缺氧条件下收缩产生乳酸并不表明乳酸的产生一定是缺氧造成的。从 19 世纪 30—70 年代，乳酸一直被认为是肌肉在缺氧状态下收缩时糖酵解的终产物，是形成氧债的主要原因，是肌肉疲劳的主要原因。20 世纪 50 年代和 60 年代早期，霍尔曼（Hollmann）及其同事开始使用血乳酸来监测心肺病人的运动强度。他们认为如果动脉血乳酸稳定在一个固定水平，那么这种运动则是“纯正的有氧”。1964 年，沃塞曼（Wasserman）和迈克劳瑞（McIlroy）提出“无氧阈（anaerobic threshold，AT）”的概念。和霍尔曼一样，沃塞曼和迈克劳瑞的初衷也是为心血管病人找到一个安全的、持久的、有足够运动应激的运动强度。1973 年正式使用“无氧阈”这一术语。无氧阈被定义为“在递增负荷的运动中机体由有氧代谢供能到大量动用无氧代谢供能的转折点”。无氧阈理论的基础是希尔的氧债理论，即运动中肌肉缺氧。沃塞曼认为当心血管病人进行渐增负荷的运动时，到了一定的运动强度，其供氧的能力不足维持肌肉的需氧量，此时肌肉缺氧而从有氧代谢转向无氧代谢，导致乳酸生成增多和血乳酸的堆积，而此时的运动强度就是无氧阈强度。此后，无氧阈的概念用于健康人和运动员并最终在体育界得到广泛应用。值得注意的是，无氧阈只是一个概念，具体的强度判定要靠一些客观存在的观察指标，因此派生出很多概念来反映无氧阈，包括：乳酸阈（lactate threshold，LT）、通气阈（ventilatory threshold，VT）、个体乳酸阈（individual lactate threshold，ILT）以及最大乳酸稳定状态（maximal lactate steady state，MLSS）等等。沃塞曼提出的“无氧阈”概念的核心是运动中乳酸生成增多是由于肌细胞的缺氧造成的。自 20 世纪 80 年代以后，很多的研究成果对无氧阈理论提出质疑。这些研究成果共同特点是显示了缺氧并不是运动中乳酸生成增多和堆积的唯一原因，无氧阈的理论基础被动摇。另外，以布鲁克司（Brooks）为代表的学者，通过大量的实验证实运动结束后，由于体温升高、儿茶酚胺浓度保持高水平、CP（磷酸肌酸）的再合成、肌浆中钙离子的作用以及甲状腺素和肾上腺皮质激素的作用等，都使恢复期的耗氧量大于氧亏，运动后过多的氧耗并不是仅仅用来氧化乳酸、偿还氧债，因此对希尔的氧债学说提出质疑，并建议废除氧债学说建立“运动后过量氧耗”的概念。近 20 年来，很多研究成果对一些经典的乳酸理论提出质疑，有关运动与乳酸生成的关系也存在较大的争论，但主流的观点不再认为乳酸是一个代谢终产物，相反，认为乳酸始终是一种活泼的能源物质。根据布鲁克司的“乳酸穿梭假说（lactate shuttle hypothesis）”，乳酸作为一种“重要的中介”在组织间、细胞间甚至细胞内部穿梭，调节细胞、局部以及全身的代谢过程。乳酸的产生和消除是一个动态的过程，运动中乳酸的产生并不是由于肌肉缺氧造成的，血乳酸的增多也不再认为是引起运动性疲劳以及延迟性肌肉酸痛的罪魁祸首，甚至有观点认为，血乳酸的生成有利于缓解运动引起的代谢性酸中毒，离体实验甚至表明，乳酸的增多可以通过抑制肌细胞外钾离子浓度的升高而对抗疲劳的产生。总之，最近的研究成果与传统的乳酸理论产生了巨大的冲突，可以预见有关运动与血乳酸这一古老话题的争论还将进一步进行下去。

二、乳酸的生化代谢途径

乳酸的分子式为：CH_3-CHOH-COOH；分子量（molecular weight）为 89.0g / mol；溶于水、酒精和乙醚；解离常数（pKa，37℃）为 3.87；燃烧热（heat of combustion）为 321kcal / mol。

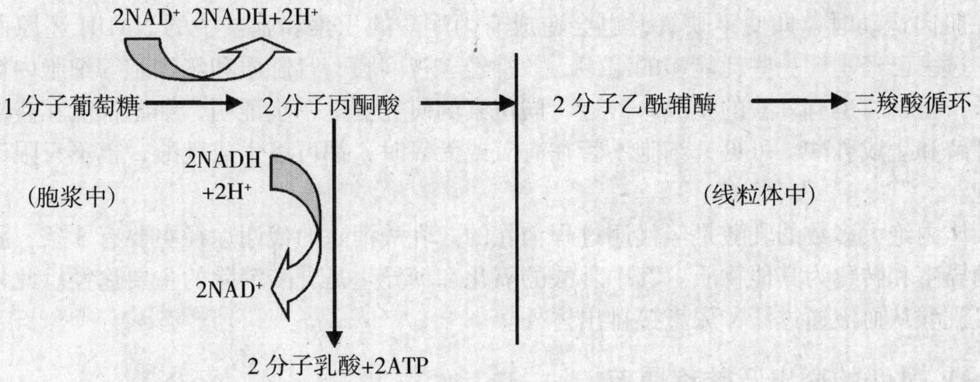

图 4-1 乳酸代谢途径简图

乳酸代谢包括乳酸的生成及消除。一般来说，乳酸是糖酵解的终产物，而乳酸的消除却有多条途径。

在人体处于安静状态时，肌细胞内糖原或葡萄糖酵解过程生成丙酮酸和还原型辅酶 I ($NADH+H^+$)。其中大部分丙酮酸和 NADH 能进入线粒体氧化脱羧生成乙酰辅酶 A，再进入三羧酸循环生成二氧化碳和水，只有少量丙酮酸和 NADH 在细胞质内的乳酸脱氢酶（肌型 LDH_5）催化下，生成乳酸再生的 NAD^+重新参加糖酵解过程（如图 4-1 所示）。所以，安静时，正常人体内肌乳酸含量约为 1mmol / kg 湿肌。

在安静条件下，还有一些组织和细胞，仍能进行糖无氧代谢以获得部分或大部分能量，如皮肤上皮细胞、视网膜、睾丸、肾上腺髓质、成熟红细胞，白细胞等均进行强烈的糖酵解，其中尤以皮肤中的糖酵解速度最快。而成熟红细胞几乎全靠糖酵解获得能量。这些组织、细胞以及上面所提到的骨骼肌内的乳酸，均可迅速进入血液，成为血乳酸，所以，在安静状态下，血乳酸总是保持一定的水平。据文献报告：正常人在空腹、休息时动脉血乳酸值为 0.4~0.8mmol / L；空腹、休息时静脉血乳酸为 0.45~1.30mmol / L，全血和血浆中乳酸的浓度也不同，红细胞液中的乳酸浓度为血浆浓度的 73%。红细胞占细胞容积的 2 / 3，即血细胞比容值正常时，全血乳酸浓度比血浆乳酸浓度约低 33%。

运动员在安静时血乳酸水平和正常人并无差别。运动员在比赛期、赛前或大运动量训练期，血乳酸的安静值可比平常训练时高，如摔跤运动员在比赛期开始时晨安静血乳酸值为 1.00mmol / L。在赛期中的赛前安静时可升至 2.96mmol / L，这是由于赛前紧张，儿茶酚胺类物质分泌增多，使糖酵解加强的结果。大运动量训练后或比赛后，运动员的机能下降时血乳酸的安静值也明显高于平时安静值，且与疲劳的程度有关，所以，乳酸的安静值也可反映运动员的机能水平及赛前竞技状态等。

当运动时，消耗 ATP 以供能量需要，由于骨骼肌中 ATP 的数量约为 6mmol / kg 湿肌左右，几秒钟内便会耗尽，便进而利用 CP，使 ADP 转化为 ATP，这也只能维持运动 10 秒左右。当 CP 消耗，肌肉中 ADP、Pi、C 增加，这都有利于糖酵解，肌肉组织中糖酵解酶活性高，生成乳酸速度很快，以提供 ATP。在肌肉开始收缩不久，即使无明显的缺氧，也会有乳酸的生成，其原因是：①糖酵解提高迅速，生成的丙酮酸需经穿过膜进入线粒体转变为乙酰辅酶 A，进入三羧酸循环，脱下的氢进入呼吸链氧化，其速度远较糖酵解慢；②糖酵解途径中生成的NADH需要穿梭才能进入线粒体进行氧化激活，要在运动开始1~2分钟以后。因此，在肌肉运动时，即使不缺氧，也会造成有丙酮酸的积累和胞浆中的NADH还原而生成乳酸。过去已经了解一些耗能多的组织，如神经、视网膜、肾髓质和红细胞等细胞内糖酵解很活跃，正常时也有乳酸的生成。最近，同位素的研究更进一步证明，细胞都能在有氧时发生糖酵解和生成乳酸。可见，细胞不管在有氧或无氧时，都可以生成乳酸，也不只限于骨骼肌细胞。

人体内绝大多数的乳酸是经代谢过程消除的。乳酸消除的代谢途径主要有3条：乳酸氧化、糖异生和转化为其他物质。其中乳酸的氧化和糖异生是乳酸消除的主要途径。此外，尚有少量乳酸从血液通过汗、尿直接排出体外。

（一）乳酸的透出及转移速率

乳酸的生成主要在骨骼肌，但乳酸的消除却主要在心肌和肝脏。所以大部分肌乳酸只有透出肌细胞膜，到了血液才能运输到心肌和肝脏。

乳酸的pH值为3.7，在生理状态下，乳酸主要以离子状态存在。但肌乳酸透出细胞膜的机理目前尚不很清楚，从能量的点分析，一般认为主要是以分子形式被动扩散。其自由扩散速率取决于膜两边氢离子浓度，故pH值变化将影响乳酸透过率。

运动后乳酸转变中消失速率大于生成率。在短时间精疲力尽自行车运动后肌乳酸大约以指数函数的形式转移，其半时反应（Half time reaction）为9.5分钟。血乳酸消失速率也同样以指数函数下降，血乳酸消失的半时反应速率大约为10~15分钟，基本恢复至安静时水平约为30分钟，且与训练水平有关。因此，测定运动后血乳酸的半时反应速率可评定机能状态或训练水平。运动后的整理活动或轻微运动也能有助于血乳酸的消除。

（二）乳酸的消除途径

希尔和迈尔霍夫等（1925）从热力学的定律出发，通过研究运动后蛙肌乳酸的代谢后指出，乳酸的80%转变为糖，20%氧化释放能量。玛伽俐亚（Margraia，1933）和Prampero（1971）从过多耗氧计算，认为90%乳酸主要在肝脏中转变为糖，部分乳酸氧化提供能量。生物化学上，乳酸的转变途径的可能很多。体内组织都有氧化乳酸的能力，乳酸先转化成乙酰辅酶A，然后进入三羧酸循环中氧化，也可合成脂肪酸、胆固醇、酮体、乙酸或其他物质。乳酸也可经丙酮酸羧化生成草酰乙酸再转变为糖，也可生成丙氨酸等进而合成蛋白质。

1. 乳酸的氧化

在氧充足的条件下，骨骼肌、心肌或者其他组织的细胞能摄取血液中的乳酸，在细胞质的乳酸脱氢酶（LDH_2）的催化下，重新生成丙酮酸。丙酮酸进入线粒体内，经过一系列代谢反应氧化成二氧化碳和水。乳酸的细胞氧化的结果，使贮存在分子内的化学能得到完全利用。

同位素示踪研究表明，乳酸在安静或运动后的代谢去路主要途径是氧化。运动后乳酸的代谢去路是被氧化成二氧化碳和水，主要部位在骨骼肌和心肌。Stanley研究指出，在自行车运动时，活动腿氧化乳酸约占乳酸消除总量的50%，心肌和非活动骨骼肌分别氧化 15%，肝脏内乳酸消除仅占 15%左右。可见在亚极量运动时，运动肌不仅是生成乳酸的部位，也是消除乳酸的主要场所。实际上，在稳定状态运动期间，血乳酸浓度高于安静值 3~5 倍运动肌乳酸大部分是在运动期间直接氧化而消除，故在运动中不存在乳酸的堆积。

2. 乳酸的糖异生

血乳酸经血液循环至肝脏或肌肉，肝脏和肌肉均能利用乳酸作为底物，转化为糖原而贮存。

(1) 乳酸合成肌糖原

当以同位素标记的生理浓度葡萄糖（8.8mmol / L）和乳酸（2.2mmol / L）灌注鼠后腿肌肉时，肌糖原合成 74%来自葡萄糖，26%来自乳酸。如果葡萄糖浓度不变，乳酸浓度增加至 17mmol / L 时，生成的肌糖原 52%来自葡萄糖，来自乳酸增至 48%。如果同时灌注胰岛素，则由葡萄糖转变为糖原大大增加。可见，肌肉也可利用乳酸合成糖原，且与血乳酸浓度有关，并受激素等调节。

近年来的研究也证明，剧烈运动时，人体内约有 50%的乳酸在肌内合成糖原，被肝脏摄取的乳酸只占 10%。随恢复时间延长，动脉血乳酸浓度不高时，肌糖原合成下降。

(2) 乳酸与肝糖原的合成

近年来，通过同位素标记技术证实，运动后肝脏合成葡萄糖和糖原的代谢途径十分重要。在安静时大量吃糖，血糖升高，只有约 1 / 3 的肝糖原由同位素标记的葡萄糖合成，其途径为血糖先在肌肉中生成乳酸，再到肝脏中合成葡萄糖或糖原，即葡萄糖在肝脏中合成糖原以前，先经外周的乳酸库，体内存在血葡萄糖—肌肉乳酸—肝糖原的新途径。这个发现不但说明运动后乳酸在肝脏合成糖原的过程，也说明在运动前或运动后大量吃糖后肝糖原合成的新途径，称为“新的葡萄糖—肝糖原合成途径”。这是近几年来引人注目的新成果。

饱食后经消化，葡萄糖大部分经肝门静脉进入血循环，在肌肉中转变为乳酸或其他三碳化合物，然后进入血循环，乳酸在心脏被氧化及到肝脏转变为肝糖原。饥饿后服糖，肝糖原量 2 / 3 来自糖异生，如灌注果糖时，肝糖原贮量比灌注葡萄糖高两倍。因此，运动后多吃果糖类食物更有助于肝糖原的恢复和增加，但肌肉、心脏等则吸收葡萄糖较多，故运动后服葡萄糖类食物肌糖原恢复比肝糖原速度快。

既然乳酸是合成肝糖原的重要基质，运动后血乳酸也较高，但为什么运动后肝脏不能很快利用这些乳酸去合成肝糖原呢？其主要原因有二：一是运动后乳酸消除的基本途径是氧化，糖异生基质的流通被转向；二是运动后胰岛素下降，胰高血糖素上升，皮质醇、儿茶酚胺水平上升，有利于肝糖原分解而不利于其合成，在一般膳食中又不注意增加果糖类食物，这就使得肝糖原恢复在肌糖原之后。

综上所述，运动后乳酸的代谢去路主要被氧化成二氧化碳和水，主要部位在骨骼肌和心肌。运动肌肉生成的乳酸从能量观点来看很容易进入血循环，但由于存在“乳酸相对过量生成”，存在肌肉内乳酸穿梭和血管间乳酸穿梭的转移过程，乳酸也可通过“新的葡萄糖—乳酸—肝糖原”的途径合成肝糖原；也可在肌肉中再合成糖原，或合成脂肪酸和某些氨基酸（如丙氨酸等）。各种代谢去路在一定条件下可用同位素示踪法求出，但受运动强度、持续时间、膳食条件、代谢条件等许多因素影响。故运动后乳酸代谢去路是一个变量，不能用一个简单的热力学比例来表示，但也不是杂乱无章的。在一定条件下求出的数量关系，反映了运动后乳酸代谢的去路和基本数量关系。上述的影响关系只是量上的影响，而不是质的改变。

3. 运动时和运动后乳酸消除的意义

运动时和运动后乳酸的消除具有十分重要的生物学意义。乳酸在快收缩肌纤维内生成后，转移到邻近具有高氧化能力的慢收缩肌纤维内氧化，随血液转移到其他低运动强度的骨骼肌、心肌内氧化，为细胞氧化提供底物。

（1）乳酸在肝内糖异生转变为葡萄糖，重新吸收和利用乳酸解离下来的氢离子，具有改善体内酸碱平衡的作用，葡萄糖释放进入血液，可维持血糖浓度的正常水平，同时供骨骼肌摄取和利用。运动后乳酸糖异生能促使肌糖原和肝糖原贮量的恢复。

（2）运动时血乳酸的消除促使骨骼肌乳酸持续不断地释放进入血液，可以改善肌细胞的内环境，维持糖酵解供能速度。

三、运动中产生乳酸的作用

（一）有利的作用

1. 加速糖酵解的进行

丙酮酸转变成乳酸的过程由乳酸脱氢酶（lactate dehydrogenase）催化，在这个反应中丙酮酸起到了氢接受体的作用，由3–磷酸甘油醛脱氢酶（glyceraldehyde 3–phosphate dehydrogenase）反应生成的 $NADH+H^+$ 转化成 NAD^+，保证了3–磷酸甘油醛脱氢酶反应对 NAD^+ 的需求，从而保证了糖酵解途径的顺利进行。由此可见，在肌肉需要大量能量供应时（此时线粒体的氧化磷酸化已经不能满足），如果丙酮酸不还原成乳酸的话，3–磷酸甘油醛脱氢酶反应就不能顺利进行，那么糖酵解途径就不能提供肌肉所需要的大量能量，肌肉的做功能力可能早早就下降了，运动性疲劳也可能早就产生了。

2. 是运动的能源物质

乳酸作为能源物质的作用，可以在布鲁克司的“乳酸穿梭假说”中得到体现。该假说认为乳酸的形成以及在体内的分布是机体协调组织间、细胞间甚至细胞内部能量代谢的主要机制。乳酸之所以是一个有用的能量中介，是因为它可以很快的在组织间和细胞间穿梭交换。乳酸在肌肉中形成后，会作为能量来源和糖异生的前体转移到其他部位。乳酸的氧化可以在临近的或者其他部位的氧化型骨骼肌进行，也可以在心肌进行，而且乳酸的氧化不但可以在安静状态进行，而且可以在轻度到中等强度的运动时进行。同时，乳酸还可以被肝脏摄取并转化成葡萄糖或者糖原。“乳酸穿梭假说”认为，乳酸不但可以在细胞间穿梭，还可以在细胞内穿梭。胞浆内生成的乳酸可以被线粒体内膜的单羧酸载体1（monocarboxylate transporter，MCT1）转运到线粒体而进一步氧化。

3. 肝糖异生的原料，维持血糖稳定

体内糖原储备有限，正常成人每小时从肝释放出 210mg 葡萄糖 / 千克体重。如果没有外源补充，10 多个小时肝糖原即耗尽。事实上绝食 24 小时，血糖仍保持正常范围，长期饥饿时，血糖亦仅略微下降。这对于用葡萄糖作为主要燃料的脑是非常重要的。成人脑每天消耗葡萄糖约为 120g，其他如红细胞、肾髓质等共消耗 40g。这些葡萄糖是肝脏从非碳水化合物合成的，称为糖异生。糖异生的主要原料是乳酸、氨基酸和甘油。其中乳酸主要来自肌肉的糖酵解。

4. 对推迟疲劳有意义

2005 年，Fattor 等研究证实乳酸的释放可以影响到交感神经系统的活动。当肌肉在 65% 最大摄氧量强度运动并且血乳酸维持在 4mmol / L 时，血液中的去甲肾上腺素和肾上腺素的浓度都低于对照组，证实了乳酸调节儿茶酚胺的可能性。儿茶酚胺具有收缩血管的作用，因此运动中乳酸的释放可以刺激血管舒张、加快血液循环，提高物质交换率，有利于肌肉摄取氧和能源物质及代谢废物的排出，对推迟疲劳有意义。

5. 以乳酸形成的方式将非运动肌群的糖转移到运动肌群

激素的分泌使非运动肌群乳酸增多，然后经过肝糖异生输出到运动肌群供能。

6. 推迟了酸中毒的发生

在丙酮酸转化成乳酸的反应中，每分子的丙酮酸催化成乳酸和 NAD^+ 时就有一个氢离子被消耗，因此对细胞内的质子堆积（酸中毒）起到了缓冲作用。在乳酸脱氢酶反应中，NADH 释放出两个电子和一个质子，再加上胞浆中的另外一个质子，满足了丙酮酸还原成乳酸所需要的两个电子和两个质子，因此，丙酮酸转化成乳酸是减轻而不是加重了细胞内的酸化。

（二）不利的作用

长期以来，一直认为运动中乳酸的增多可以导致肌细胞内 pH 值降低、氢离子浓度增高以及代谢性酸中毒，从而影响到肌肉的做功能力。很多研究成果对这种观点提供支持。但这些研究成果的研究对象通常都是离体的肌肉（去皮肌纤维）、肌浆网囊泡、离子通道或者酶。但在在体的情况下，这种不利影响很难看到。例如，酸中毒可以降低去皮肌纤维的动作电位，或者直接影响离体肌浆网的钙离子释放，但是对于完整状态下的肌纤维却没有影响。同样，氢离子的升高可以抑制离体磷酸果糖激酶的活性，但是在体状态很多酶激活体可以对抗这种影响。另外，有研究表明氢离子的升高还可以降低肌钙蛋白和肌球蛋白 ATP 酶的活性，降低横桥的最大收缩能力。但这些实验的酸性条件为 $pH<6.5$，这种条件在运动中很难发生。

总之，在运动中尤其是大强度运动中机体产生乳酸无可置疑，但有关乳酸产生的原因以及乳酸在机体中的作用尚存在很大争议。最近的研究成果对一些传统的运动与乳酸理论进行了质疑和挑战，乳酸在运动中到底起什么作用还需要进行更为深入的研究和评估。

四、运动与血乳酸研究进展

（一）缺氧不是运动产生乳酸的唯一原因

在20世纪80年代以前，统治性的观点认为运动中肌肉缺氧是造成乳酸生成和堆积的唯一原因。“氧债”学说以及“无氧阈”学说是支撑这种观点的基石。在运动生理学领域，无氧与乳酸密不可分。但是，近30年来的很多研究成果对缺氧是肌肉生成乳酸的先决条件的观点提出质疑。康奈特（Connet）等在1986年证实，在有充足氧供的条件下刺激犬的肌肉也能够产生乳酸。另外，布鲁克司很多实验证实，运动强度达到50%~70%最大摄氧量强度时（相当于无氧阈强度），心输出量、肌肉血流量、毛细血管扩张能力和动—静脉氧差都还有较大的储备，所以肌肉是不缺氧的。1998年，理查德森（Richardson）等采用质子磁共振光谱法测定运动时肌红蛋白的饱和度（因此可以推测氧分压），证实在各个强度时血乳酸的生成与肌细胞内的氧分压无关。另外，Kemper等人研究发现，响尾蛇的尾部肌肉在缺氧状态下和正常状态下收缩时糖酵解的流量（glycolytic flux）相同，证实乳酸的生成不一定是仅仅因为缺氧。

因此可以推断，当机体缺氧时肌肉会产生乳酸，但是不意味着乳酸的产生一定是因为缺氧。那么在运动过程中肌肉在并不缺氧的情况下产生乳酸的原因是什么呢？

1. 当运动强度足够大时，虽然肌肉并不缺氧，但线粒体的氧化供能速率已经不能满足肌肉做功所需要的能量，此时糖酵解途径产生的丙酮酸不能顺利的在线粒体氧化供能，影响到糖转化成丙酮酸，因此，丙酮酸还原成乳酸可以保持胞浆内NAD^+/ NADH的比值，保证糖酵解途径的顺利进行。

2. 当肌肉工作强度增大时，Ca^{2+}、Pi和AMP浓度会增加导致磷酸化酶的激活，乳酸的生成增多。

3. 随着运动强度的增大，ATP、ADP、AMP、Pi和氨的浓度升高导致磷酸果糖激酶的激活，乳酸的生成增多。

4. 运动强度的增大使交感神经活动增强，肾上腺素的增加可以激活磷酸化酶，使乳酸生成增多。

5. 运动时交感神经活动增强可以使血管收缩，血液重新分配，流向肝脏、肾脏和非活动肌的血液减少，不利于乳酸的氧化和清除。

6. 随着运动强度的增强，快肌纤维的募集越来越多，加速了乳酸的生成。

（二）乳酸是引起运动性疲劳的主要原因探讨

长期以来，乳酸的大量产生被认为是引起运动性疲劳的主要原因。大强度运动时乳酸增多导致细胞内代谢性酸中毒引起运动性疲劳，这种乳酸导致运动性疲劳的理论几乎已经无可争议、根深蒂固。但在20世纪90年代，一些新的研究成果对这种乳酸理论提出了质疑和挑战。早期的关于氢离子对去皮肌纤维的不利影响的实验结果的外部环境温度都是稳定在10~20℃，但是当这些实验在25~30℃环境（更接近于人体正常体内温度）进行时，乳酸对肌肉能力的不利影响会消除或者减轻。Posterino和Fryer（2000）用离体实验证实肌细胞内的乳酸浓度对于钙离子的转运和肌肉的收缩几乎没有影响。另外，罗伯茨（Robergs）等（2004）

在其综述中阐述没有生化证据表明乳酸的产生是细胞内酸中毒的原因，相反，乳酸的产生可以延缓酸中毒从而有可能推迟运动性疲劳的发生。虽然罗伯茨的观点和其依据受到了一些学者的质疑，但一系列的研究成果确实表明，乳酸对于运动性疲劳的发生影响不大。最近有研究提示，肌肉收缩过程中无机磷（Pi）的增多可能是引起运动性疲劳的原因。当然，运动性疲劳可能是多种因素相互作用的结果，磷是否是在运动性疲劳过程中发挥独立的作用尚需进一步的研究证实。

2001 年，尼尔森（Nielsen）首先证实，乳酸实际上可能在肌肉收缩过程中起保护作用。在他的实验中，在钾离子浓度很高时离体肌肉肌力下降，而高浓度的乳酸（20mmol / L）可以完全逆转钾离子引起的肌力下降。在高强度的运动中，肌细胞内的乳酸浓度一般在 15~25mmol / L，因此作者推测运动过程中乳酸的产生可能通过对抗高钾离子抑制肌肉收缩的作用而提高肌力。另外，Karelis 等人的动物实验（2004）表明，大鼠骨骼肌电刺激后的收缩力在灌注乳酸（12mmol / L）后比对照组有所提高。上述的观点对传统的乳酸理论产生了巨大冲击，就此 Allen 和 Weserblad 在《科学》（2004）杂志上发表了题为"Lactic acid-the latest performance-enhancing drug（乳酸—提高运动能力的最新药物）"的文章，对乳酸的作用进行了新的评价。我们必须看到，以上的实验都是离体实验，在体情况下乳酸的这种作用是否存在尚需进一步研究证实。

实际上，乳酸的很多作用有利于肌肉做功。例如，乳酸可以促进血红蛋白中氧的释放，乳酸还可以刺激肺通气、提高肌肉血流速度、为中枢神经系统提供反馈加强心血管的功能，这些都对延缓运动性疲劳有利。根据布鲁克司的"乳酸穿梭假说"，肌肉中产生的乳酸不仅可以为其产生的肌肉提供能量，而且还可以转移到其他肌细胞或者其他组织提供能源。另外，人体的实验显示，注射乳酸可以提高高强度运动时肌肉的做功能力。丙酮酸还原成乳酸可以为糖酵解途径提供所需的 NAD^+，有利于糖酵解的顺利进行，满足高强度运动时高能量的需求。乳酸的这种作用可以在 McArdle 病人身上得到体现：患有 McArdle 病的病人由于缺乏糖原磷酸化酶而不能产生乳酸，因此他们的运动性疲劳要比正常人早得多。这个临床特例显示，糖酵解产生的乳酸可以使机体保持运动能力而不是导致疲劳的产生。

第二节　血乳酸指标在运动实践中的应用与评价

尽管有关运动与血乳酸理论还存在很多争议，但是由于血乳酸水平能够很好的反映机体在运动时的能量供应状况和水平，因此血乳酸被广泛应用于运动训练监控中，并且取得了良好的效果。主要是：①评定运动员的机能状态（有氧能力和无氧能力）；②安排训练的运动强度（有氧训练和无氧训练）；③分析训练计划的合理性；④预测成绩。血乳酸在运动实践中的应用主要分为场地应用和实验室应用两大部分。

一、血乳酸在采样及测试过程中需要注意的问题

（一）采样的部位

从理论上讲，可有 3 个取样部位：动脉、静脉和毛细血管，但从安全角度考虑，一般不

采用动脉取样，应用最多的取样部位是耳垂或指尖的毛细血管。采样时应注意两个问题：一是该部位参与运动的程度；二是污染情况。运动项目不同，全身各器官、系统包括运动系统本身不同部位的骨骼肌参与运动的程度不同。如果在运动中取样部位属于相对不活动的一类，则它的毛细血管开放数量较少，血流缓慢，比剧烈活动部位肌肉血液分流率低，测得的血乳酸值偏低，甚至与安静状态下的值没有差异。耳垂取样一般比较容易发生这个问题，所以具体取样位置宜根据运动项目特点，尽量定在与运动相关较高的部位。如条件限制很难达到上述要求，则宜采用热敷、揉挤等手段促进取样部位的血液循环。污染主要是因为运动出汗引起的，实验证明运动时汗乳酸水平高于血乳酸，所以血液中一旦混入微量汗液，将不可避免的导致测定值偏高。

（二）采样时间

1. 安静时血乳酸测定的采血时间

安静时血乳酸的量较少，常为 2mmol / L。测定安静时血乳酸的采血时间常为早晨起床前。为了保证精确性，应到受试者的宿舍取样。但有时由于某些特殊的原因，常常在实验室和运动场地取样。受试者由于走动或其他原因的影响，血乳酸的值会偏高，研究表明，受试者从宿舍到实验室（或运动场），如果立即采血样测定血乳酸，测定的结果会高于休息 10~20 分钟后的血乳酸 0.5~1mmol / L。另外，第一次接受采血的受试者，由于惧怕及紧张的心理，所测的血乳酸结果也会稍高。因此，安静时的血乳酸最好在受试者起床前采血，如果受试者已有轻微活动，应让其休息（静坐或静卧）10~20 分钟，待安定后再采血样。

2. 运动后血乳酸测定的采血时间

运动中血乳酸生成的主要部位在肌细胞，由于测试条件的限制，我们不能直接测定肌细胞的乳酸，因此，常通过耳垂或手指末梢血液的乳酸来间接评定。运动过程中，肌乳酸不断生成，不断积累。同时，生成的肌乳酸透过细胞膜进入血液，并随血液循环回流全身，在肝脏、心脏等器官血乳酸也可转化或氧化而消除。当乳酸的生成量及消除量处于某一动态平衡时，血液的乳酸即达高峰，我们测定运动后血乳酸也希望测定运动后血乳酸的最高值，如果时间过早或过迟，血乳酸均偏低。因此，确定运动后采血时间是极为重要的。

近几年来，许多研究者均较为系统研究运动后血乳酸的峰值。研究结果表明，不同运动项目由于运动特点不同，运动后血乳酸的峰值变化较大，即使是同一项目，不同的运动员、不同的取血部位，其血乳酸的峰值也有所改变。运动后测定血乳酸的时间因不同运动项目而异。一般来说，运动强度较低，运动中主要是有氧代谢供能为主，乳酸常在 3~5mmol / L 之间。运动后血乳酸峰值较快，应在 20 秒左右迅速采血样；亚极量强度运动，运动后血乳酸在 6~10mmol / L 之间，运动后峰值常在 1~6 分钟之间；高强度运动，运动中乳酸的积累值较大且持续时间长，血乳酸在 10~20mmol / L 之间，运动后峰值常在 3~12 分钟出现。

由于运动后血乳酸峰值的影响因素较多，除负荷强度外，还有运动员的代谢水平、适应程度以及测试环境等，所以，在实际测试中，最好预先系统测试，于运动后 1、3、5、7、9、12、15 分钟测定血乳酸，确定其个人的峰值。如为一次性测试，也应根据以上的规律，多选几次采血时间（接近峰值）。如高强度运动，血乳酸大约在 10mmol / L，运动后采血时间最好为 1、3、5、7、9 分钟；如血乳酸大约为 20mmol / L，运动后采血时间则应为 5、7、

9、12、15 分钟。

（三）血样的处理和保存

乳酸的易变性和红细胞内乳酸的持续生成要求快速有效地处理样品。在测定过程中，为防止血凝和红细胞内糖酵解的继续，操作者往往在样品管中加入三氯乙酸或高氯酸，这就容易引发稀释误差，而改用 TritonX-100 去污剂溶血也存在同样的问题，此时必须注意，对照管中也应加入等量的该种溶液（自动分析时加入缓冲液中）才能消除稀释误差。如果样品不能立即分析，应该通过离心分离出血浆冰冻保存，保证血乳酸水平的稳定。

（四）血样的分析和标定

精确的参考点是测定的基础。在血乳酸的测定中常用已知乳酸水平的标准样来校正系统。校正值应该尽量接近预计的血乳酸水平。如预计血乳酸水平为 4mmol / L，按 2∶1 稀释实测得血乳酸水平为 2mmol / L 左右，则校正值越接近 2mmol / L 越好，取两点（近预测值的上下两点）校正效果最好。

（五）分析方法

通用的测定方法有两种：人工化学反应法和自动分析法。人工化学反应法采用分光光度计测定，以 NADH 的减少量作为检测乳酸水平的指标，此种方法投资较少，但操作繁琐，对技术熟练程度要求极高，容易出现较大的实验误差。目前常用的是自动分析仪测试乳酸浓度。自动分析仪中最经典也是最常用的是 YSI 乳酸分析仪（美国金泉仪器有限公司），其中最常用的是 1500 型，常用于实验室的检测。YSI 乳酸分析仪测试结果比较精确，但不太适用于场地测试，因此一些操作简单、携带方便的便携式乳酸分析仪更加受到广大教练员的青睐，常用的有德国 Lactate-scout 便携式乳酸分析仪、日本京都 LT-1710 便携式乳酸分析仪等。

二、血乳酸场地应用与评价

（一）在场地用血乳酸评价运动员的有氧能力和无氧能力

1. 有氧能力的评价

在场地测试血乳酸水平来评价有氧能力，一般采用逐级递增负荷的方式，每级负荷末采血测定乳酸值，然后作出乳酸强度曲线进行评价，相同负荷血乳酸水平低，说明有氧能力较好。

不同运动项目采取的运动方式不同，下面介绍采用游泳方式根据乳酸强度曲线进行有氧能力的评价。

测试要求：测试过程要标准化，以便于重复测试可以对比，即准备活动、运动的距离和间歇要统一；测试应在每天的同一时间进行，测试前一天应进行同类训练；测试应该每2~4周重复一次，以观察运动员的有氧能力有无变化。

测试方法如表 4-1 所示：

表 4-1　游泳递增负荷测试血乳酸的方法

项目	级数	分组	强度要求（%）	乳酸值（mmol / L）	每次游间隔时间（min）	组间隔（min）	运动后取血时间（min）
短距离项目	1	3×100m 或 200m	70~80	2~3	1	3	1
	2	2×100m 或 200m	80~85	3~4	1	3	1
	3	1×100m 或 200m	85~90	4~6		5	3
	4	1×100m 或 200m	92~95	6~8		20 左右	3
	5	1×100m 或 200m	全力	不限			4、7、10
长距离项目	1	1×400m	80~85	2~3		3	1
	2	1×400m	85~90	4~6		5	3
	3	1×400m	90~95	5~8		20	3
	4	1×400m	全力	不限			4、7、10

（引自：洪平等，2004）

通过递增负荷试验描绘出的乳酸速度曲线的变化可以显现出运动员的训练水平。如果乳酸速度曲线右移下移，意味着乳酸值在相同情况下速度更快，或者说用同样的强度完成血乳酸出现较低，这体现了训练能力的改进；如果乳酸速度曲线左移、上移，意味着运动员在相同乳酸的情况下速度更慢，或者说用同样的强度完成，乳酸出现上升，这体现了机能能力恶化或下降的信号。具体的评价标准如下：

（1）乳酸速度曲线右移呈平行状：标志着不同训练阶段中有氧和无氧训练水平有了均衡的提高；

（2）乳酸速度曲线右移呈下端宽、上端窄：标志在前阶段训练中运动员整体训练水平有了提高，其中有氧能力提高更快；

（3）乳酸速度曲线呈上端宽、下端窄：标志着前阶段训练中运动员整体水平有提高，其中无氧能力提高更快；

（4）乳酸速度曲线右移呈交叉状：一般为上端右移，下端左移，相反类型尚未发现，标志着通过训练无氧训练水平虽有提高，但有氧水平却有所下降，这一类型变化均出现在以有氧阶段为主训练后的测试中，反映了有氧能力稍有下降，但无氧能力仍在提高；

（5）乳酸速度曲线左移：标志着运动员当时的训练水平呈下降趋势。具体有几种类型：①乳酸速度曲线左移至第一个周期有氧训练后测试线的左侧，对于这种情况必须联系前段训练实际情况，区别对待给予正确评价。②前段训练不正常或完成强度过低，测试时虽身体情况正常，而由于训练不足导致训练水平下降，乳酸速度曲线出现左移，这类情况应该加强训练。③前一段训练正常，完成强度较高，但恢复不理想导致工作能力下降。

乳酸阈也是评价运动员有氧能力的一个重要指标，采用的方式也是递增负荷，每级负荷后测量血乳酸值，以血乳酸的拐点负荷为乳酸阈强度，同等条件下乳酸阈强度高反映有氧能力较好。不同项目的场地测试采用不同的方式，很多项目根据自身项目的特点采取不同的场地测试方式，这里介绍游泳和跑步的方式。

游泳　游 6~9 个 200m，每 200m 之间间隔 30 秒用于采血。第一级从准备活动最大速度的 70%开始，以后每级游速递增 5%，当负荷强度超过一定水平时（一般在最大速度的 85%~90%），血乳酸急剧上升，提示糖酵解活动明显增强。血乳酸从平缓上升到急剧上升的转折点为乳酸无氧阈，此时的游泳速度即为乳酸阈强度。超过乳酸阈意味着肌肉活动以无氧代谢供能为主。目前，在训练中多将血乳酸值在 4mmol / L 时视为乳酸无氧阈，它所对应的速度为有氧能力速度，速度越快说明运动员的有氧耐力水平越高。在游泳训练中也可以采用两点法，或称两级负荷试验，采用 2×500m 或 2×400m 或 2×300m。第一级试验速度要求血乳酸比 4mmol / L 略高，第二级速度尽可能接近最高游速，将测出的血乳酸值作图，上下延长至 4mmol / L 和 12mmol / L 处，求出的速度就是有氧耐力（无氧阈速度）和无氧耐力的最低训练速度。

田径场测定乳酸阈 采用 5×2400m 的方法（表 4–2）。

表 4–2 田径场测定乳酸阈的方法

性别	段落组（m）	起始速度（m / s）	递增速度（m / s）	最后一级速度（m / s）	间歇时间（min）	取血时间
男	5×2400	3.0	0.5	5.0	2	每组跑后 2min 末取血
女	5×2400	2.5	0.5	4.5	2	

将 5 级强度跑后血乳酸值绘在坐标纸上，然后在 4mmol / L 上求出相应速度。如果长期随运动队进行监测，对运动员已经了解其乳酸阈范围，可采用两点法，即在乳酸阈左右的范围内选择跑速，跑两次 2400m，取血，作图算出乳酸阈速度。

多年以来许多研究者、教练员都习惯于用 4mmol / L 作为乳酸阈值，研究表明大部分 16 岁以上的运动员乳酸阈的确都在 4mmol / L 水平附近，然而也有很多事实证明，不同运动员间的乳酸阈值有明显的差别，不仅在不同项目的运动员间有差异，甚至在同一个运动员不同的训练阶段中乳酸阈值都是在变化的，这与运动员有氧代谢系统酶活性和糖酵解系统酶活性水平有着密切的相关性。因此 Kuel（1979）、Stegmann 和 Kindermann（1981）提出个体乳酸阈（或称个体无氧阈）的概念和测定方法。1981 年 Stegmann 用血乳酸动力学方法，根据递增负荷运动时和运动后血乳酸消除的规律测定个体无氧阈。个体乳酸阈的测定方法在绘制曲线时与绘制乳酸速度曲线相同，只是在确定乳酸阈点的时候并不是用 4mmol / L 为标定点，而是以最后一级负荷后即刻的血乳酸值定为 A 点，由 A 点作水平线与恢复期曲线相交于 B 点，再由 B 点向负荷曲线作一条切线，切于 C 点，C 点所对应的纵坐标为个体乳酸阈乳酸浓度，对应的横坐标为个体乳酸阈强度。

采用个体乳酸阈值的测定方法，可以比较和评判不同运动员个体有氧代谢能力的差异和优劣，可以根据运动员个体选择最佳训练强度和训练计划，也有助于专项选材。Stegmann 和 Kindermann 认为，由于个体的乳酸动力学特点不同，个体乳酸阈也不同，曲线越陡，斜率越大，个体乳酸阈也越大。据统计，个体乳酸阈的变化范围在 2.0~7.5mmol / L 之间。个体乳酸阈测定的意义在于把乳酸阈训练的强度制定更精确化，根据个体乳酸阈的强度选择最佳训练强度，更符合运动员个体的身体条件和身体情况，更有利于运动员有氧耐力的发展，所以，个体乳酸阈在运动实践中的应用越来越广泛。

最近，国外对“最大乳酸稳定状态”的研究越来越多，逐渐成为乳酸研究的热点之一。最大乳酸稳定状态的定义为乳酸产生与消除达到平衡时的最大乳酸水平。其对应的强度为最大乳酸稳定状态强度，认定标准为：能够以该强度持续运动 13~30 分钟同时血乳酸波动不超过 1mmol / L 的最大运动强度。这个强度的研究对 5000m 跑、10000m 跑、1500m 游泳等运动时间在10~30分钟的项目很重要。Pringle等报道，最大乳酸稳态强度正好是肌电疲劳阈水平的运动强度，也就是说，低于该强度运动时肌电疲劳不明显，而进行超过该强度的运动时肌电显示肌肉疲劳水平会大幅度升高，就如运动强度超过乳酸阈强度后血乳酸水平会大幅度变化一样。Ascensa（2002）等人测定了14名16岁以下男性运动员的最大乳酸稳态，平均值为5.07±1.13mmol / L，他认为男性青少年运动员最大乳酸稳态值在5mmol / L左右。Urhausen（1993）认为最大乳酸稳态和乳酸阈虽然是不同的概念，但运动员在等于或低于乳酸阈的强度运动时基本就可以达到最大乳酸稳态，因此用95%乳酸阈强度训练即可以作为高强度耐力训练主要手段。另外，Beneke（1996，1999）等研究认为，由于不同的运动项目工作肌群数目和体积不同，所以乳酸产生的量也不相同，能达到的最大乳酸稳态就有项目差别，尤其是那些需要借助器械运动的项目，如划船、划艇和自行车等。因此测定“个体最大乳酸稳态”并根据其安排训练强度，对运动时间在10~30分钟项目的运动员提高专项耐力显然有重要的意义。

2. 无氧能力的评价

安排适当强度的无氧练习，测试安静、运动后即刻以及恢复期不同时间段的血乳酸，运动时间越长，产生乳酸浓度越高，最大乳酸值与安静值的差越大，说明无氧能力和耐受乳酸能力越强。

30m跑测试法　取安静时血乳酸后，首先3×30m跑，每次间隔2分钟。第3次30m跑后测恢复相第1分钟血乳酸。休息5分钟后，再安排一组4×30m跑，每次间隔2分钟，第4次30m跑后测恢复相第1分钟血乳酸。休息5分钟后，再最后进行一组5×30m跑，每次间隔休息2分钟，最后一次30m跑时，均需记录跑速，即30m跑的时间。取数次血乳酸测定中的最高值，计算与安静时的差值。30m跑以ATP、CP供能为主，评定时，跑速快而乳酸差值低者反映ATP、CP供能能力强，跑速与乳酸值要综合考虑才能下结论。多次30m反复跑的目的是使肌肉降低黏滞性获得充分动员，并使肌肉生成乳酸处于稳定状态。30m跑中间休息2分钟应严格掌握，间歇休息过短可导致乳酸堆积影响科学评定。

游泳可以采用25m冲刺游测试ATP、CP代谢能力，用50~100m冲刺游测试糖无氧代谢能力。测试时需要多次采血，时间分别为安静时、运动后即刻、恢复期2、3、4、5、6、8分钟，以获取最大乳酸值。最大乳酸值和安静值之差越大，说明无氧能力越强。另外，还可以在田径场测试运动员的糖酵解能力，具体方法是运动员在充分的准备活动后，在田径场上完成400m全力跑，记录成绩，测定运动前及运动后5、7、9分钟的血乳酸值，并计算血乳酸变化值。运动员400m成绩越好，血乳酸值变化越大，表明糖酵解能力越强。

（二）安排训练的运动强度

1. 有氧能力训练

可以利用乳酸阈或者个体乳酸阈来安排耐力训练的强度。一种安排是标准乳酸阈训练，强度相当于激烈的耐力训练，在每次训练课中以这种强度跑30~45分钟效果较好，用这种强度训练把每周跑200km缩短为150km能更快提高竞技能力。无氧阈强度耐力训练一般每周安排1~2次即可。另一种安排是广泛性耐力训练，强度低于乳酸阈强度10%~15%，训练时间每次不应少于30分钟。还有一种安排是恢复性耐力训练，强度低于乳酸阈强度的20%

~30%，训练时间每次也不应少于30分钟。上面3种强度耐力训练，教练员应在测定乳酸阈速度后有计划、针对性地进行安排。

在游泳有氧能力训练过程中，国内外普遍使用血乳酸来监控运动训练负荷程度，有时也辅以心率指标来监控运动训练负荷。运动员有氧能力的训练常采用的方法是一种长游训练法，另一种是间歇训练法。间歇训练主要提高心脏的机能，因为在间歇期之初，心脏的活动超过了肌肉的负荷，所以在大部分练习时间和全部休息时间，心脏的每搏输出量都保持在最大值水平。长游训练法对于机体吸收、输送和利用氧均有提高作用，尤其是对于增进肌肉毛细血管以及提高肌肉耗氧能力有特殊的作用。

在进行有氧训练的训练监控时，特别要注意的是运动员在完成每一个段落游时游速是否均匀。在进行此类训练时，运动员应该以基本均匀的速度完成每一次训练，而不应该出现前程游得较慢、后程速度很快的现象。以这种方式训练时，可能会出现总的游泳成绩符合要求，但实际上后程的训练强度远高于有氧训练的强度。因此，这种训练后的血乳酸值可能出现高于无氧阈值的现象。

尽管训练量对有氧能力的发展起主要作用，但运动成绩的提高同样受训练质量，即游泳速度的影响。长距离、低强度训练的主要弊端是不能发展比赛所需要的肌纤维动员神经模式、技术和能量代谢系统。研究证明，高水平运动员血乳酸在4mmol / L时为发展有氧能力的最适宜速度，血乳酸在12mmol / L时为发展无氧能力的最适宜速度。长距离持续训练虽然可以发展有氧能力，但以较快速度和短暂的间歇重复一定距离同样能够达到此效果。因此，这种有氧间歇训练方式已经成为游泳训练效果的基础，即以略低于比赛速度的游速重复一定的距离（50~200m）和较短的间歇时间（5~15秒）。

有氧能力训练效果的监控主要通过运动成绩与血乳酸水平予以进行，若经过一段时期有氧训练后游泳运动员在相同或相近运动成绩时，血乳酸水平下降，则表明其有氧能力提高；若经过一段时间有氧训练后游泳运动员在相同或者相近血乳酸水平时，运动成绩提高，则表明其有氧能力提高。表4–3是游泳有氧训练常用训练手段强度评价。

表4–3　有氧训练常用训练手段强度评价

训练内容	组内间歇（s）	组间间歇（min）	血乳酸（mmol / L）	血乳酸范围（mmol / L）
2×800m	25~30	4~5	2.99±0.38	1.9~3.5
30×50m	20~25	4~5	2.42±0.41	1.7~2.9
2×200m	30~40	4~5	3.22±1.62	1.1~6.1

（引自：洪平等，2004）

2. 无氧能力训练

无氧酵解能力训练包括耐乳酸训练和最大乳酸值训练。以游泳为例，耐乳酸训练的目的是提高工作肌肉的缓冲能力和耐受乳酸的能力。经过训练后，运动员的缓冲能力增加，相同乳酸积累引起体液酸化的程度会降低，运动员能够较长时间地维持较快的乳酸产生速率。耐乳酸训练需要较快的游速（产生较高的乳酸）和足够长的时间（造成体液酸化）。体液酸化是提高血液和肌肉缓冲能力所必需的刺激。一般要求运动员采用最大或者接近最大速度进行游泳，也可以采用1 / 4或者1 / 2的比赛距离以比赛速度进行训练。若以较长段落训练

(75~200m)，休息间歇应该较长，使肌肉的 pH 值恢复到正常或者接近正常水平。若采用较短段落训练（25~50m），休息间歇应该较短，使每次重复游时 pH 值未能恢复正常，几组重复后就会产生严重的体液酸化。耐乳酸训练的主要特征为 92%~110%的 200m 比赛速度，心率在 190~200 次 / 分，运动与间歇时间比为 1:1（或 1:2、1:4、1:5），血乳酸值在 8~9mmol / L，其主要运用于提高运动肌缓冲和耐受高乳酸能力。表 4–4 为游泳常用耐乳酸训练手段。

表 4–4 耐乳酸训练常用训练手段

训练内容	运动时间	组间间歇	血乳酸（mmol / L）	血乳酸范围（mmol / L）
3×100m 自由泳	3min	5~7min	11.85±1.84	8.3~15.1
6×50m 主项	1min3s	5~7min	12.02±2.13	9.2~15.6

（引自：洪平等，2004）

最大乳酸产生能力训练的目的是训练最大无氧糖酵解能力、培养比赛能力、提高乳酸耐受能力。运动员的无氧代谢速率决定了其比赛后程的最大速度。要提高这种代谢速率，主要是提高磷酸化酶、磷酸果糖激酶和乳酸脱氢酶的数量和活性，这主要依靠乳酸产生能力训练来实现。在这种训练过程中，提高乳酸的产生能力比抑制乳酸的积累更加重要。常用的训练手段可采用 1 分钟左右的极量运动，间歇要长，一般是负荷时间的 2~4 倍，休息间歇使乳酸从骨骼肌转运到血液，在休息期中又可以消除一部分乳酸，从而使骨骼肌能维持重复运动，即教练员所指的重复训练。若休息间歇时间不足，就会因乳酸积累而导致运动能力下降。通常 25m 和 50m 游后的血乳酸分别为 4~6mmol / L 和 8~10mmol / L。乳酸峰值训练的主要特征为 95%~110%的 200m 比赛速度，心率在 190~200 次 / 分或最高心率，运动与间歇时间为 1:2 或 1:8，血液乳酸值在 10~18mmol / L，主要运用于提高乳酸供能比例。

最大乳酸产生能力训练与耐乳酸训练在效果上有一些相同之处，因为两者都是增加运动员的无氧代谢供能能力，但又有所不同。采用相对较长的距离，可以发展缓冲能力和对于酸痛的耐受能力，较短的训练距离可以增加乳酸产生能力。因为只有当运动员以最快速度向前游进时，其无氧代谢率才能够达到最大，而此时的 pH 值必须维持在正常范围内。因此 25m 和 50m 距离的快速游泳能够使乳酸产生率达到较高水平的同时，又不足以引起体液酸化。高水平运动员也可以采用 75m 段落的训练。

游泳磷酸原系统供能能力训练又称速度 / 爆发力训练，其主要特征是为完成 8~15 秒（3×15~25m）短冲训练，强度为 110%~120%的 200m 比赛速度，组内间歇 1.5~2 分钟，组间间歇 5~7 分钟，血乳酸值为 2~3mmol / L。如果间歇时间少于 30 秒，ATP–CP 得不到很好的恢复，运动中将动用糖酵解使乳酸升高。该强度的训练目的是改善肌肉利用和储存 ATP 和 CP 的能力，所以训练监控中特别应该注意的是，运动后的峰值乳酸应该较低，理论上应该低于无氧阈乳酸值，美国游泳协会的分类认为应该低于 3mmol / L。实际操作时，一般血乳酸值在 3~6mmol / L。若乳酸值过高，则说明此训练手段过多的动员了糖酵解系统供能，此种安排对发展磷酸原系统效果欠佳。

三、血乳酸实验室的应用与评价

实验室血乳酸测试主要应用于有氧和无氧能力的评价和训练效果的评定。

（一）有氧能力评价

在实验室进行有氧能力的评价，通常采用跑台或者功率自行车的运动形式，进行递增负荷的运动，作出乳酸速度曲线，得到乳酸阈强度或者个体乳酸阈强度。利用乳酸速度曲线、乳酸阈或者个体乳酸阈进行有氧能力评价的具体方法在场地应用部分已经详细介绍。现介绍实验室进行乳酸阈测试的一些方法。

不同运动形式和运动的方案对于乳酸阈的测试结果都有着不同的影响，如递增负荷的量、每级负荷运动的时间以及是否连续运动等。连续运动和不连续运动的乳酸动力学特点有很大的不同，所以由于在间歇期间乳酸的消除超过了乳酸的产生，一些不连续运动方案的乳酸曲线出现右移。但是研究发现，间歇期 30 秒对于测试结果基本没有影响。虽然不同的负荷时间、负荷的增加量以及采血部位产生的结果可能不同，但采用相同的测试方案和在相同的生理条件下，乳酸阈是可靠的、可重复的。

对于乳酸阈出现的判定标准也有不同。通常采用血乳酸在 4mmol / L 时对应的运动强度作为乳酸阈强度，也可以用乳酸曲线上血乳酸的突增点对应的强度为乳酸阈强度，还可以通过公式计算乳酸阈强度。表 4–5 是一些测定乳酸阈的运动方案。

表 4–5　一些乳酸阈的测试方法

方案	递增的负荷量	运动时间	乳酸阈判断	资料来源
连续功率车	30W	1、3、5min	乳酸突增点	McLellan（1985）
	28W	2min	数学计算	McMorris et al.（2000）
	16W	3min	血乳酸非线性增长	Neary et al.（1985）
不连续功率车	34W	3min	乳酸突增点	Henritze et al.（1985）
连续跑台	0.27m / s	2min	乳酸突增点	Haverty et al.（1988）
不连续跑台	0.5km / h	3min	乳酸突增点	Jones and Doust（1998）
	2km / h	3min	数学计算	Dickhuth et al.（1999）
	1.0km / h	5min	数学计算	Nicholson and Sleivert（2001）

（二）无氧能力评价

采用跑台或者功率自行车进行一次最大能力的无氧运动，测试运动前、运动后恢复期不同时间段的血乳酸，进行无氧能力评价。表 4–6 是无氧功测试后恢复期血乳酸采血时间。

表 4–6　无氧功测试后血乳酸测试采血时间

无氧功测试维持时间	参考采血时间
15 秒	运动后 2、4、6 分钟
30 秒	运动后 4、6、8 分钟
40 秒	运动后 5、7、9 分钟
≥1 分钟	运动后 7、9、11 分钟

（引自：冯连世等，2002）

1. Wingate 无氧实验

（1）准备活动：受试者在功率自行车测功计上骑行 2~4 分钟，使其心率达到 150~160 次 / 分，其中 2~3 次（每次持续 4~8 秒）为全力蹬骑。

（2）准备活动休息 3~5 分钟。

（3）正式试验：发出口令后，受试者尽力快骑，同时阻力递增，在 2~4 秒内达到规定负荷。达到规定负荷后，开始计算骑行圈数，并持续做 30 秒最快速度蹬骑，每隔 5 秒记录骑速和心率。

（4）结束阶段：放松蹬骑 2~3 分钟。

（5）功率车阻力设置为：系数×体重（kg）。

表 4–7 为不同文献中的阻力系数。

表 4–7　不同文献中的阻力系数

测试对象	阻力系数	文献来源
成年男性（坐位工作者）	0.75	Ayalon，et al 1974
运动员	0.98	Evans，et al 1981
体院学生	0.87	Dotan，et al 1983
士兵	0.94	Patton，et al 1985

（引自：冯连世等，2002）

可以根据不同的测试要求，将测试时间选取为 15 秒、30 秒、40 秒和 1 分钟。

2. 跑台无氧功测试

（1）准备活动：受试者在跑台上以 8km / h 的速度准备活动 5~10 分钟，在准备活动中，可将跑台速度调至该受试者的正式所需要的跑速，使受试者适应 1~2 次（每次持续 2~4 秒），使受试者充分活动开。

（2）准备活动后休息 2~3 分钟。

（3）正式试验：将跑台速度调至预先设定的跑速，待受试者准备好后，启动跑台，受试者尽全力快跑，直至受试者跑至力竭。记录时间，并根据时间决定结束后采血的时间。

（4）运动结束后，以 3km / h 的速度放松走动 3 分钟。

表 4–8 是不同项目运动跑台的速度参考表。

表 4–8　各项目运动跑台速度参考表

项目	跑速	坡度
Cunningham 和 Fanlkner 跑台试验	8km / h	20%
中长跑	20~22km / h	7.5%
球类	16km / h	5%
其他	依测试目的不同分别选取不同的测试负荷和时间	

（引自：冯连世等，2002）

参考文献

1. 杨锡让，傅浩坚. 运动生理学进展——质疑与思考 [M]. 北京：北京体育大学出版社，2000.
2. 曲绵域，高云秋，浦钧宗，等. 实用运动医学 [M]. 北京：北京科学技术出版社，1996.
3. 郑集，陈钧辉. 普通生物化学 [M]. 北京：高等教育出版社，1998.
4. 冯连世，冯美云，冯炜权. 运动训练的生理生化监控方法 [M]. 北京：人民体育出版社，2006.
5. 冯连世，李开刚. 运动员机能评定常用生理生化指标测试方法及应用 [M]. 北京：人民体育出版社，2002.
6. 洪平. 游泳训练的生理生化监控 [J]. 北京体育大学学报，2004，27 (2)：196-205.
7. Gladden LB. Lactate metabolism: a new paradigm for the third millennium [J]. J Physiol，2004，558：5-30.
8. Gladden LB. Lactic acid: New roles in a new millennium [J]. Proc Natl Acad Sci U S A，2001，98：395-7.
9. Cairns SP. Lactic acid and exercise performance: culprit or friend? [J]. Sports Med，2006，36：279-91.
10. Allen D，Westerblad H. Physiology. Lactic acid—the latest performance-enhancing drug [J]. Science，2004，305：1112-3.
11. Robergs RA，Ghiasvand F，Parker D. Biochemistry of exercise-induced metabolic acidosis [J]. Am J Physiol Regul Integr Comp Physiol，2004，287：R502-16.
12. Billat LV. Use of blood lactate measurements for prediction of exercise performance and for control of training. Recommendations for long-distance running [J]. Sports Med，1996，22：157-75.
13. Philp A，Macdonald AL，Watt PW. Lactate—a signal coordinating cell and systemic function [J]. J Exp Biol，2005，208：4561-75.

(张海峰)

第五章 身体成分研究方法的发展与应用

第一节 身体成分指标的研究历史和研究现状

一、身体成分的概述

人体是由骨骼、关节、肌肉、韧带、脂肪等组织及内脏器官组成。身体成分就是组成人体各组织、器官的总成分，即通常指人体的化学组成成分，通常用人体内的脂肪和非脂肪组织在总体重中的重量和比例来表示。

组织活检，指应用特定工具在活体上切除一小部分组织（骨、肌肉、皮肤、脂肪或内脏器官）样本。组织活检作为医学的一种实验手段已经历史悠远，其对于研究机体基础生理学和代谢学有重要的推动作用。但是，组织活检取样仅为一小部分组织，此方法难以外推到整个组织器官和机体。因此，组织活检是一种较早研究身体成分的方法，但不是一种最为适合的方法。

人体身体成分的研究最早是从胎儿和未成年人开始的，而后逐渐过渡到成年人。20 世纪上半叶，身体成分的研究已经以胎儿和未成年人为研究对象进行了开展。20 世纪 50—70 年代，威道森（Widdowson）等开始进行成年人的尸体化学分析。1985 年，耐特（Knight）等进行了两具成年尸体的实验，率先在人体进行了机体内总氮量的研究，并且，成年尸体的完全解剖分析也逐渐开展，关于身体器官质量的论文也相继发表。但是，机体化学的和分子的成分分析仍然较为缺乏，为数不多的研究报道持有人体内不同器官与组织的化学成分相对较为稳定观点，尽管不能认为出生后是完全恒定的。除了机体内总氮量，尸体化学分析没有取得创新性突破。

早在 20 世纪 60 年代，Behnke 首先提出了瘦体重的概念，其定义为去脂体重和必需脂肪（维持生命的基本脂肪量）的总和。尽管瘦体重这个定义在概念上是合理的，但此定义也带来了测量方面的难题，例如，准确的区别必需脂肪量和非必需脂肪量是不可能的。后来，多数学者应用了两成分模型，即体重是人体内的脂肪和非脂肪组织重量的总和，可以把体重分为脂肪重（体脂）和去脂体重（瘦体重）。去脂体重（瘦体重）指机体内非脂肪组织的质量，脂肪重（体脂）指机体内脂肪组织的质量，体脂百分数指体脂占总体重的百分比，身体成分通常以体脂百分数表示：

体脂百分比=体脂重量 / 体重×100%

体脂百分数因年龄和性别而有所不同。研究表明，儿童少年体脂百分比较低，随着年龄的增长，体脂百分比有不同程度的提高。

身体成分的评价应用范围较广，其涉及医学、人类学、生物工程学、体育学等领域。尽管身体成分方面的研究已经出现了百余年，但是身体成分作为一个独立科学研究领域也只有数十年。关于身体成分方面的研究、实验，可以划分为三个明显的、相互交织的领域：身体成分标准、方法学和生物效应。每一领域与其他领域都存在着相互作用的关系是进行身体成分研究时的关键。例如，生长激素的生物学效应可以增加细胞外液量，进而影响推测身体脂肪量的研究方法的准确性。身体成分标准领域将 30 余种主要身体构成要素合并为五层次复合体：原子水平、分子水平、细胞水平、组织系统水平和整体水平。在身体成分研究方面，研究者建立了身体构成成分间的定量化关系（身体成分标准），如蛋白质的 16%左右是氮元素、77%左右脂肪是碳元素、成年人体重超标的 2 / 3 左右是脂肪。

身体成分可以从化学的和解剖的两个层面进行划分，化学的层面可以将身体成分划分为碳、氢、氧等元素或蛋白质、脂肪、水等，解剖的层面可以将身体成分划分为细胞外固体、细胞外液体等。

二、身体成分五层次的分别介绍

1992 年王（Wang）等提出了身体成分五层次的模型框架图（图 5-1），将身体成分划分为原子水平、分子水平、细胞水平、组织系统水平和整体水平五个层次，高层次的组成部分由低层次的组成部分所构成。例如，脂肪组织是处于组织系统水平的组成部分，其由细胞水平的脂肪细胞所构成，而脂肪细胞又由更低分子水平层次的油脂所构成，油脂又包括最低原子水平层次的碳原子，且脂肪组织的增加或减少，反映了相对应细胞水平、分子水平和原子水平的组成部分的变化。

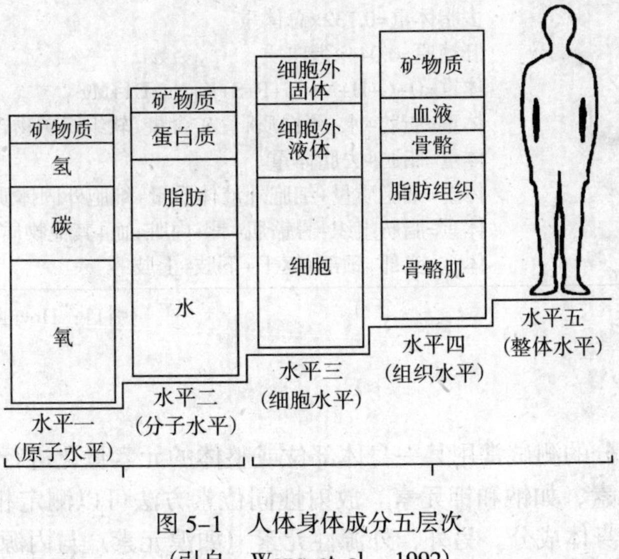

图 5-1　人体身体成分五层次
（引自：Wang et al.，1992）

（一）原子水平

第一层次为原子水平，研究表明人体身体成分由 50 多种元素构成，其中氧、碳、氢、氮、钙、磷元素占身体成分的 98%，而其他元素则只占 2%左右（包括非必需和有毒元素如银、铝、镉和铅等)，其共同保障生命的生长发育和健康。

1. 组成成分之间的关系

人体身体成分多种元素之间、不同元素与体重之间保持着相对固定的比例关系。O、C、H、N 4 种元素占有总体重的 95%左右，加上 Na、K、P、Cl、Ca、Mg 和 S 元素构成了 99.5%以上的总体重。另外，在同一层次人体内各种元素之间、元素与更高层次的组成成分之间也存在着相对固定的比例关系（表 5-1），不同元素（组成成分）之间的比例关系（kg / kg）：硫 / 氮=0.062、氮 / 蛋白质=0.16、碳 / 甘油三酯=0.77、钾 / 细胞内水=150mmol / L、氢 / 体重=0.10，这些比例关系通常是相对稳定的，即使是人体在发生骨质疏松症时钙水平也保持相对恒定。但是，这些比例关系在疾病后期时可能会发生显著性变化，如艾滋病后期的病人，则不能应用体内总钾离子量来推测体细胞质量。

表 5-1 身体成分固定比例关系

水平 / 水平	比例关系（kg）
原子 / 原子	总 S=0.062×总 N
原子 / 原子	总 P=0.456×总 Ca+0.555×总 K
原子 / 分子	总 Ca=0.364×骨矿含量
原子 / 分子	总 N=0.16×蛋白质
原子 / 分子	总 K=0.00266×去脂体重
原子 / 分子	C=0.774×脂肪
原子 / 分子	总 S=0.010×蛋白质
原子 / 细胞	总 K=0.00469×体细胞质量
原子 / 整体	总 H=0.10×体重
分子 / 分子	去脂体重=0.732×总体重
分子 / 分子	肝糖原=0.044×蛋白质
整体 / 原子	体重=O+C+H+N+Ca+P+S+K+Na+C1+Mg
整体 / 分子	体重=脂肪+水+蛋白质+骨矿含量+软组织矿物含量+肝糖原
整体 / 分子	体重=脂肪+去脂体重
整体 / 细胞	体重=细胞质量+细胞外液体质量+细胞外固体质量
整体 / 组织	体重=脂肪组织+骨骼肌+骨+内脏+血+其他物质
整体 / 整体	体重=头部+颈部+躯干+下肢+上肢

（引自：Heymsfield & Wang，1997）

2. 测试方法

原子水平身体成分的测试常用某一身体部位或整体的元素量化进行，而可以相互转化的元素常被用作测试元素，如钠和钾元素。放射性同位素方法可以测定相互转化的元素变化，进而推测原子水平的身体成分。另外，外源性元素（如溴元素）与内源性氯元素有相似的特性，但人体内源性氯元素相对难以测定、外源性溴元素相对容易测定。

目前，11 种外源性元素经常作为人体活体测定身体成分的实验元素。利用这些元素进行身体成分测量主要有两种方法，一种方法指基于某一组成成分在某一特定的部位或环境是相对固定的经验总结，另一种方法指基于某一组成成分在某一特定的部位或环境是恒定的客观事实。例如，^{40}K 的 γ 射线衰减特性可以作为体内总钾量的计算依据，尽管人体 ^{40}K 仅占总钾量的 0.0118%，量远低于 ^{39}K，两种同位素在人体内处于混合的状态，但 1.46 兆电子伏 γ 射线衰减可以应用科学方法进行有效测定，再应用总 K（TBK）$= ^{40}K / 0.0118\%$，即可以计算出人体内的总钾量。

(二) 分子水平

分子水平的身体成分包括营养学的多个研究领域，其中涉及能量、蛋白质、脂类、骨矿动态平衡和水平衡。

1. 组成成分和组成成分之间的关系

人体内的化学组成可以划分为 5 类：脂质、水、蛋白质、碳水化合物（糖原）和矿物质（图 5-2）。这 5 类组成成分又可以进行细分，具体为甘油三酯、细胞外液体、细胞内液体、骨和软组织矿物质。另外，这 5 类组成成分之间具有相互联系和相互固定的比例关系。

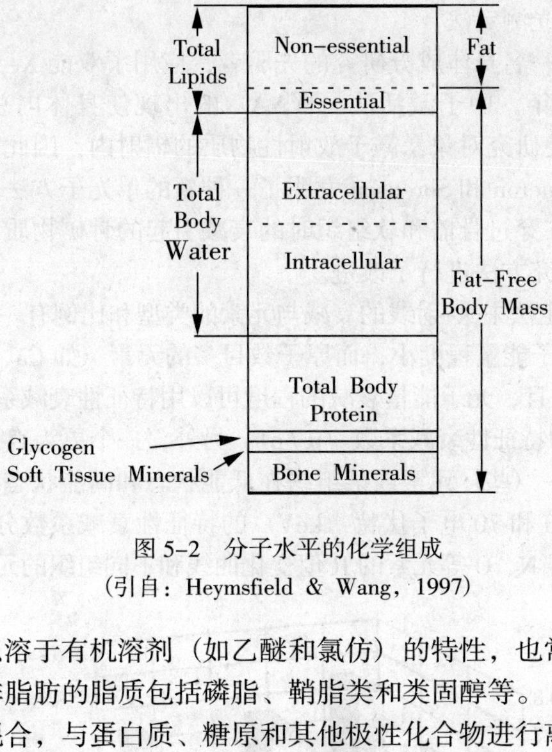

图 5-2 分子水平的化学组成
（引自：Heymsfield & Wang，1997）

脂质具有一种可以溶于有机溶剂（如乙醚和氯仿）的特性，也常被称为脂肪。但是，脂肪仅是脂质的一种，非脂肪的脂质包括磷脂、鞘脂类和类固醇等。

水通常与电解质混合，与蛋白质、糖原和其他极性化合物进行离子性结合。人体内水按照存在部位可以划分为细胞内水和细胞外水，细胞外水可以包括 5 个具体部位：细胞间隙、血浆、结缔组织、骨和胃肠道。

蛋白质由一个庞大的氨基酸体系构成，但非侵入性身体成分实验方法，仅能够进行总蛋白质、肌肉蛋白质和非肌肉蛋白质的测定。

研究表明，健康成年人体内约 1kg 糖原，而其他的非糖原类碳水化合物比例则更少。人体内主要的糖原储存部位是肝脏糖原（约 1%湿重）和骨骼肌糖原（约 2%湿重）。目前，关于人体内糖原的活体检测主要有两种方法，一种是用于测定肌糖原的肌肉活检方法，另一种是用于测定细胞内糖原动态变化的核磁共振方法。

矿物质在健康成年人体内的比例约 5%体重，其主要分为骨矿物质和非骨矿物质（软组织矿物质)，骨矿物质的主要组成成分是羟磷灰石，软组织矿物质包括钠离子、钾离子、氯离子、磷酸氢根离子和碳酸氢根离子等。

2. 测试方法

分子水平的身体成分测定主要是根据机体的特性，如电流的阻抗、X-射线的衰减、超声波的衰减、体重和体积等。

(1) 生物阻抗分析法

生物阻抗分析法（BIA）由美国国家健康研究所的营养协调中心（Nutrition Coordinating Center）组织相关人员共同开发的，指测量电流通过身体的脂肪和非脂肪组织时的差别来计算身体成分。非脂肪组织比脂肪组织具有更高的电荷容量，更易于导电。多数身体成分研究方法存在着运行费用昂贵和操作难度大的特点，而生物阻抗分析法具有运行成本低和易于操作的特点。生物阻抗分析法改变电极间的电流，诱导发生电流的衰减。富含电解质的液体（如体液）对于电流的阻抗程度较低，而脂质和骨矿物质对于电流的阻抗程度较高。

(2) 双能 X-射线吸光测定法

摩尔（Moore）作为一名身体成分研究的先驱者，应用了双能 X-射线吸光法对人体骨骼的活体进行测重。1964 年，中子激活法（IVNA）的出现使身体内总钙的活体测试成为可能。但是，中子激活法使研究对象暴露于放射性物质的辐射内，因此对健康的儿童和青年女性不适用。1963 年，Cameron 和 Sorenson 发明了一种新的单光子方法来测定身体内骨矿物质储量。为了减少单光子在穿过骨骼和软组织时的衰减引起的骨矿物质结果误差，摩尔应用双能 X-射线吸光法来对研究方法进行了改进。

双能 X-射线吸光测定法中 X-射线的衰减与元素的类型和比例有一定关系，原子数目少的元素（如 H、C）减少光子能量程度小，而原子数目多的元素（如 Ca、P）则可以对光子能量表现明显的减弱作用。并且，光子能量衰减的程度可以用特征性衰减系数（μ/ρ）来表示，每一种元素具有一个特定的特征性衰减系数（μ/ρ）。另外，一个更为直观表达双能 X 光吸收衰减的方式为 R 值，即某一（些）元素或某组织在低能状态和高能状态的特征性衰减系数的比值，如氢元素（H）在 40 和 70 电子伏特（keV）的特征性衰减系数分别为 0.3458 和 0.3175，则 R 值为 1.0891。H、C、N、O 等元素的 R 值变化曲线和不同组织的元素比例见图 5-3。

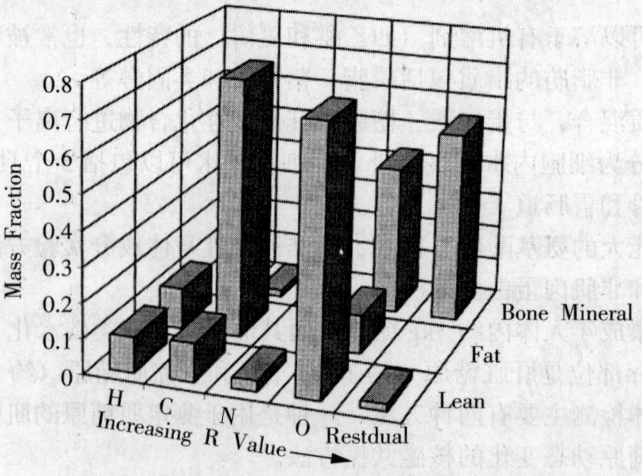

图 5-3　瘦组织、脂肪和骨矿物质的不同元素组成

（引自：Snyder，et al，1975）

(3) 多元模型方法

近期，人类尸体的化学分析确定了人体组成成分之间的准确相互关系（多元模型关系）。尸体化学分析是非常重要的，但活体的多元模型方法可以在人体保持正常生理功能条件下确定人体的身体成分。多元模型通常是由联立方程（Simultaneous equations）演变而来，其中包括未知变量、已知变量和（或）可测变量等。在分子水平，人体身体成分的可测变量指总水（同位素稀释法）、总蛋白（总氮的中子活化法）、局部糖原（核磁共振光谱法）、骨与软组织的矿物质含量（钙元素活化法、^{40}K 同位素计数法和双能 X-射线吸收法）。

计算总体脂肪的经典多元模型为通过测定碳等元素的公式：

总碳=0.77×脂肪+0.53×蛋白质+0.444×糖原+碳（骨矿物）；

蛋白质=6.25×总氮；

糖原=0.044×蛋白质；

碳（骨矿物）=0.05×钙（骨矿物）；

因此，计算总体脂肪的多元模型可以为：

总体脂肪=1.30×总碳–4.46×总氮–0.065×钙（骨矿物）

另外，体重和体积作为可测变量，也可以对身体成分分子水平的某些指标进行计算，以体重和体积为可测变量的身体脂肪量多元模型见表 5–2。

表5–2 以体重和体积为可测变量的身体脂肪量多元模型

模型	Measurable properties	Known components (s)
二元模型（2–Compartment）		
Fat=4.95×BV–4.50×BW	BV，BW	none
三元模型（3–Compartment）		
Fat=D2.057×BV–0.786×TBW–1.286×BW	BV，BW	TBW
四元模型（4–Compartment）		
Fat=6.386×BV+3.961×mineral–6.09×BW	BV，BW	mineral
Fat=2.75×BV–0.714×TBW+1.148×mineral –2.05×BW	BV，BW	TBW，mineral
Fat=2.75×BV–0.714×TBW+1.129×Mo –2.037×BW	BV，BW	TBW，Mo
Fat=2.513×BV–0.739×TBW+0.947×Mo–1.79×BW	BV，BW	TBW，Mo

注：BV 表示血容量（L）；BW 表示体重（kg）；TBW 表示总体水（kg）；Mo 表示骨矿量

（三）细胞水平

细胞是人体和其他生物体的基本结构单位，人体内所有的代谢功能和反应均是在其产物（如细胞间隙中的胶原蛋白和蛋白聚糖）的物质基础上进行的。

1. 组成成分和组成成分之间的关系

从细胞水平讲，人体身体成分由三部分组成：细胞、细胞外液体、细胞外固体。细胞外固体指细胞外的骨矿物质、胶原质、网状纤维和弹性纤维。细胞外液体体积比细胞外水稍高，其包括溶解的电解质和蛋白质。细胞指代谢功能的原生质，包括细胞质的细胞器官和线粒体。与其他细胞不同，脂肪细胞在细胞内部储存甘油三酯。摩尔等指出，体细胞应该指细胞内除去脂肪的部分，细胞水平上体重应由以下公式进行计算：

体重（BW）=脂肪+细胞外液体+细胞外固体+体细胞

在细胞水平上，人体的身体成分存在着相对稳定的比例关系：

钾 / 细胞内水比例=159mmol 钾 / 千克水=6.22g 钾 / 千克水；

钾 / 体细胞=4.69g / kg；

细胞外水 / 细胞外液体=0.92

2. 测试方法

细胞水平上，体细胞量是最为重要的可测指标。从概念上讲，体细胞包括细胞内液体和细胞内固体两部分。但是，直接测定细胞内固体量的实验方法还未出现，通常只能用细胞内液体与细胞内固体的比例关系进行推算。细胞内液体的测定有两种思路：第一种思路是假定身体内钾元素主要分布于细胞内部，150mmol / L 是其在细胞内相对固体的比例关系。第二种思路是基于总水和细胞外水变量的多元模型来推算，而稀释方法可以对总水和细胞外水变量进行测定。身体内钾 / 细胞内水是 150mmol / L，而细胞内水 / 体细胞量是 0.80，因此体细胞计算公式为：体细胞=总钾（mmol）×0.0083。

（四）组织系统水平

1. 组成成分和组成成分之间的关系

在组织系统水平上，身体成分由脂肪组织、骨骼肌、骨、内脏器官和脑组成，脂肪组织可以再划分为皮下脂肪、内脏脂肪、黄骨髓脂肪、组织间脂肪。另外，组织系统之间也存在着固定的比例关系：

骨骼肌 / 去脂体重=0.54（男性）或 0.49（女性）；

钾 / 骨骼肌=3g / kg；

脂肪 / 脂肪组织=0.8；

骨矿含量 / 骨=0.54。

2. 测试方法

目前，组织系统水平的身体成分测量方法主要是三维成像技术方法。最早的组织系统水平身体成分测量是应用身体形态测量学进行的，但准确性低是较大的缺点。之后，X 线断层摄影术（CT）、核磁共振成像（MRI）逐渐成为组织系统水平身体成分测量的主要方法。

20 世纪 40 年代，Stuart 等首先将两维标准 X 光线照相术应用于脂肪组织和骨骼肌成分分析。20 世纪 50 年代，射线照相术使研究者可以对皮下脂肪的厚度和肌肉宽度进行了解。1971 年，Hounsfield 率先将三维 CT 方法应用于脑部成像，之后三维 CT 方法在科学研究领域迅速扩展。Heymsfield 等在 1979 年到 1981 年期间开展了 CT 方法应用于骨骼肌量、内脏器官体积、内脏脂肪组织的研究。Kvist 等发表了螺旋 CT 方法测定全身脂肪量的研究报道。

MRI 又叫核磁共振成像技术，是继 CT 后医学影像学的又一重大进步，其基本原理是：将人体置于特殊的磁场中，用无线电射频脉冲激发人体内氢原子核，引起氢原子核共振，并吸收能量，在停止射频脉冲后，氢原子核按特定频率发出射电信号，并将吸收的能量释放出来，被体外的接受器收录，经电子计算机处理获得图像，这就叫做核磁共振成像。1946年，Bloch 等和 Purcell 等分别报道了 MRI 和其前体核磁共振光谱分析术。20 世纪 80 年代中，MRI 以极快的速度得到发展和应用。MRI 技术进行部位测量的示意原理见图 5-4。

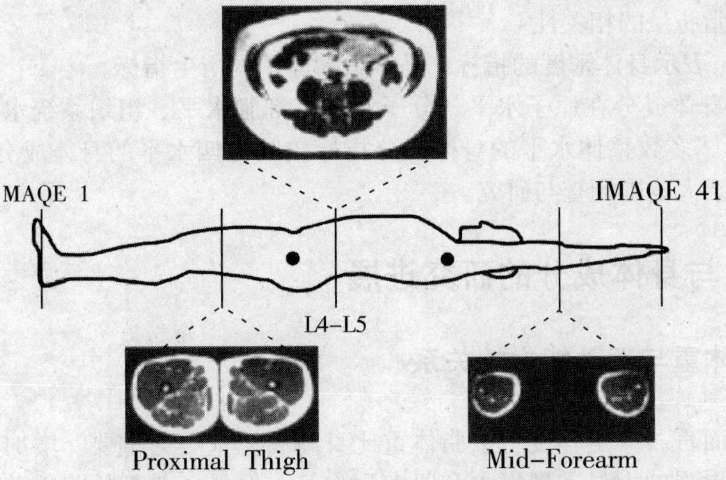

图 5-4 MRI 方法测量人体三部位的示意图

（引自：Heymsfield & Wang，1997）

应用 CT、MRI 对人体身体成分进行研究，组织器官系统分析结果存在着一定的变异系数（CV），皮下脂肪的变异系数约为 1%~10%，内脏脂肪的变异系统约为 6%~11%，骨骼肌的变异系数约为 0.3%~2.3%。

（五）整体水平

在原子水平、分子水平、细胞水平、组织系统水平，人类和灵长类动物具有相类似的指数。但是，从整体水平角度，人类和灵长类动物能够实现明显区分。

从整体水平而言，具有 10 余项相关的指标。

1. 身高：表示身材大小和骨骼长度的指标。

2. 段长：表示身体某一段部位的长度，其包括下肢长、大腿长、小腿长、上肢长、上臂长、前臂长。

3. 身体宽度：表示身体形态、骨骼重量、体格大小的指标，常用的测试部位为腕、肘、踝、膝等。

4. 围度：表示身体密度、去脂体重、脂肪组织质量、总蛋白量、能量储存的指标之一，常用具体指标为上臂围、腰围和大腿围。

5. 皮褶厚度：皮褶表示特定解剖部位的脂肪组织和皮肤组织的厚度，三头肌、肩胛下角、小腿（中部）、腹部是常用的测定部位。皮褶厚度提供了一种简单评价脂肪组织、皮下脂肪分布的方法。

6. 体表面积（BSA）：表示基础代谢率和去脂体重的外在评价指标。

7. 体积：表示体形的重要指标，其常被用作计算身体密度。

8. 体重：表示身体形态的最简便、最重要的指标，其常被用作评价生长发育、肥胖和营养不良。

体重（Bwt）=头质量+颈质量+躯干质量+下肢质量+上肢质量

9. 体重指数：表示体重和身高的综合指标，其可以实现指标与总体脂肪量的相关性，其常用体重 / 身高 ^{2}（kg/m^2）来表示，但有研究指出 Fels 指标（体重 $^{1.2}$ / 身高 $^{3.3}$）可能更为准确表示与总体脂肪量的相关性。

10. 体密度：表示身体密度的指标，是体重和体积的衍生指标。

可以看出，身体成分在原子水平、分子水平、细胞水平、组织系统水平的变化通常会表现在整体水平。多数整体水平的身体成分指标较其他四水平的身体成分指标更为简单、方便，其更适合于大范围调查与研究。

三、运动与身体成分的研究进展

（一）去脂体重与运动能力的关系

对于运动员而言，一定程度上去脂体重比身高和体重更为重要。增加去脂体重意味着运动员可以获得更强的力量、爆发力和肌肉耐力等。但是，对于长跑运动员以增加去脂体重为目标的训练方法可能并不合适，去脂体重增加可能会增加体重负担、影响运动员运动成绩。并且，这种现象也同样适用于跳高、跳远、三级跳和撑竿跳运动项目，其均是以运动员克服自身体重进行垂直的或（和）水平的移动。

运动训练计划制订时，不仅需要考虑运动员现有脂肪百分比和去脂体重，还需要考虑训练计划是否会对运动员去脂体重产生负面的影响。

（二）脂肪百分比与运动能力的关系

脂肪百分比是运动员生理生化训练监控时的一个重要指标。机体脂肪量增加会形成运动员体重和体积对运动能力的负面影响。研究表明，运动员机体脂肪百分比越高、运动成绩则越差。

Riendean 等探讨了体重、脂肪百分比和运动能力之间的相互关系（表 5–3），研究结果显示，脂肪百分比对于运动员 4 项运动素质（速度素质、耐力素质、平衡和灵敏素质、弹跳素质）和专项运动能力均有显著影响，而体重则未表现出任何固定关系。

表 5–3　脂肪百分比对运动能力的影响

测试项目	脂肪百分比		
	低（<10%）	中（10%~15%）	高（>15%）
75 码冲刺（s）	9.5	10.1	10.7
220 码冲刺（s）	29.3	31.6	35.0
站立跳远（英尺）	23.8	22.7	20.2
2 分钟仰卧起坐	43.4	41.6	36.2

（引自：Riendeau 等，1958）

耐力项目运动员为了追求更好的运动成绩，经常采取降低脂肪量的措施，其原因为机体绝对脂肪量和相对脂肪量均会对高水平运动员产生不利影响。脂肪量通常与运动成绩呈反比例关系。男性运动员比女性运动员具有更少的脂肪量，这也是男女长跑运动员运动成绩差异的重要原因之一。具有相近 15km 长跑运动成绩的男女运动员也具有相近体脂百分比。

Cureton 和 Sparling 对男女跑步项目运动员进行了次最大强度（submaximal）和最大强度的跑步实验，实验方式为跑台运动和 12 分钟跑。每一名男性运动员进行两次测试，一次为正常跑步测试，一次为躯干部位负重（模仿女性运动员脂肪）跑步测试。结果发现，男性运动员负重后均表现出次最大强度条件下代谢增加和最大摄氧量下降的现象，且随着男性运动员负重男女性别之间的运动能力差异也有所缩小（图 5–5）。

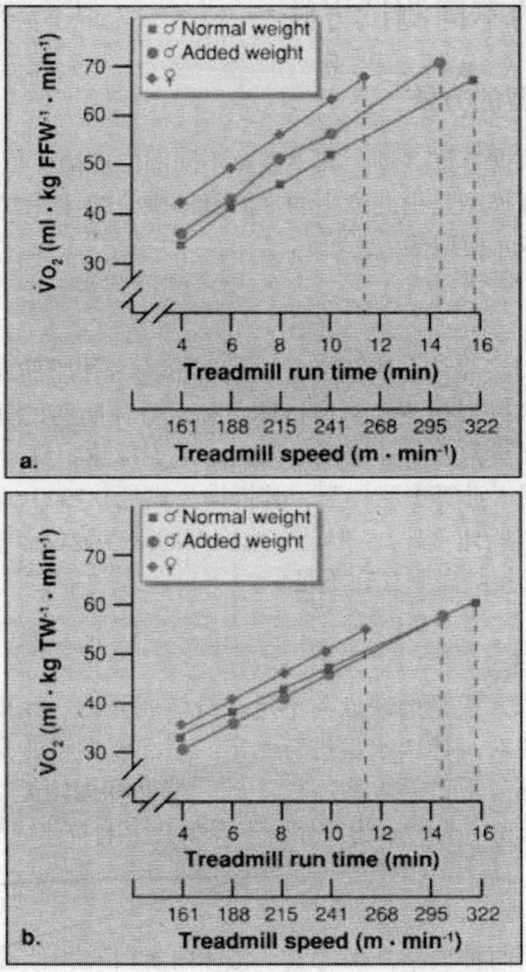

图 5–5 运动员最大摄氧量的性别差异和男性运动员负重后的运动能力表现

（引自：Cureton & Sparling，1980）

注：1 码=0.9144 米。

但是，也并不是所有运动项目均表现出高脂肪量对运动能力的负面作用，重量级举重运动员即是一个典型的例子，其在比赛前积累大量的脂肪量以降低整个身体的重心。另外，相扑运动也是一个典型的例子。

此外，游泳运动也不符合“脂肪量通常与运动成绩成反比例关系”的规律。Stager 和 Corain 对 284 名 12~17 岁的女性游泳运动员进行了研究，测试了她们在主项和 100 码自由式游泳方面表现出的运动能力，发现其成绩与体脂百分比并无关系，与去脂体重表现出关联性，其中原因可能为脂肪一定程度上提高了运动员的浮力和降低运动员在水面的能量消耗。

第二节　身体成分指标在运动实践中的应用与评价

一、身体成分的不同测试方法

（一）身体成分模型的方法

关于人体测量学的数据有许多种，其中涉及不同部位皮褶厚度、不同部位围度和长度、身高、体重等。身体成分模型是由此产生的推测身体成分的计算方法，其中包括两元模型、三元模型、四元模型和多元模型等。

1. 两元模型

身体成分的两元模型将身体分为两部分，一部分为身体脂肪，另一部分为非身体脂肪（FFM）。由于身体脂肪难以直接测定，通过体重和非身体脂肪的间接计算身体脂肪成为可能。身体成分两元模型最早常用于体密度的测定，水下称重、^{40}K 计数、放射性物质稀释等测定水或钾离子浓度可用于计算去脂体重，其依据公式是 0.7321 / kg（水与去脂体重比）和 68.1meq / kg（钾离子与去脂体重比）。但是，此模型的缺点为仅有白人种族和成年人的固定公式，而对于其他种族或年龄段则存在不足。

2. 三元模型

为了克服身体成分二元模型的缺点与不足，身体成分的三元模型应运而生。三元模型需要应用同位素稀释方法对身体内水量进行测定。三元模型将非身体脂肪部分再划分为水和其他固体类物质（以蛋白质和矿物质为主），水、脂肪和固体类物质的密度应用于计算公式。但是，体内蛋白质量和（或）矿物质显著下降则会影响身体成分的准确性。

3. 四元模型

四元模型是建立在前两种模型基础之上，将体内蛋白质和骨密度分别设定为 1.34kg / L 和 3.075kg / L，其设定值是以中子激活分析体内蛋白质和双能 X 光分析骨密度为方法依据。四元模型发现体内蛋白质量和骨密度成一定固定比例关系，且不受年龄和性别的影响。身体成分四元模型将非身体脂肪部分划分为身体细胞、细胞外液体和细胞外固体 3 个组成部分，身体细胞可由钾离子进行推算，细胞外液体可通过溴化物或硫化物稀释法进行推算，细胞外固体可以定义为身体内矿物质总量。但是，四元模型仍然存在着分指标的测试误差是累积的，可以影响到最终身体成分的结果。

4. 多元模型

多元模型是基于身体成分五层次学说理论的方法，该学说表述了化学的或元素的成分（氧、碳、氢、氮、钙等）和组织器官的分子结构（水、蛋白质、脂肪、骨矿物质等）之间的比例关系。

（二）身体密度和体积测试方法

1. 水下称重法

水下称重法是身体成分测量的黄金标准。其主要通过对受试者身体密度和比重进行测量，从而推算出身体的脂肪体重和去脂体重，此方法是基于对尸体瘦体重和脂肪组织的比率进行测量通过分析而得出的，依据阿基米德原理，人体是由各种组织构成的，各组织所占百分比不同人体的密度就不同。当人体全部或部分沉浸于液体（水）中，它受到的浮力就等于所排开液体（水）的重量，只要测定浮力的大小就可算出人体的体积，通过体重可得出人体密度，再由密度推算出体脂百分比（图 5–6）。

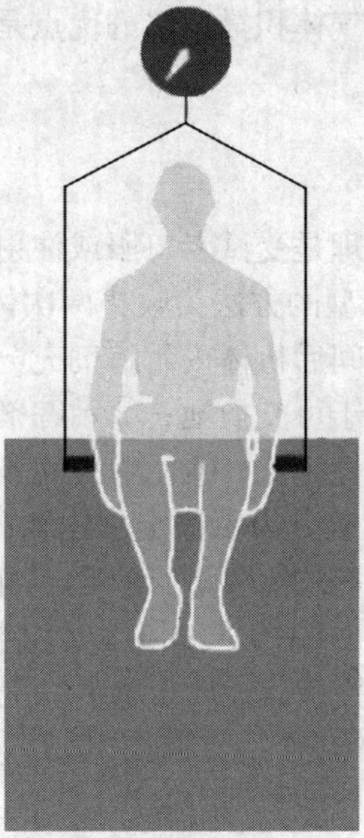

图 5–6　测定身体成分的水下称重法
（引自：www.new–fitness.com）

2. 排空气体积描记法

排空气体积描记法是身体成分水下称重法的替代方法，受试者不需要沉浸于水中，而是进入一个封闭的舱内。此测试系统包括两个室，一个是受试者测定室，一个是参考体积室（图 5–7）。受试者进入测定室后，关闭门并使其保持密封状态，里面压力逐渐上升，中间的

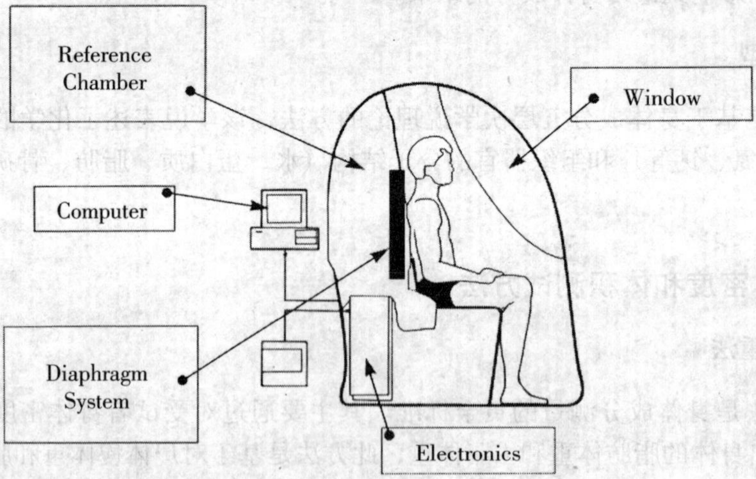

图 5-7 排空气的体积描记法测定身体成分的原理
（引自：Dempster P & Aitkens S，1995）

横隔膜随着两边体积的变化而发生振动，由于指定温度下压力与体积存在固定比例关系，进而可以推算出受试者的体积。排空气体积描记法的优点是受试者不需要浸入水中。

3. 稀释法

（1）基本原理

身体成分稀释法测定的基本原理是受试者口服或注射一定剂量的示踪剂，一定时间后根据机体内示踪剂浓度进行推算。典型的方法为收集两次体液（血液、唾液或尿液），一次为服用前的基础水平，一次为一定时间后机体内示踪剂充分渗透后的实验水平。示踪剂稀释法有 4 个必要条件：①示踪剂只分布于可交换池；②示踪剂在此池中是均衡分布的；③示踪剂在整个达到平衡期间不会发生代谢性变化；④示踪剂达到平衡时间快速。若任何一个条件发生改变，则计算公式均需要进行调整。为了测定总体水（TBW）、细胞外水、细胞内水，过度膨胀、非平衡态、示踪剂的排泄等均需要进行修正。身体成分稀释法测定的基本公式为：

$$V=k1\cdot k2\cdot k3\cdot k4\cdot\{D-E)/([d_t]-[d_0])\}$$

其中，k 表示不同条件下的相关系数，D 表示示踪剂总量，E 表示达到平衡前排泄示踪剂的量，$[d_t]$表示 t 时间后取样液体内的示踪剂浓度，$[d_0]$ 表示服用示踪剂基础浓度。

（2）总体水测定

最早的人体活体总体水测定是基于示踪剂稀释法进行的，通常用同位素标记过的水（如氚、氘、氧 18 同位素），在服用前和服用后 2~3 小时后分别进行测试。并且，分析的方法也依据示踪剂不同有所差异，氚同位素应用 β 计数分析，氧 18 同位素应用质谱分析，氘同位素应用红外吸收、气相色谱分析、质谱分析。总体水稀释法的测定误差相对小（小于 1kg），所以其常用作其他测定方法的标准。

（3）细胞外水测定

细胞外水的稀释法测定与总体水的稀释法测定相类似，也是通过标记法进行推算。但是，示踪剂的两次测定液体是血浆。细胞外水稀释法常用非放射性物质溴，受试者通过口服方法进入机体内，3~4 小时后对血浆进行取样、测试，之后通过高压液相色谱对溴进行分析。

(4) 细胞内水测定

细胞内水的稀释法测定通常应用放射性 ^{42}K 为示踪剂，但这种同位素生命周期短（半衰期约 12.4）限制了其应用范围。目前，细胞内水测定的新方法为口服氘标记水和溴的混合剂，直接测定总体水和细胞外水，通过二者之差得到细胞内水结果。

4. 生物电阻和电导法

(1) 生物电阻法（BIA）

生物电阻法是测量电流通过身体的脂肪和非脂肪组织时的差别来计算身体成分。非脂肪组织比脂肪组织具有更高的电荷容量，更易于导电。生物电阻法测量时，通常在腕部和踝部分别放置两个体表电极并使用无痛电流（常用电流为 50KHz），此阻抗符合与身高、体重相关方程。Lukasi 和 Jackson 报道了进行生物电阻法测量的可重复系统 $\gamma>0.95$。生物电阻法测量的身体成分与水下称重法的身体成分相关系数 $\gamma>0.70$，测量结果的标准误差范围约为 1.9~3.8kg 去脂体重、2.7%~4.4%的体脂百分比。但是，生物电阻法测量的身体成分作为一种身高和体重的变量函数，其方法准确性受到了质疑。Jackson 等研究表明，体重指数（体重除以身高的平方）比生物电阻法公式与体脂百分比的关系更为密切。

(2) 生物电阻波谱法（BIS）

生物电阻波谱法是生物电阻法的发展，其基于混合理论模型的改进，将整体机体划分一系列圆柱体，每一个代表一个身体部分。最早商业化此仪器的是 Xitron 公司，并将此技术命名为生物电阻波谱法。下面公式代表生物电阻波谱法的推算原理：

$$V_{ECF}=k_{ECF}/(Ht^2\cdot Wt^{0.5}/R_e)^{2/3}$$

$$(1+V_{ICF}/V_{ECF})^{5/2}=[(R_e+R_i)/R_i]\cdot[1+k_p\cdot V_{ICF}/V_{ECF}]$$

其中，V_{ECF} 是细胞外水体积，V_{ICF} 是细胞内水体积，Ht 表示身高，Wt 表示体重，R 表示细胞内空间和细胞外空间的阻抗值，k_{ECF} 与 k_ρ 值是相关的细胞外组织和细胞内组织的阻抗系数。

(3) 总体电导法

总体电导法是基于身体置于螺线管（圈）产生随时间变化的电磁场，身体导电组织会产生旋转电流原理。研究表明，机体内产生的旋转电流与外部螺线管（圈）电流方向相反，其大小与外部电磁场的量级、电磁场的均匀性、组织的导电性、机体的横截面积有关系。若身体被视为一个体积 V 和高度 L 的圆柱体，则 V 与 $(E\times L)^{1.2}$ 呈正比例关系，E 表示总体电导。电导体积可视为身体总体电解质量，因此总体电导法可以用做总体水的测试。

5. 总体计数和中子激活法

(1) 总体钾计数法

总体计数法最早出现于核基地对工作人员放射性物质的监测，无论暴露于辐射区多长时间，工作人员的 ^{40}K 计数是恒定不变的。当 ^{40}K 和去脂体重存在着某种固定比例关系时，总体钾计数法才被应用于身体成分的测定。^{40}K 同位素在自然界中所占比例约 0.012%，其可以产生高能量 γ 射线（1.46 兆电子伏），50%这种高能量射线是源自于机体，一名 70kg 体重成年男性，体内钾每分钟可以产生 1.5×10^4 高能量 γ 射线。

为了准确的测定人体内 ^{40}K 的量，测定设计必须满足 3 个条件：①γ 射线探测仪具有高灵敏性和高容量；②受试者周围要有良好的屏蔽，以减少外界对测试的干扰；③数据处理系统能够准确地鉴别出 ^{40}K 的 1.46 兆电子伏 γ 射线。测试时受试者以仰卧姿势处于两块 NaI 测试板之间，房间由 20cm 厚的钢板构成，且外覆 1m 厚的混凝土（图 5-8）。测试 15 分钟 ^{40}K 的信号再推算成总体钾数值。

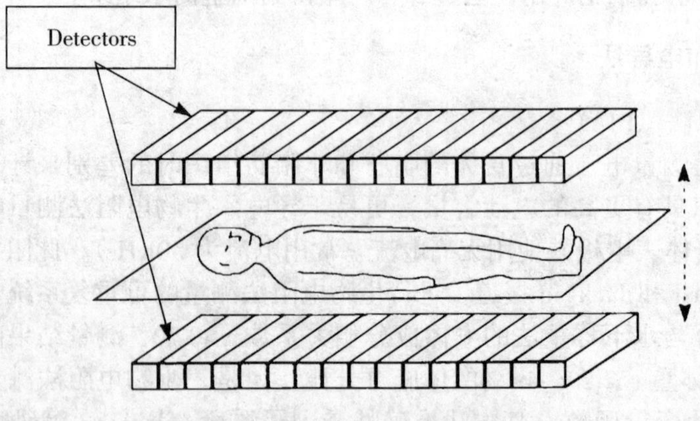

图 5-8 总体钾计数法测试原理
（引自：Ellis & Shypailo 1993）

（2）中子激活法

中子激活法的基本原理为当原子捕抓到中子时会变成同一种元素的另一种原子能状态，这种新原子表现出瞬间释放能量的现象。因此，当机体暴露于中子环境内，γ 射线会立即释放出来（瞬时的）和过一段时间释放出来（延时的），而机体外部的监控仪会记录相关信息。中子激活法通常应用于机体内两种元素的测定，一种是总体钙水平（应用延时的射线），一种是总体氮（应用瞬时的射线），总体钙水平的误差范围为 1%~2%、总体氮的误差范围为 3%~4%。

6. 双能 X 光法

双能 X 光法是以 X 射线的衰减为原理。当 X 射线或光子源置于某一物体的一侧，而另一侧射线或光子强度与物体的厚度、密度、化学组成有关系（图 5-9）。此种衰减效果是非

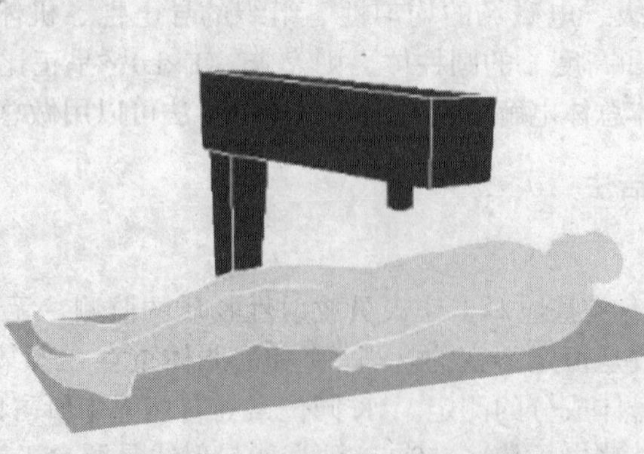

图 5-9 测定身体成分的双能 X 光法
（引自：www.new-fitness.com）

线性的，对于一个匀质物体而言，这种衰减效果可以用指数方程 $I=I_oeB^{-\mu T}$ 来表示，I 表示传递后强度，I_o 表示发生强度，T 表示吸收体的厚度，μ 表示线性衰减系数。若吸收体的厚度为已知的，这种方程关系可以变为 $M=(1/\mu M)\ln(I_o/I)$，M 表示吸收体质量，μM 表示衰减系数（其等于 μ / ρ，ρ 表示吸收体的密度）。另外，当吸收体为几种物质的复合体，则衰减系数 μM 是不同物质衰减系统的加权之和。

X 射线经过骨骼、肌肉组织和脂肪组织时表现出不同的衰减效果，反映出这些物质在密度、化学成分上的差异。当增加光子的能量时，不同组织衰减效果的差异也有所减弱。因此，当低能光子为 40 兆电子伏、高能光子为 70~100 兆电子伏时，骨骼（B）和软组织（ST）质量可以分别表示为：

$$M_{ST}=(\mu_{BL}LR_H-\mu_{BH}LR_L)/(\mu_{BH}\mu_{STL}-\mu_{STH}\mu_{BL})$$

$$M_B=(\mu_{STL}LR_H-\mu_{STH}LR_L)/(\mu_{STH}\mu_{BL}-\mu_{BH}\mu_{BL})$$

其中，LR_H 是高能状态的 $\ln(I/I_o)$，LR_L 是低能状态的 $\ln(I/I_o)$。当传递光子的相对强度可以测定时，骨骼和软组织质量可以由此推算。

7. 近红外光谱分析法（NIR）

近红外光谱分析法是基于光吸收和反射的基本原理，是一种新型的身体成分测试方法，技术尚未完全成熟。近红外光谱法测量设备包括一个光纤—透镜探测器或“光管”，它是用来以 940~950nm（不电离、不衰减）波长发射低频电磁波的，电磁波发射到受试者的身体由探测器测定相应的光学强度，由组织射回透镜的光包含了机体化学成分的信息，光学强度和性别、体重、身高和运动水平等指标一起组成公式来推算体脂百分比等（图 5-10）。

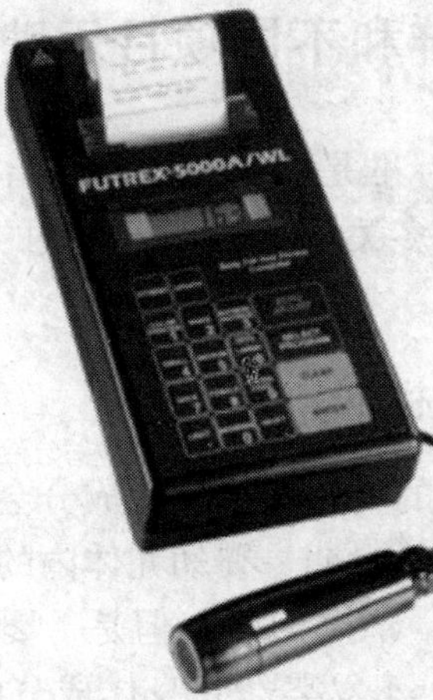

图 5-10　近红外身体成分光谱分析仪

目前，已经有研究报道近红外光谱分析法对于人体身体成分测定，但其对估算不同人种体脂百分比的适用性存在着不足。Davis 应用近红外光谱分析法得出了一个 R=0.94 的内在可信度系数。Conuar 等也对不同人种根据某年龄段（23~65 岁）和体脂百分比进行了实验，得出了 0.94 的有效性系数。但是，Houmard 等应用近红外光谱分析法对大学足球运动员的体脂百分比进行测定，并将此结果与水下称重法结果进行比较，表明白人男性运动员体脂百分比的近红外光谱分析法结果偏低 3%左右，而黑人男性运动员体脂百分比的近红外光谱分析法结果偏高 7%。

8. 磁共振法和计算机体层摄影术

(1) 磁共振法（MRI）

磁共振法的基本原理是机体处于强磁场内，细胞核会发生共振。自然界的磁场相对较弱，其不能改变身体内原子和分子的无序排列状态。但是，当身体置于强磁场区域时，引起氢原子核共振，并吸收能量，一些核会发生共振，呈现有序排列。在停止射频脉冲后，氢原子核按特定频率发出射电信号，并将吸收的能量释放出来，被体外的接受器收录，经电子计算机处理获得图像。

动物和人体尸体解剖分析，也证明了磁共振法对机体脂肪组织量和解剖学分布描述的准确性。对于身体成分的研究，磁共振法的优点在于其可分别监控内脏脂肪和皮下脂肪，其可以用于判定减肥运动处方对于腹部脂肪的练习效果。

(2) 计算机体层摄影术（CT）

计算机体层摄影术通过 X 射线的扇形束对人体进行扫描，而若干探测头在对面位置进行传递光线强度测定。X 射线源和探测头是旋转分布的，可以分布于受试者 360°范围。计算机体层摄影术通过每 10cm 为单位进行断层扫描，因此具有更高的准确性和精确度（<1%）。计算机体层摄影术同磁共振法一样，具有可能鉴别皮下脂肪和内脏脂肪的功能，但其精确度要高于磁共振法，扫描时间也显著短于磁共振法。

二、不同年龄段普通人群和不同项目运动员身体成分的参考标准

研究身体成分在不同生命阶段的标准是应用身体成分指标的关键。目前，随着身体成分研究领域新技术与新方法的应用和许多关于身体成分模型的逐渐建立，为建立不同生命阶段人体身体成分标准提供了依据。

（一）婴幼儿身体成分的参考标准

婴幼儿时期是一个身体快速发育的时间段，身体成分会发生巨大的变化，成年人身体成分方面许多比例关系并不适用于婴幼儿时期。婴幼儿体内的矿物质、蛋白质、水和脂肪等随着年龄增长会表现出不同的变化规律（图 5-11）。但是，婴幼儿体内的不同物质量之间仍存在着方程式关系（表 5-4）。目前，1~4 岁婴幼儿身体成分的研究文献相对较小，其中原因可能为测试困难，如婴幼儿难以配合进行身体成分仪器的测试等。通常，骨、瘦组织和脂肪与体重的比例关系在 2 岁后的婴幼儿时期会表现出相对稳定的特点，即身体成分各部分会随着体重增长而表现出比例性增长。

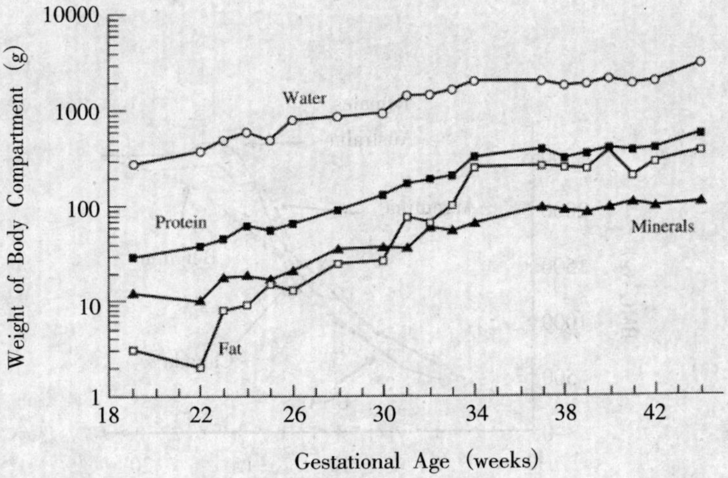

图 5-11　婴幼儿时期身体成分的变化曲线

(引自：Ellis，1998)

表 5-4　婴幼儿时期身体的化学组成

化学组成	Neutron Activation Analysis*		Chemical Cadaver Analysis**		Chemical Cadaver Analysis***	
	a	b	a	b	a	b
Ca，g	0.00226	1.148	0.00117	1.241	0.00109	1.244
P，g	0.00412	0.996	0.00125	1.164	0.00197	1.109
Na，meq	0.162	0.902	0.362	0.806		
Cl，meq	0.183	0.847	0.284	0.784		
K，meq	0.0716	0.906	0.0449	0.989	0.00327§	1.194§

注：化学组成=a×Wt^{b}，其中 Wt 是体重（单位 g）

* 表示营养全面母亲生产的婴幼儿（引自：Ellis，1998），** 表示婴幼儿尸体解剖的结果（引自：Forbers，1987），*** 表示营养不良母亲生产的婴幼儿（引自：Apte & Iyengar，1972）；§表示为总体氮的计算结果

(二) 儿童少年身体成分的参考标准

关于儿童少年身体成分研究文献相对较为丰富，多数是应用双能 X 光和生物电阻法为研究方法进行的实验研究。另外，少数研究也应用了四元模型进行的儿童少年身体成分研究。但是，极少数研究是对 4~18 岁全部儿童少年阶段进行总体的探讨，多数只是针对某一年龄段或某一性别进行的实验。国际儿科生长发育研究对儿童少年的身体成分进行了总结（图 5-12、表 5-5），且关于儿童少年基于性别、年龄、体重和身高的身体成分推算方程也有研究（表 5-6）。

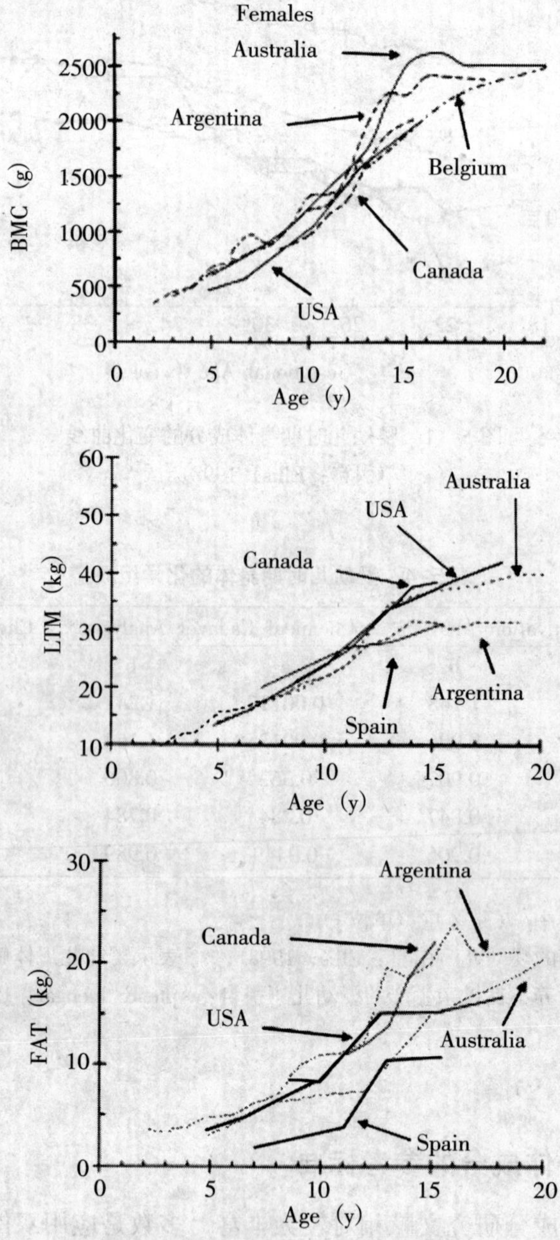

图 5-12a　不同国家女儿童少年骨矿含量、瘦组织和脂肪的变化规律
(引自：Ellis 等，1997)

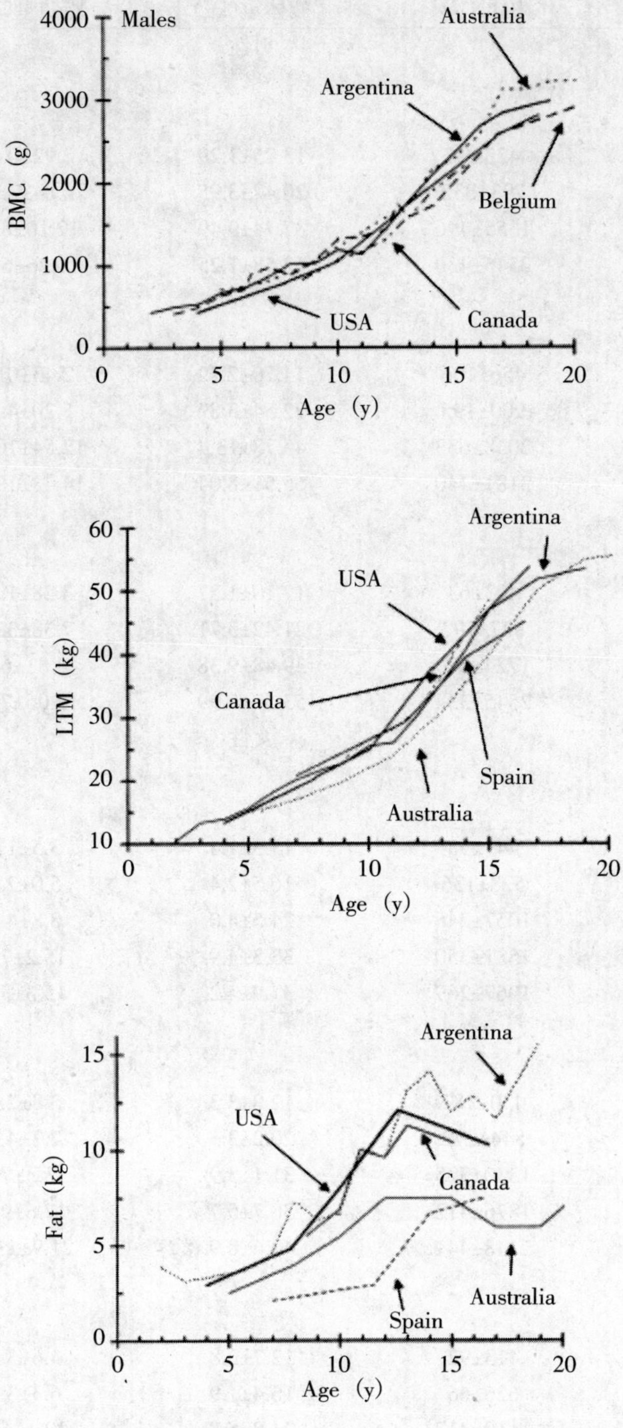

图 5-12b　不同国家男儿童少年骨矿含量、瘦组织和脂肪的变化规律
（引自：Ellis，1997）

表 5-5　双能 X 光对不同种族儿童少年身体成分的研究结果

年龄组(岁)	BMC(g)	瘦体重(kg)	脂肪量(kg)	%Fat
		男性		
白人(欧美) (n=145)				
3~5	423±94	13.25±1.29	2.92±0.44	17.6±2.0
5~9	793±232	20.42±3.95	4.84±3.83	17.1±6.5
10~14	1655±496	37.74±9.49	12.10±8.41	22.2±10.3
15~18	2545±430	53.58±7.25	10.26±6.29	14.8±7.0
黑人(非洲裔美国人) (n=78)				
3~5	456±106	14.70±2.22	2.43±0.71	13.7±3.0
5~9	900±195	22.54±3.89	5.20±4.53	16.7±9.4
10~14	2038±633	45.73±13.4	12.54±10.57	19.2±9.7
15~18	3181±440	65.51±8.04	14.43±10.30	16.7±10.5
西班牙人(墨西哥) (n=74)				
3~5	403±63	12.10±1.27	3.28±1.22	20.4±4.8
5~9	827±192	21.42±3.71	7.38±3.38	23.9±6.9
10~14	1724±475	39.48±9.38	14.81±6.99	26.0±10.3
15~18	2545±334	53.57±5.99	12.06±7.96	16.6±7.2
		女性		
白人(欧美) (n=143)				
3~5	447±93	13.3±1.4	3.5±1.1	20.2±4.7
6~8	528±136	16.5±2.4	5.0±2.2	21.9±5.5
9~11	1057±246	24.5±4.0	8.8±4.4	24.5±7.8
12~14	1581±350	33.3±4.9	15.2±7.7	28.9±7.7
15~17	1967±269	37.9±4.2	15.3±5.3	27.2±5.8
黑人(非洲裔美国人) (n=106)				
3~5	430±187	12.8±3.3	3.8±2.3	21.1±5.9
6~8	844±272	20.2±3.5	7.2±4.9	23.4±8.4
9~11	1330±325	31.1±5.9	13.3±7.0	27.4±9.0
12~14	1876±412	36.7±5.7	17.6±9.9	29.5±8.8
15~17	2148±441	40.6±8.9	21.9±13.8	31.6±9.3
西班牙人(墨西哥) (n=42)				
3~5	413±92	12.7±2.8	4.6±3.5	23.7±10.2
6~8	626±66	16.4±1.9	6.3±3.3	25.6±7.7
9~11	1119±417	24.8±5.7	12.1±6.2	30.4±7.3
12~14	1584±196	34.8±4.1	17.7±9.2	31.2±10.0
15~17	2108±355	40.3±6.9	26.7±10.5	37.5±6.0

注：BMC 表示骨矿物含量；%Fat=100×脂肪 / 双能 X 光测出的体重

（引自：Ellis 等，1997）

表 5-6 儿童少年基于性别、年龄、体重和身高的身体成分推算方程

	R2	SEE	%CV
白人(欧美)			
男孩			
BMC=23.6Wt+75.5age-416.5	0.86	216g	15.8
LTM=0.439Wt+1.52age-2.76	0.91	3.37kg	9.1
Fat=0.534Wt-1.59age+3.03	0.57	3.56kg	31.7
女孩			
BMC=4.38×Ht+18.6×Wt+59.1×age-753	0.86	160g	11.3
Lean=0.101×Ht+0.346×Wt+0.559×age-6.93	0.93	1.73kg	5.6
Fat=0.642×Wt-0.120×Ht-0.606×age+8.98	0.86	1.09kg	9.7
黑人(非洲裔美国人)			
男孩			
BMC=21.3Wt+106.3age-525.3	0.91	215g	11.0
LTM=0.363Ht+0.388Wt-34.2	0.92	3.94kg	8.9
Fat=0.594Wt-0.381Ht+36.0	0.62	4.29kg	36.1
女孩			
BMC=7.22×Ht+17.2×Wt+49.8×age-919	0.87	179g	10.7
Lean=0.143×Ht+0.336×Wt+0.301×age-8.96	0.91	2.37kg	6.8
Fat=0.653×Wt-0.163×Ht-0.298×age+10.7	0.91	2.45kg	16.7
西班牙人(墨西哥)			
男孩			
BMC=16.9Wt+102.3age-437.2	0.86	212g	12.5
LTM=0.424Wt+1.56age-2.98	0.91	3.34kg	8.7
Fat=0.591Wt-1.82age+3.36	0.55	3.71kg	25.7
女孩			
BMC=8.04×Ht+14.4×Wt+40.9×age-928	0.85	179g	12.2
Lean=0.212×Ht+0.287×Wt+0.011×age-15.1	0.92	2.22kg	6.9
Fat=0.677×Wt-0.217×Ht+15.5	0.90	2.44kg	15.1
BMCvs.LTM			
男孩 BMC(g)=51.25LTM(kg)-258.8	0.94	144g	8.7
女孩 BMC(g)=60.25×lean(kg)-379.5	0.87	166g	9.9

注：R 表示相关系数；SEE 表示标准误差；%CV 表示变异系统；BMC 表示骨矿物含量；LTM 表示瘦组织重量

(引自：Ellis 等,1997)

(三) 成年人身体成分的参考标准

成年人身体成分的研究也相对较为丰富，其多数身体成分研究方法为中子激活法和总体计数法。20~80 岁成年人基本身体成分指标结果的参考标准见表 5-7。对于双能 X 光测试仪器，每个品牌均有一个独立生产公司的参考数据库（其中涉及 BMC、BMD 等）。但是，此种仪器只有一个年龄的因变量，没有考虑形态学、种族、环境等影响。

表 5-7 成年男性身体成分的参考值

Age Group, yr	BMI, kg / m²	TBW, l	TBPr, kg	BCM, kg	OsMin, kg	ICW, l	ECW, l	ECW / TBW	FFM, kg
男性									
20~29	24.1	45.4	12.6	34.5	2.97	27.6	17.8	0.39	62.6
30~39	24.3	39.7	11.3	30.9	2.76	24.7	14.9	0.38	55.7
40~49	25.2	43.2	11.4	31.4	2.72	25.1	18.1	0.42	57.7
50~59	26.5	43.7	11.4	29.1	2.64	23.3	20.4	0.47	56.5
60~69	25.8	39.7	10.6	28.9	2.66	23.1	16.5	0.42	53.3
70~79	26.5	41.6	9.7	24.9	2.66	19.9	21.6	0.52	50.2
女性									
20~29	22.1	31.1	9.1	21.1	2.25	16.9	14.2	0.46	43.4
30~39	22.7	32.0	8.8	22.2	2.06	17.8	14.2	0.44	44.1
40~49	24.9	30.5	8.4	20.2	2.12	16.2	14.3	0.47	41.4
50~59	25.6	30.9	7.8	20.0	1.96	16.0	14.9	0.48	40.5
60~69	25.4	27.6	7.2	16.9	1.74	13.5	14.0	0.51	35.8
70~79	24.5	25.7	6.8	15.6	1.59	12.5	13.3	0.52	33.5

注：结果为美国高加索种族成年男女性身体成分参考值。测试方法为氚稀释法、^{40}K 计数法和中子激活法（引自 Cohn 等 1985，1984，1983，1980，1976；Ellis1990；Kyere 等，1982）。TBW 表示总体水；TBPr 表示总体蛋白质；BCM 表示细胞重量；OSMin 表示骨矿含量；ICW 表示细胞内水；ECW 表示细胞外水；FFM 表示去脂体重

（四）不同项目运动员的身体成分标准

身体成分和体重的标准是一组曾经被运动员和教练员滥用的指标。教练员曾经认为运动员运动成绩的提高与运动员脂肪量和体重的下降是直接相关的。在美国，就有一位非常有天赋运动员被错误地认为运动成绩与脂肪量、体重有直接关系，通过节食和运动等方式将她的体脂百分比降到 5%以下，但是随着体脂百分比的下降，其运动能力也随之下降，且患上神经性食欲缺乏症而过早结束了运动生涯。

为了防止运动员盲目地降低体重，建立合适的运动员身体成分和体重标准，对于教练员和运动员提高运动能力是非常关键的。运动员的体重标准是以身体成分为基础的，一旦目标身体成分被确定，通过去脂体重可以计算出体重控制的目标值。例如，一名体重 72.5kg 女游泳运动员的减脂计划为从 25%到 18%（表 5-8），计算出其目前脂肪重为 18.125kg，去脂体重为 54.375kg，目标体重为 54.375 /（1–18%）=66.31kg。

表 5-8 应用脂肪百分比推算体重控制目标

指标	结果
体重	72.5kg
体脂百分比	25%
脂肪重量	18.125kg
目标体脂百分比	18%
目标体重	66.31kg
体重减少量	6.19kg

Wilmore 和 Costill 对不同项目运动员的身体成分指标（体脂百分比）进行研究，确定了不同项目运动员体脂百分比参考标准（表 5–9）。

表 5–9　不同项目男女运动员的体脂百分比参考标准

运动项目	男性运动员体脂%	女性运动员体脂%
棒球 / 垒球	8~14	12~18
篮球	6~12	10~16
健身操	5~8	6~12
皮艇	6~12	10~16
自行车	5~11	8~15
击剑	8~12	10~16
足球	6~18	–
高尔夫球	10~16	12~20
体操	5~12	8~16
马术	6~12	10~16
冰球 / 曲棍球	8~16	12~18
定向越野	5~12	8~16
现代五项	–	8~15
短执网球	6~14	10~18
划艇	6~14	8~16
橄榄球	6~16	–
滑冰	5~12	8~16
滑雪	7~15	10~18
高台滑雪	7~15	10~18
足球	6~14	10~18
游泳	6~12	10~18
花样游泳	–	10~18
网球	6~14	10~20
田赛项目	5~12	8~15
径赛项目	8~18	12~20
铁人三项	5~12	8~15
排球	7~15	10~18
举重	5~12	10~18
摔跤	5~16	–

（引自：Cureton & Sparling，1980）

目前，关于身体成分研究资料多是西方学者进行实验测试，考虑到人种等方面因素，建立不同种族、不同性别、不同年龄、不同项目等运动员人群的身体成分标准尤为重要。中国学者对于运动员身体成分研究相对较少，仅对部分项目进行了身体成分测定，且未形成相应的标准（表 5–10）。

表 5-10　中国不同项目运动员的身体成分

运动项目	男性运动员体脂%	女性运动员体脂%	测试方法	研究者（年）
游泳	14.2	17.8	皮褶厚度法	程燕等（2001）
跨栏	11.8±1.36	17.1±1.64	生物电阻法	彭红（2006）
赛艇	11.40±1.05（重级别）	17.55±1.80（重级别）	皮褶厚度法	杜忠林（2003）
	10.63±0.72（轻级别）	14.48±2.32（轻级别）		
跆拳道	10.23		皮褶厚度法	高炳宏等（2001）

三、应用身体成分指标在竞技体育中的应用

（一）身体成分与运动员能量平衡

对于运动员应用体重指标判定能量是否平衡或常量元素是否平衡存在着不足之处。由于蛋白质和糖原储备较脂肪含有更多的水分，且脂肪提供能量效率显著高于蛋白质和糖原，体重增加可以是蛋白质、糖原量小幅度上升和脂肪量大幅度下降的综合效应。

营养学家应用热力学第一定律（闭系统发生状态变化时，其热力学能的变化等于变化过程中环境与系统传递的热与功的总和），应用到运动员主体上可以理解为运动员机体内能量等于摄入的能量减去消耗的能量。但是，对于运动员想应用此公式直接保持其能量平衡是非常困难的，原因为运动员一天消耗能量是难以进行直接测量和推算的，而身体内脂肪量（或脂肪百分比）变化通常是运动员能量代谢的外在表现。因此，身体成分指标是监控运动员能量平衡的重要指标。

（二）身体成分在控体重运动员中的应用

运动员控体重包括运动员降（减）体重和运动员增体重两个方面，但多数运动员面临的问题是以降（减）体重为主。对于运动员减体重有相关的定义和标准，但对于运动员增体重则由于研究较少等原因未形成相关的定义与标准。运动员减体重是指运动员有目的、有计划地在长期训练过程中缓慢减轻体重（主要为体脂）或在赛前较短的时间内快速降低体重的过程。按照减体重的速度可以将减体重归纳为两大类，即快速减体重和慢速减体重。快速减体重指运动员每周减体重幅度大于其自身体重的 4%或短期内每天减体重幅度大于其自身体重的 1%；慢速减体重指运动员每周减体重幅度大于其自身体重的 2%而小于其自身体重的 4%。也有研究指出，当运动员体重超过运动专项要求体重上限时，则需要进行体重控制，而体重下降速度最好控制在每周 1kg。

运动员控体重效果通常是以运动员体重的变化量和运动员能力保持两方面共同构成的，一定程度上身体脂肪量对于运动能力具有负面作用，而去脂体重对于运动能力有正面影响，因此，制订控体重方法的标准通常是由身体成分来判定的。尽管举重、柔道、摔跤、拳击等运动项目运动员在比赛前控体重时会采用蒸桑拿、穿出汗服等措施进行脱水，但其控体重效果往往是以损害运动员运动能力为代价的。长期的、科学的运动员控体重的方法，还需要以降低身体脂肪量为最佳。

四、应用身体成分指标在运动健身中的应用

（一）应用身体成分监控减肥健身效果

运动减肥是一个老生常谈的话题，但减肥运动强度、时间、运动方式的选择是一个难题，应用身体成分指标则可以科学监控体育锻炼的减肥效果。运动减肥的目标在于减少体内多余脂肪、保证瘦体重增加或不变化。单独应用禁食方法也可以达到减体重的目的，但效果是不理想的，其体重减轻基本上是由于瘦体重减少造成的。Zutp 等对 25 名妇女随机分为单纯节食组、单纯运动组和节食与运动复合组，结果所有的受试者体重均表现出下降的特点，但单纯运动组表现出脂肪百分比下降的规律，而单纯节食组表现出瘦体重降低是体重下降的主要组成部分。研究表明，在低强度运动时（25%的最大摄氧量），外周脂肪分解受到强有力的刺激，同时伴随有少量肌肉甘油三酯代谢增加。因此，为了判断某一种运动方式、某一运动强度和某一运动时间的减肥效果，应用身体成分在运动前后的变化规律是有效手段。

从细胞代谢角度讲，脂肪从最集中的部分开始分解，且分解量与总能量消耗有关。但是，不同运动处方对于不同人群往往存在着差异，不同运动处方对于同一个人不同部位减肥效果有着差异，应用身体成分测试（特别是具有部位判定功能测试方法）可以实现选择个人合适减肥运动处方的目的。

（二）应用身体成分监控其他运动健身效果

根据美国疾病预防和控制中心（CDC）和美国运动医学会（ACSM）的调查报告，美国约有 250000 的人因为“久坐”造成体质明显下降，“身体活动不足”被认定是心脏疾病（高血压、高血脂症等）的重要危险因素，因此，“运动不足”已经成为危害现代人健康的重要因素。但是，不是所有的运动均表现出良好的健身效果。为了保证运动健康的良好效果，运动者需要应用相应的指标体系进行监控，其中身体成分指标是监控体系的重要指标之一。正常人群将身体成分指标结果保持在正常范围内是监控的关键，若某运动处方使运动者的身体成分超过正常范围或低于正常范围则有可能表现出危害健康的症状。

五、运动员调控身体成分方法的探讨

（一）适当控制饮食

运动员调控身体成分时，需要适当控制饮食而不是节食或过度控制饮食。研究表明，即使在完全节食情况下，运动员也不可能一周减掉 2kg 身体脂肪。分析其中原因为 0.45kg 脂肪组织可以提供 3500kcal 的能量，而足球运动员每天的能量消耗也仅有 2500kcal 左右，如果运动员在完全节食的条件下，其每天通过运动消耗能量减脂肪的量约为 0.3kg。但是，机体在节食条件下也有一个自我保护机制，此机制可以使机体能量代谢降低 20%~25%，因此，运动员降低身体脂肪速度最快也难以超过每周 2kg。另外，若运动员过度控制饮食则可能引起机体糖原储备过度降低，进而引起疲劳的过早出现。

(二) 合理进行运动

运动员调控身体成分时，不仅要适当控制饮食，还需要合理进行运动。运动员降体重的目标是降低身体脂肪而不是去脂体重。长期运动可以增加去脂体重和降低身体脂肪量，而这种效果与运动方式关系密切。研究表明，抗阻力运动可以提高去脂体重，而抗阻力运动和耐力运动均可以降低身体脂肪量。因此，运动员调控身体成分时，可以采用适度的抗阻力运动和耐力运动。

(三) 科学采用低氧（高原）训练

研究表明，低氧暴露结合运动在降低体重的同时可能更有利于身体成分的良好改变，低氧训练过程中亦发现体重降低，主要由体脂降低引起。对于不同研究中报道的低氧暴露及低氧训练对身体成分的不同影响很难给出唯一解释，这种影响的差异性除与低氧的程度、低氧暴露时体力活动程度的差异性相关外，亦可能与试验对象的年龄、性别、低氧暴露时间差异等多种因素相关。中、日竞走运动员在青海多巴训练基地进行为期 26 天的训练期间，发现日本运动员体重下降主要由体脂减少所致，而其去脂体重增加。14 名大学生在模拟海拔 2500m 的低氧环境训练 4 周（低氧暴露 12h / d）后，体重、体脂质量及体脂百分数显著下降，而去脂体重和肌肉重量无显著变化。因此，运动员进行调控身体成分时可以应用低氧（高原）训练方法，但由于现有研究多是其他方面研究附带形成的结果，低氧(高原）训练调控身体成分具体实施方法有待于进一步探讨与思考。

参考文献

1. Snyder WM, Cook MJ, Nasset ES, et al. 1975. Report of the Task Group on Reference Man. Oxford: Pergamon.
2. Dempster P, Aitkens S. A new air displacement method for the determination of human body composition. Med Sci Sports Exercise. 1995, 27: 1692-1697.
3. Ellis KJ, Shypailo RJ. 40K measurement in the infant. J Radioanal. Nucl. Chem. 1992, 161: 51-60.
4. Ellis KJ, Shypailo RJ. Whole-body potassium measurements independent of body size. In: Human Body Composition: In Vivo Methods, Models, and Assessment, edited by Ellis KJ and Eastman J. New York: Plenum, 1993, 371-375.
5. Dempster P, Aitkens S. A new air displacement method for the determination of human body compositon. Med. Sci. Sports Exercise. 1995, 27: 1692-1697.
6. Ellis KJ. Body composition of the neonate. In: Principles of Perinatal-Neonatal Metabolism, edited by Cowett RM. New York: Springer. 1998. 1077-1095.
7. Forbers GB. Human Body Composition: Growth, Aging, Nutrition, and Activity. New York: Springer-Verlag, 1987.
8. Apte SV, Iyengar L. Composition of the human foetus. Br. J. Nutr. 1972, 27: 305-312.
9. Ellis KJ. Body composition of a young, multiethnic, male population. Am J Clin Nutr. 1997, 66: 1323-1331.

10. Ellis KJ, Abrams SA, Wong WW. Body composition of a young, multiethnic female population. Am. J. Clin. Nutr. 1997, 65: 724-731.
11. Cohn SH, Vartsky D, Yasumura S, et al. Compartmental body composition based on total body nitrogen, potassium and calcium. Am. J. Physiol. Endocrinol. Metab., 1980, 239: E524-E530.
12. Cohn SH, Vartsky D, Yasumura S, et al. Indexes of body cell mass: nitrogen versus potassium. Am. J. Physiol. Endocrinol. Metab., 1983, 244: E305-E310.
13. Cohn SH, Vaswani A, Zanzi I, et al. Changes in body chemical composition with age measured by total-body neutron activation. Metabolism, 1976, 25: 85-95.
14. Cohn SH, Vartsky D, Yasumura S, et al. Improved models for the determination of body fat by in vivo neutron activation. Am. J. Clin. Nutr. , 1984, 40: 255-259.
15. Cohn SH, Vartsky D, Yasumura S, et al. Assessment of cellular mass and lean body mass by noninvasive nuclear techniques. J. Lab. Clin. Med., 1985, 105: 305-311.
16. Ellis KJ. Reference man and woman more fully characterized. Variations on the basis of body size, age, sex, and race. Biol. Trace Element Res., 1990, 26: 385-400.
17. Kyere KB, Oldroyd B, Oxby CB, et al. The feasibility of measuring total body carbon by counting neutron inelastic scatter gamma rays. Physics Med. Biol., 1982, 27: 805-817.
18. Ellis KJ. Human Body Composition: In Vivo Methods. Physiological Reviews. 2000, 80 (2): 649-671.
19. Riendeau RP, Welch BE, Crisp CE, et al. Relationships of body fat to motor fitness test scores. Research Quauterly. 1958, 29: 200-203.
20. Cureton KJ, Sparling PB. Distance running performance and metabolic responses to running in men and women with excess weight experimentally equated. Med Sci Sports Exerci. 1980, 12: 288-294.
21. 田野.运动生理学高级教程［M］. 北京：高等教育出版社. 2003.
22. 黄徐根，徐建方，冯连世. 低氧暴露及低氧训练对体重的影响[J]. 体育科学，2006，26（3）：86-94.
23. 冯连世，黄徐根，赵鹏，等. 运动员减体重研究现状[J]. 体育科学，2005，25(9)：59-68.

（赵杰修）

第六章　动脉血压研究方法的发展与应用

血压不仅是反映正常人体心血管系统功能和疾病的重要指标，也是体育运动中运动强度和恢复情况等重要的监控指标，又因为血压的易测性和能重复测定的特点，因而被广泛应用于运动训练的常规检测中，随着人们对心血管系统功能在运动反应与适应机制研究的深入和血压检测手段不断更新，对运动训练时血压的变化规律的认识也得到提高，本文拟就这方面的内容进行介绍。

第一节　动脉血压的研究法

一、血压的正常值界定的研究进展

根据美国国家高血压病预防、检测、评价和治疗联合委员会第七次报告（JNC7）的划分，将 18 岁以上的成人的正常血压界定为收缩压<120mmHg 和舒张压<80mmHg，收缩压在 120~139mmHg 和舒张压在 80~89mmHg 之间，定义为高血压前期，表明有发展成为高血压的风险，而血压在 140 / 90mmHg 定义为高血压，高血压又分为两期，其划分标准如表 6-1 所示。

表 6-1　JNC7 划分血压的标准

血压分类	收缩压（mmHg）	舒张压（mmHg）
正常	<120	<80
高血压前期	120~139	80~89
高血压一期	140~159	90~99
高血压二期	≥160	≥100

（引自：Thomas G. Pickering 等，2005）

国内专家对 JNC7 将血压正常值定为<120 / 80mmHg，是否适合中国，众说不一，目前中国高血压防治指南是参考 JNC6 和世界卫生组织（WHO）和国际高血压病协会（ISH）推荐的标准并结合自己国情制定的，即我国的血压目标值<140 / 90mmHg。一些专家认为，JNC7 提出“高血压前期”这一概念，是有一定依据，流行病学证据显示，血压每升高 20 / 10mmHg，心血管危险就成倍增加。我国的流行病学证据也显示，当血压从 120 / 80mmHg 上升到 140 / 90mmHg 时，心血管病发病将增加两倍以上。

而不同意 JNC7 划分标准的观点认为，制定中国高血压防治指南要根据自己国家的国情和流行病学证据，以及覆盖面、病人依从性和实用性等因素，同时考虑社会因素、治疗因素。因为高血压的降压目标是 140 / 90mmHg，当降压治疗达标后，患者却仍处于高血压前期状态，这是病人不能接受的。假如在我国也用此标准，我们所面临的病人会剧增。血压水平在 120~139 / 80~89mmHg 之间应定义为“正常高值”。制定高血压诊断、分级、危险分层标准，依靠的是流行病学研究所得出的不同血压水平心血管病的相对危险和绝对危险的数据。中国已经拥有自己的数据，修订指南应以中国自己的数据为基础。

尽管国内有学者倾向于将血压在 120~139 / 80~89mmHg 之间时定为“正常高值”，但处于这一阶段的人，已需要进行生活方式干预。国外最新的一项实验证实，血压在 115 / 75mmHg（目前还认为是正常的血压水平）时，已使心血管等主要靶器官受到损害。由于血压与心血管危险是否呈连续性正相关目前尚不清楚，而高血压值是人为确定的，因此为了加大防治力度，需提前干预。而这种干预应该是针对全民的健康教育，而不仅仅是只对“高血压前期”的病人。因此，JNC7 将防治“值”提前，是值得借鉴的。

二、血压及其影响因素

血压是血管中流动的血液对血管壁的压力。血压的高低与许多因素有关，首先是遗传因素，许多研究表明，遗传在决定血压水平和高血压的发生上起着重要作用，子女的血压与父母的血压呈正相关，高血压的发生是遗传和环境共同作用的结果；第二，与年龄有关。儿童从出生后，血压水平便随着年龄而增长，直到成年后才基本稳定，在青春期等体格发育突增期，血压水平也同样激增，一些青少年可能会出现暂时性的血压增高，即青春期高血压现象；第三，体重和身高。体重、体重经身高较正的指标（如身高体重指数和体重指数）及身高均与血压有显著的正相关，超重或肥胖是高血压的危险因素；第四，膳食。钠、钾、钙等电解质在膳食中的含量一直被认为是影响血压的重要因素。流行病学研究发现，高血压的高发人群伴随着高钠盐摄入，而一些研究显示，钾与血压呈负相关，高钠低钾饮食可使血压升高，膳食中钙不足可使血压升高，降低膳食总脂肪、减少饱和脂肪酸、增加不饱和脂肪酸可使人群血压下降；第五，体育锻炼。长期的耐力训练可有效地降低血压正常者和高血压者的血压；第六，心理精神因素。研究发现情绪因素与血压水平偏高呈显著相关。

血压除了与以上因素有关外，正常人血压还因昼夜的变化呈现昼夜节律性变化，即呈现双峰一谷的变化，表现为夜间血压最低，清晨起床后血压迅速升高，在 6~10 时和 16~20 时各有一峰值，继而缓慢下降，轻、中度高血压患者昼夜节律波动曲线与正常相似，但血压水平较高，严重高血压患者或伴靶器官损害者昼夜节律可消失。根据夜间血压下降率不同，将血压昼夜节律分为杓型节律和非杓型节律，前者即夜间血压比日间血压下降 10%以上，后者即夜间血压比日间血压下降少于 10%。

三、急性运动时血压的变化及其发生机制

在对人群血压的研究中显示，急性运动时，无论是正常人还是高血压患者，均可引起收缩压的显著升高。众所周知，动脉血压是由心输出量和外周阻力的大小决定的。剧烈运动时可使心输出量增加 4~8 倍，因此运动时心输出量增加是升高动脉血压的一个重要因素，通

常可使血压升高30%~40%。运动时外周阻力的变化与多种因素有关。由于运动时，与运动有关的肌肉、心脏、脑、皮肤等的血管舒张，而交感兴奋使腹腔内脏等部位的血管收缩，所以，一般来说，总的外周阻力是降低的。由于增加心输出量的作用部分被总外周阻力降低的作用抵消，所以平均动脉血压实际上随运动强度增加而轻度或中度升高。

运动时血压的变化与运动的方式和项目也有密切的关系。Palatini利用动脉内插管术记录了跑台Bruce运动试验，自行车测功计递增负荷试验，台阶试验，手抓握试验，室外短、中跑试验，举重试验等不同运动方式时血压的变化，结果发现跑步时血压上升较少而且稳定，骑自行车时血压升高，但逐渐稳定。举重时血压波动很大，最高血压可达到320/250mmHg。可见，力量性运动项目与其他项目运动员相比，血压升高的更为明显。

血压的变化与运动技术动作有密切的关系。运动员在进行高阻抗练习时，如在举重过程中，血压最高可上升到345/245mmHg，其中最显著的是以下蹲时引起的血压上升，还发现，在每次上举时，胸内压和腹内压的上升与动脉血压的上升相平行，呈显著的相关性，这提示，在举重过程中，胸内压和腹内压的上升是引起血压上升的重要原因。此外，个体的基础血压值和静力收缩的压力反射也会影响血压的峰值。

还有研究发现，在高阻抗练习中，呼吸的方式和技术也是动脉血压的重要影响因素。在进行负荷量相同的最大阻抗练习中，采用声门紧闭的Valsava动作方式血压平均可达311/284mmHg，最高血压可达370/360mmHg，而采用缓慢呼气的方式，血压平均可达198/175mmHg，这表明，在高阻抗练习中，Valssva所引起的血压升高，可通过缓慢呼气的方式缓解血压的升高。

运动时动脉血压升高主要原因是神经系统运动区的激活，与此同时还激活了脑干网状激活系统，使头端延髓腹外侧区（缩血管区，C1区）的功能加强，导致小动脉收缩、心泵活动增强和静脉收缩，增高平均充盈压，从而使动脉血压升高。此外，人们发现先天缺乏交感神经系统或是药物阻滞肾上腺素能交感神经纤维的人，运动时动脉血压不是升高而是降低。这些都表明，运动时交感神经和儿茶酚胺活动增强在升高动脉血压中是非常重要的。

正常人血压稳态的维持主要靠减压反射，然而运动时的血压升高却没有颈动脉窦和主动脉弓压力感受性反射（减压反射）的参与，其主要根据是：①运动时心动过速伴随血压升高，提示运动时血压升高并未通过减压反射使心率减慢。②动物实验证明，动物颈动脉窦与主动脉弓区压力感受器去神经支配前后，运动时都获得同样稳定的心率。研究认为，运动时正常的减压反射缺乏的原因有二：①运动时运动皮质来的信息使动脉压力感受器的阈值提高，因而运动时血压轻度升高不能触发血压的负反馈调节。②压力感受器的传入信号在脊髓通过突触前抑制受到阻滞。

总之，运动时血压升高、运动肌肉的血流量增加，是通过中枢神经系统使缩血管区（C1区）兴奋和疑核（和/或迷走神经背核）抑制实现的。此外，运动时由于体温升高，刺激下丘脑体温调节中枢，使皮肤血管舒张和总外周阻力降低，血压降低，从而使运动时血压不致升得过高。

四、运动血压和运动高血压及其调节机制

一定强度和量的运动，对心血管系统来说是一个应激刺激，心血管系统对运动的反应不仅能反映心血管系统的贮备能力，同时还能评估心血管系统的功能状况，诊断、预测疾病的

发生及发展。因此，极量和亚极量运动的运动血压反应与反映血压日常波动的动态血压相互结合、互为补充，对于监测心血管系统机能状况，诊断预防高血压等心血管病的发病率具有重要价值。

（一）运动性高血压的定义

运动血压通常是指运动试验中所测得的血压。而运动试验是评价血压在运动应激情况下动态变化的一种方法。运动性高血压（Exercise Induced Hypertension）是在一定的运动负荷运动过程中或刚刚结束时，血压值升高超出正常人反应性增高生理范围的一种现象。这种现象不仅出现在高血压病人，也可以出现在那些安静状态下血压正常的人。美国运动医学会的研究报告指出，有明显运动性高血压反应的血压正常者发生高血压的危险将增加 2~3 倍。可见运动性高血压在预测未来患高血压病的危险的群体时有较高的价值。

但目前对运动性高血压的界定还缺乏统一的标准，国外研究中多定义为运动中最高收缩压≥200mmHg 或≥220mmHg，运动中最高舒张压≥95mmHg 或≥100mmHg；还有将运动试验中收缩压和舒张压过度升高定义为：运动时收缩压≥200mmHg 及 / 或舒张压较运动前上升≥10mmHg 或舒张压>90mmHg；另一种判断标准是在运动过程中或运动后两分钟内，男性收缩压≥210mmHg，女性≥190mmHg；还有一种标准是用功率自行车进行试验，运动后 3 分钟内，收缩压>220mmHg，舒张压较运动前升高了 15mmHg 以上，以此来筛选运动性高血压的人群。

运动性高血压的人其血压的昼夜节律也会发生异常。研究发现，非杓型节律的原发性高血压患者，最大运动量时血压显著高于杓型节律的原发性高血压患者，夜间血压下降率与最大运动量时血压存在明显负相关，表明血压的昼夜节律与运动血压密切相关，昼夜节律消失者运动时更易出现过高的血压反应。血压昼夜节律的消失，多认为是自主神经调节障碍，交感神经活性增强所致，因此推测运动试验中血压过高反应与交感神经的反应增强有关；也可能是高血压患者存在外周血管阻力增加而运动不能使血管舒张所致。运动性高血压的人运动后恢复期收缩压的变化，也能反映其血压的昼夜节律变化的程度。研究还显示非杓型节律恢复期血压显著高于杓型，恢复期血压难以恢复正常可能是交感神经过度兴奋延伸至运动后恢复阶段所致。

（二）运动性高血压的发生机制和相关因素

运动对正常人及原发性高血压患者均可引起收缩压的升高，但原发性高血压患者血压升高更显著，运动可引起原发性高血压患者的舒张压升高，但对正常人却无影响，这提示，运动高血压的发生不仅仅是运动所致，而与高血压病变发生有关。收缩压主要受心搏量及大动脉弹性的影响，运动时交感神经兴奋，心肌收缩力增强，心率增快，回心血量增加，使心输出量增加，收缩压升高；原发性高血压患者交感神经兴奋性较正常人高，故收缩压升高更明显，并且收缩压的升高与动力性运动强度直接相关，运动强度越高，动脉收缩压明显增加，这种变化规律在正常人及临界高血压者亦相似，说明在运动中，收缩压的增高更有意义。舒张压主要受外周小动脉阻力的影响，正常人在运动时，心输血量增加可使血流量增加，血流对血管壁的切应力增加，内皮细胞分泌一氧化氮增多，血管平滑肌舒张，外周动脉内径增大，阻力减小，故舒张压无明显增加。在原发性高血压患者内皮依赖性血管舒张功能减退，血管平滑肌舒张的反应受损，动脉内径不能相应增加致外周阻力增加，舒张压升高；另外，内皮功能受损产生内皮素、血管紧张素增加，导致小动脉收缩，外周阻力增加，这也是原发性高血压患者运动后舒张压升高的原因之一。

原发性高血压患者收缩压的升高除与上述原因有关外，与最大运动量时收缩压密切相关的其他因素还包括高血压家族史、基础收缩压、左心室重量指数、体重指数、胰岛素水平、血压昼夜节律、低密度脂蛋白/胆固醇、年龄、饮酒、性别等，而与最大运动量时舒张压密切相关的因素还有血管内皮功能。

五、长期运动训练对血压的影响以及抗高血压病的可能机制

在一项有关耐力训练对血压的变化影响的研究中显示，健康男性在经过4个月的耐力训练后，安静时的舒张压显著下降，而收缩压无显著变化，而对相同的亚极量定量负荷运动后，收缩压升高的幅度显著下降；24小时动态血压观察显示，在夜间收缩压和舒张压均无显著变化，而在白天，舒张压显著下降，而收缩压无显著变化，提示耐力训练能使正常人安静时的舒张压下降，对定量负荷的反应下降。

近来多次纵向研究发现，长期参加运动训练可有效地预防高血压的发生。一项回顾性研究显示，以前参加校内运动每周低于5小时者比每周运动在5小时以上的人，在之后22~31年里发生高血压的发病率高32%，而之后参加低等或中等强度活动并没有改变高血压发病率，而如随后参加的是剧烈运动则发生高血压发生率下降19%~29%。而且有研究提示，对于在耐力项目比赛中跑速快的少年，其舒张压要比跑速慢的少年低，在跟踪25年后的研究发现，少年期跑速快的人在成年期舒张压要低，患高血压的几率比跑得慢的人要小。这些研究也提示，体育锻炼能对预防高血压病的发生有重要的作用。

此外，长期的运动训练对高血压病有很好的治疗作用，美国运动医学会对1992年以前发表的有关耐力运动训练对全部实验对象中1574名受试者训练前患有收缩期高血压（收缩压≥140mmHg），和755名患者（48%）患有舒张期高血压（舒张压≥90mmHg）的研究结果发现，有72%收缩期高血压患者在耐力运动后收缩压显著下降，从训练前153mmHg下降约11mmHg；而77%舒张期高血压患者耐力运动后舒张压显著下降，从训练前99mmHg下降约9mmHg。而且耐力运动训练引起的血压变化与性别无明显关系。大量研究报道40%~70%最大摄氧量强度的运动训练与大强度运动训练有同样甚至更好的降血压作用。因而认为中等强度训练可能引起血压下降与大强度运动训练一样，甚至更多，这对于老年的高血压人群尤其重要，因为这样的运动可降低急性心血管疾病发病的危险性。

关于运动训练的降压效应的显效时间，有学者认为至少在1~2周后才能显现出来，训练5周左右血压达到稳定状态。在1个月训练中，血压下降在第2周达最大限度，并在2周后保持稳定并持续3个月以上。还有研究发现训练开始后3周到3个月可以引起血压下降，而继续运动至9个月血压未表现进一步降低，但高血压患者一旦停训，其血压值又回到训练前水平。这提示虽然更长时间训练不能使高血压患者的血压进一步下降，但耐力运动的降血压作用只有坚持有规律的训练才能保持运动的效果。

过去一般都不主张高血压患者参加阻抗训练，这是因为急性高强度阻抗练习引起血压显著上升，以及阻抗训练可能引发的向心性左心室肥厚的缘故。但对长期阻抗训练的研究并未证实抗阻力训练有以上负面作用，也有一些研究认为阻抗训练尤其是重复举重训练可降低静息压，可能因为阻抗引起血压升高是间歇性的，而高血压病所引起的血压负荷是持续性的缘

故。但有关阻抗训练的强度和量的选择应得到足够的认识。因此，美国运动医学会不提倡抗阻训练或力量训练作为高血压患者唯一的运动训练方式，而应该作为合理健身计划的组成之一。

目前运动训练引起高血压患者血压下降的机制还不清楚，但大量的研究显示，运动训练的降血压作用是独立于降体重或降体脂之外的有效措施。通常长期高血压患者安静时总外周阻力增加，而训练可使心输出量与总外周阻力均有下降。

在原发性高血压的发病中，交感肾上腺髓质系统的功能状况起重要作用，有资料表明，运动训练引起高血压患者血压下降与血浆去甲肾上腺素浓度下降有关，耐力运动训练的降血压作用与血浆去甲肾上腺素浓度变化显著相关，而化学方法去交感神经后大鼠运动后血压上升幅度较安静对照组少，表明长期运动训练对血压的调节与其对交感肾上腺髓质系统功能的调节有重要的关系。

此外，运动诱导血压下降也可能是循环舒血管物质增加引起。这些生物活性物质包括：内啡肽、前列腺素、激肽、腺苷、多巴胺或心房利尿钠肽等。近来研究认为，血胰岛素过多是高血压患者发生高血压，以及增加糖尿病、过度肥胖、高甘油三酯血症和冠心病发病危险的潜在机制。运动训练虽可缓解患者血甘油三酯过多，仍无研究报道这种机制是否与耐力运动训练引起血压下降作用有关，已有研究证明，肾素—血管紧张素—醛固酮系统在高血压的发病中起重要的作用。运动训练可通过影响这一系统的代谢，而影响血压。

六、运动员高血压

运动员高血压是指运动员在一段时期内力量练习较多而引起的高血压。它可表现收缩血压和舒张血压均升高，舒张压升高可达 100~110mmHg。

尽管大量的研究均证明长期的体育锻炼能使血压下降，并能有效地预防高血压病的发生，但国内外报道均显示，参加竞技比赛的运动员的高血压的发生率高于同龄的一般人。我国的一项调查结果表明，在所调查的 392 名运动员中，高血压患者有 26 名，其中男性占调查人数的 9.1%，女性占 2.2%，平均为 6.6%。这些运动员的年龄范围为 14~33 岁，分属 7 个运动项目。在这些项目中，以投掷、跳跃和举重运动员高血压多见。这些高血压运动员诊断为运动性高血压者 20 名，诊断为原发性高血压病者 5 名，诊断为青春期高血压者 1 名。

有研究者提出运动员高血压的病因中，除了体检时的暂时反应和本身患高血压病以外，导致运动员高血压的主要原因是：①青春期高血压：青春期高血压是指年龄在 18 岁以下、体格发育良好、运动能力强、无明显过度训练或过度紧张史的高血压少年。其收缩压较高，可达 150~160mmHg，舒张压一般不高，仅在运动量较大时有些头昏、头痛，其他未发现异常。一般认为，这种高血压是与性成熟期神经和内分泌的改变有关。在对上述高血压运动员进行的 2~6 年跟踪调查中发现，停止激烈运动后，一些运动员的血压可恢复正常，而另一些则仍波动在 130~140 / 90~100mmHg。②过度紧张和过度训练引起的高血压：这些高血压的运动员都有较明显的过度训练或过度紧张的运动史和有关症状。一般收缩压和舒张压均升高，多数人血压比正常偏高 10~20mmHg。研究发现，这些运动员在积极纠正过度训练或过度紧张后，血压通常可以恢复正常。

竞技运动员中出现高血压主要见于力量性项目或一段时期内力量练习较多的运动员，并与运动员的过度训练、过度紧张有关。是否进行这类运动项目的运动练习容易导致竞技运动员出现血压的升高？研究已证实，血压的变化与运动技术动作有密切的关系。运动员在进行高阻抗练习时，血压升高的幅度要远远超过一般运动项目，而且不仅是收缩压的升高，舒张压也显著升高，这种升高与运动的动作有密切的关系，同时与运动中胸内压和腹内压的上升密切相关。有学者认为，举重等力量性练习时血压升高明显的原因，可能与下面几方面有关：①血压与肌群参加多少有关；②与等长收缩有关，可引起压力反射；③收缩肌肉的机械压迫；④因 Valsalva 动作引起胸内压力升高所致。因此，如何避免这些不利因素的作用和运动员的过度训练、过度紧张是运动员和教练员预防高血压发生的重要环节。

第二节　血压监测常用的方法以及特点

在医学上，血压测定的最佳标准是让技术熟练的人使用水银血压计测定血压。但越来越多的证据显示，这个测定过程也会造成误差，即将正常人误诊为高血压患者，或漏过那些在测试时血压正常而在其他时间血压升高的人，原因有三：①测试方法上造成的误差，这些在很大程度上是可以避免的；②血压所固有的变化；③受试者在见到医生时血压升高的所谓“白衣效应”。而血压测定的准确性，对于血压的准确判断非常重要的。2005 年《高血压杂志》就各种血压测定的方法的特点以及使用要求进行了规范。

目前，随着技术的进步，一些监测血压的新的手段和仪器也不断出现并被应用于实践中，但是听诊法仍是医学上测定血压的主要方法。此外，应用于血压测定的技术还有振动技术、超声技术以及测定张力变化的技术。

一、听诊法

听诊法操作方法的原理是将袖带裹在上臂上，再充气到收缩压值以上以阻断上臂动脉血流，然后逐渐放气，从而使动脉的血流逐渐恢复，通过听诊听到的动脉内搏动声的变化，确定收缩压和舒张压的大小。传统上将这些声音的变化分为 5 个时相：第 I 时相，出现清晰的声音和触及到脉搏；第 II 时相，声音变得柔和并绵长；第 III 时相，声音变脆和响亮；第 IV 时相，声音变得沉闷而柔和；第 V 时相，声音完全消失。这些声音的产生是由于血流的涡流和动脉壁的振动所致。一般认为，第 I 时相的开始反映的是收缩压，它比动脉内直接测定的收缩压数值要低，而第 V 时相声音的消失对应的是舒张压，它比直接动脉内测定的舒张压要高。第 II、III 时相在临床上没有显著差异。过去对于是在第 IV 或第 V 时相记录舒张压存有争议，但与动脉内舒张压测定的值相比，第 IV 时相要比第 V 时相更高，现在多数的意见认为应该采用第 V 时相的数值。

采用听诊法测定的血压计包括水银血压计、非液压血压计和混合式血压计等。下面介绍它们各自的特点：

（一）水银血压计（Mercury Sphygmomanometers）

水银血压计要比其他血压计的误差少，并且，由于它简单的设计使不同品牌的血压计之间的误差可被忽视，而在其他的压力计则不可忽略不计。然而，也有调查显示其存在有技术误差。

（二）非液压血压计（Aneroid Sphygmomanometers）

在这类血压计中，压力是由金属膜盒的机械系统所记录的，这种系统不需要保持它的稳定性，尤其是振动，也正是由于这种固有的特性，使它比水银血压计的精确性差，所以需要定期校准，但其比移动式的血压计更准确。

（三）混合式血压计（Hybrid Sphygmomanometers）

混合式血压计是将电子和听诊的装置相结合的血压计，这种压力计关键的部分是水银被电子压力计量器取代，因为它结合了水银血压计和电子血压计的优点，在一定程度上克服通常在水银血压计和无液血压计上出现的误差，所以混合式血压计有取代水银血压计的可能。

二、振动式技术

振动式技术是在袖带逐渐放气时，血压计将动脉振动的压力变化记录下来，振动最大的那一点对应的是血管内动脉平均压。因为振动是在收缩压数值以上开始，一直持续到舒张压以下，所以收缩和舒张压只能凭经验公式间接测得。这种方法的优点是在上臂动脉不需要放置传递装置，其他优点还包括是在移动的血压监控中，不易受外界噪音的影响（但低频机械振动会干扰）等。而缺点是振动的幅度不仅是受血压的影响还受其他因素的影响，最重要的因素是动脉血管的硬度。因此，对于有动脉硬化的老年人，脉压很大，平均动脉压往往被低估。用于探测收缩压和舒张压的算法各种厂家生产的血压计不同，有研究表明这些差异很显著。另外一个缺点是这种血压计在运动状态下记录不理想，可出现较大的误差。

三、Penaz 的指带法（Finger Cuff Method of Penaz）

这种方法是使用手指压力带将手指的动脉搏动通过照相体积描记器探测，这种体积描记器不断地将手指带压力的变化输出记录下来。虽然用这种方法测得血压与测定上臂动脉压相比有较大的偏差，测定绝对血压值相对不准确，但它能较准确地反映收缩压和舒张压的动态变化。这种血压计能连续记录 24 小时以上的血压变化，而且受试者活动不受影响。这种血压计在目前由于造价高、不方便以及测定绝对血压值相对不准确，而不适合用于临床，但对于短时间观察血压动态变化有很大的研究价值。

四、超声技术

这种测定法是在血压计袖带下的上臂动脉的部位放置传送和接收装置，当袖带放气时，动脉壁在血压变化是动脉移动造成的波动的时相变化，就可通过超声测定。

五、张力测定血压计

这种技术是利用当动脉被压在骨上时，动脉的波动大小与血管内的动脉血压大小成比例的原理。手腕测定血压的技术就是利用这个原理发展起来的，因为传送装置要求要直接放在动脉的中央，因此，所测得的信号与传送装置放的位置的准确程度有密切的关系，它需要对每个受试者进行校准，所以不适合临床应用。

综上所述，目前有许多种类的血压计，“金标准”的血压计仍然是水银血压计，它是评估其他血压测定仪器的标准。在体育运动的场地和实验室血压测定中，水银血压计也是最常用的测试仪器。但在实际使用中，即使是血压计准确也不能保证对所有受试者的测试结果准确，尤其是对于老年人和糖尿病人。正因如此，现在建议振动式血压计应在测量每个人之前，与水银血压计的测定值进行对比，确定推测其准确性。对于非自动性的血压计，如水银血压计和无液血压计，建议将压力读取机制相应的部分进行检查。对于水银血压计，要检查水银柱的半月形液面在 0mmHg，水银中无杂质，在充气和放气时上升和下降自如。无液或其他非水银血压计的检查要将它用 Y 型管与水银血压计或电子检测设备相连。在袖带充气之前指针应指向零点，在充气的压力达到 100~200mmHg 之间时，与水银血压计的读数相差在 4mmHg 之内，在放气后，指针应回零。

此外，一些其他的因素也会影响血压测定的准确性。如袖带大小给血压测定带来的误差，袖带太小比袖带太大带来的误差大。不同的体位测得的结果也不同，测定血压最常见的位置是坐位或仰卧位。一般认为，坐位测得的舒张压比仰卧位高（大约 5mmHg），而对收缩压还没有定论。此外，背部与腿的位置也有影响，如果座位上设有靠背，舒张压可提高 6mmHg，两腿交叉可使收缩压提高 2~8mmHg。

处在仰卧位时，右心房大约在床与胸骨之间。如果将上肢放在床上，就低于心脏的位置，所以，在仰卧位测血压时，上肢要垫一个枕头，而在坐位时，右心房的水平大约在胸骨中点或第四肋骨水平。在血压测定时，一些诸如室温、运动、饮酒、上肢的位置、肌肉紧张度、膀胱充盈、讲话和环境噪音等因素也可引起血压值显著的偏差。

所以在血压测定时要求受试者应将上衣脱掉暴露上臂袖带的位置，保证上臂无衣服的约束，坐在舒适的地方，两腿分开，背部和上肢应有支撑，上臂裹袖带的中央应与右心房水平持平。对于首次就诊的病人，应测量两上肢的血压，要告诉病人尽管放松，在测量期间不要说话，水银柱放气速率为每秒 2~3mmHg，听诊器中第一声和最后一声响为收缩压和舒张压，读数值要尽可能区分 2mmHg，测试过程中不能讲话。多次测定血压所得的血压值要比只测定一次所得的值更为客观。移动的血压计有自动读数装置，可多次记录血压值，通常第一次的数值最高，两次读数之间要有至少 1 分钟的间歇，取平均数。如果第一次读数与第二次读数的差距大于 5mmHg，要再测定 1~2 次，取它们的平均值。

虽然标准的血压测定部位是上臂，但随着一些测试仪器的发展，目前用于腕部和手指的血压测定法也逐渐受到欢迎。应知道在不同动脉的部位，收缩压与舒张压有明显的不同，在动脉的末梢收缩压升高，舒张压下降，而平均动脉压在主动脉与外周动脉相比相差仅有 1~2mmHg。腕部测定装置的优点是比臂部测定装置小，能用于肥胖人，因为腕部的周径受肥胖的影响很小，而腕部测定装置潜在的系统误差是由于腕部相对于心脏的流体静水压的不同引起。只要将腕部放在心脏的水平来读数就可以避免。腕部测定装置有很大的潜力，但需要进一步研究评估。目前为止，手指测定装置由于其不准确性，所以不推荐使用。

近年来，虽然 ABPM（移动式的血压监测方法）的准确性还有待于研究，但由于它的便利性和应用价值而在运动训练中受到重视。而且这种方法可以连续观察 24 小时各种应激刺激时血压的反应，而这些是一般测试方法达不到的，此外，它能避免医生在场时对受试者听诊血压测试的影响。有学者对运动中采用移动式的血压监测方法测定血压变化的准确性进行了研究，他们将 ABPM 与听诊法在测试安静状态和不同运动状态（走路、爬楼梯、自行车和渐增性台阶试验）所得的结果进行了对比。结果显示，在低、中强度运动时两种方法所测得的收缩压和心率没有明显的差异，在受试的 26 人中，有 20 人所测得的收缩压的差距不超过 6mmHg，而心率差距也不超过 4 次 / 分，但是舒张压的值差异较大，并且随着运动强度增大，由 ABPM 测得的收缩压值比听诊法测得的值高，造成这种情况的原因是 ABPM 对上肢运动的敏感性而引起的误差。因此，可以认为在低强度运动时，ABPM 测得的收缩压和心率是准确的，而较高强度运动时，ABPM 测得的收缩压总值是低于听诊法测得的值，而测得的舒张压值的准确性较差。

此外，不同种类的移动式血压监测仪器在运动实践中应用的准确性的研究也有报道。所研究的移动式血压计包括 Accutracker II（听诊并有心电图记录）、Colin ABPM630（听诊式或振动式）、Del Mar Pressurometer IV（听诊式伴有心电图）和 Spacelabs 90202（振动式），采用血管内动脉血压测定和水银血压计作为对照。结果显示，凡是使用听诊法偏差较小，在等长和动力性运动时，动脉压测定值与用水银血压计测得值的相吻合性与安静时相似，但偏差加大。使用非听诊法的移动血压监测法所得的血压的偏差也比安静时的大，尤其是 Colin 振动式方法和 Del Mar，Pressurometer IV 显示的偏差更大一些。

综上所述，目前有许多种类的测定血压的血压计，“金标准”的血压计仍然是水银血压计，它是评估其他血压测定仪器的标准。在体育运动的场地和实验室血压测定中，水银血压计也是最常用的测试仪器。正确地使用血压计进行血压的测定是准确判断血压值的关键。

参考文献

1. Thomas G. Pickering，John E. Hall，Lawrence J. et al. Recommendations for blood pressure measurement in humans and experimental animals：Part1：blood pressure measurement in humans：a statement for professionals from the subcommittee of professional and public education of the American Heart Association Council on high blood pressure research [J]. Hypertension，2005：45，142-161.
2. 张京春，陈可冀. 关于美国 JNC-7 高血压指南的评述 [J]. 中国中西医结合杂志，2003，10（10）：724-726.
3. 王文，吴可贵. 对高血压指南的认识 [J]. 高血压杂志，2003，11（4）：298-299.
4. 刘力生，龚兰生. 1999 中国高血压防治指南（试行本）[Z]. 中国高血压防治指南起草委员会，1999，2-4.
5. 赵晓琴，运动血压及其相关影响因素 [J]. 心血管病学进展，2006，27（5）：569-571.
6. PedullaM，SilvestriR，LascoA，et al.Sleep structure in essential hypertensive patients：differences between dippers and non-dippers [J]. Blood-Press，1995，4：232-237.
7. 丁报春，罗官莉，陈斌. 运动时心排出量和血压的变化及调节 [J]. 长沙医学院学报，2006，16（6）：38-42.
8. Palatini P. Blood pressure behavior during physical activity [J]，Sports Medicine

1988, 5: 353-374.

9. Palatini P, Mos L, Munari L. et al. Blood pressure changes during heavy-resistance exercise [J]. J Hypertens Suppl. 1989, 7 (6): S72-3.
10. Narloch JA, Brandstater ME. Influence of breathing technique on arterial blood pressure during heavy weight lifting [J]. Arch Phys Med Rehabil. 1995, 76 (5): 457-462.
11. AllisonTG, CordeiroMA, MillerTD, DaidaH, Squires RW, Gau GT. Prognostic significance of exercise-induced systemic hypertension in healthy subjects [J]. Am J Cardiol, 1999, 83: 371-375.
12. http: // www.acsm.org / AM / Template.cfm? Section=Translated_Position_Stands&Template= / CM / ContentDisplay.cfm&ContentID=3580.
13. IliaR, CarmelS, TsatskisB, eta.l Exaggerated blood pressure response at exercise in normotensive subjects: demographic and stress performance characteristics [J]. Am Heart J, 1998, 136 (3): 499-503.
14. 许纲，丁树哲. 高血压前期·运动性血压过高·有氧运动 [J]. 中国运动医学杂志，2005, 24 (2): 253-255.
15. 黄海云，陈明，姚雨凡. 高血压病患者的运动血压和影响因素 [J]. 高血压病杂志，2002, 10 (4): 336-339.
16. Van Hoof R, Hespel P, Fagard R, et al. Effect of endurance training on blood pressure at rest, during exercise and during 24 hours in sedentary men [J]. Am J Cardiol, 1989, 63 (13): 945-949.
17. Mikkelsson L, Kaprio J, Kautiainen H, et al Endurance running ability at adolescence as a predictor of blood pressure levels and hypertension in men: a 25-year follow-up study [J]. Int J Sports Med. 2005, 26 (6): 448-452.
18. VrizO, MosL, FrigoG, etal. Effects of physical exercise on clinic and 24-hour ambu latory blood pressure in young subjects with mild hypertension [J]. J Sports Med Phys Fitness, 2002, 42 (1): 83-88.
19. Palatini P. Exaggerated blood pressure response to exercise: pathophysiologic mechanisms and clinical relevance. J Sports Med Phys Fitness [J]. 1998, 38 (1): 1-9.
20. Palatini P. Blood pressure behavior during physical activity [J]. Sports Medicine 1988, 5: 353-359.
21. 曲绵域，于长隆主编. 实用运动医学. 北京大学医学出版社，2003 年第四版.
22. Sachtleben T, Fields KB. Hypertension in the athlete [J]. Curr Sports Med Rep. 2003, 2920: 79-83.
23. Mauck GW, Smith CR, Geddes LA et al. The meaning of the point of maximum oscillations in cuff pressure in the indirect measurement of blood pressure-part ii [J]. J Biomech Eng. 1980: 102: 28-33.
24. Van Montfrans GA, Oscillonmetric blood pressure measurement: progress and problem [J]. Blood Pressure Monit.2001; 6: 287-290.

25. Kouame N, Landry F, Jette M, et al. Accuracy of ambulatory blood pressure monitoring in four exercise situations [J]. Herz. 1989 Aug; 14 (4): 221-231.
26. White WB, Lund-Johansen P, Omvik P. Assessment of four ambulatory blood pressure monitors and measurements by clinicians versus intra arterial blood pressure at rest and during exercise [J]. Am J Cardiol. 1990 Jan 1; 65 (1): 60-66.

（王蕴红）

第七章　肺功能研究方法的发展与应用

第一节　肺功能检查的历史及最新研究动态

一、肺功能检查的历史

肺功能检查是研究呼吸生理学和评价呼吸系统功能的重要手段，从诞生以来至今已有三百余年的历史。

对肺功能的检查最早可追溯至17世纪末。1679年，意大利生理学家波利（Boreli）采用简单测定一次吸气容量的方法最早对肺容积进行了测定，测得在室温下成人肺容积为3.3~4.9L。波利（全名Giovanni Alfonso di Borelli，1608—1679），意大利著名的数学家、物理学家、生理学家，被誉为生物物理学之父和生物力学之父，在他的De Motu Animalium（On Animal Motion）著作中（Rome，1680—1681），运用几何学和机械学的原理（如杠杆、滑轮）系统阐述了肌肉和骨骼的运动机制，并且正确地提出了肺功能的生理学基础，为后人研究呼吸生理学奠定了基础。

18世纪呼吸生理学和肺功能检查技术进展缓慢。这期间较重要的事件是，1700年，Humphrey Davy采用水银密封仪和氢稀释法测定了残气量。

19世纪，随着密封式肺量计的出现，对肺功能的检查取得了较大的进步。1846年，Hutchinson阐述了肺容量的各个功能组成部分，并且首次提出用水封式肺量计测定肺活量的方法。同年，Hutchinson在测量2000多名健康人肺活量的基础上按身高、体重、年龄建立了肺活量正常值和肺活量回归方程。Hutchinson的研究成果奠定了肺功能检查的基础，此后肺功能测定的仪器不断改善，肺功能测定的方法和指标逐渐增多，逐渐成为呼吸生理检测的重要手段。

进入20世纪，随着计算机技术的发展，肺功能检查技术取得了飞跃性的发展。1919年，Stroll首先提出用力肺活量（FVC）的概念和检查方法。1933年，Hermannsen首先利用直接方法测量了最大通气量（MVV）。1947年，Tiffaneace介绍了第一秒用力呼出量（$FEV_{1.0}$）的概念，并发现其对气道阻塞性疾病的诊断有很大帮助。1955年，Leualler和Fowler提出最大呼气中期流速（FEF）的概念。1967年，Dollfuss提出小气道疾病的概念与小气道功能的特点及检测方法。1973年，Wagner等人用6种惰性气体对通气、血流的分布及比值进行了直接测定。

在我国，肺功能检查起步较晚，但近期处于快速发展阶段。20世纪初肺功能测定引入中国，1939年，蔡翘等首先报告了大学生及中学生肺活量的测定。1952年，薛汉麟介绍了呼吸功能和呼吸功能不全的疾病及其处理原则，引起了人们对肺功能研究的重视。1956 年，吴绍青编著出版了第一本专论肺功能的著作《肺功能测验在临床上的应用》，书中系统介绍了通气功能测定方法及我国正常人通气功能的常数，其后肺功能检测在我国开始发展。20 世纪 70 年代末“小气道”功能检查在我国兴起，进一步促进了肺功能检测的发展。随后是气道反应性、体积描记仪、运动负荷、呼吸肌力、中枢反应性、脉冲震荡肺功能测定等。至今，一些大型综合医院都已开展了名目繁多的肺功能检查。

纵观三百余年的历史，肺功能测定已由最初单纯的肺容积测定扩大到肺功能、肺换气功能、呼吸调节功能和肺循环功能的综合测定，肺功能仪已经从单一的测定装置发展到计算机控制的综合测定系统。

二、影响肺功能的生理学因素

呼吸肌的收缩与舒张引起胸廓节律性地扩大和缩小称为呼吸运动（respiratory movement)，呼吸运动的全过程包括 3 个相互联系的环节：外呼吸、气体运输和内呼吸。外呼吸是指外界环境与血液在肺部实现的气体交换，即大气与肺进行气体交换以及肺泡与肺毛细血管血液进行气体交换的全过程，即肺通气和肺换气；气体运输，是指气体在血液内的运输；内呼吸是指血液和组织细胞之间的气体交换。各种生理学因素可通过影响上述 3 个环节来影响肺功能。

（一）影响肺通气功能的因素

1. 肺通气的动力

肺通气的直接动力是肺泡气与大气之间的压力差，肺通气的原动力为呼吸肌的舒缩运动。平静呼吸时吸气是主动的，呼气是被动的，即吸气动作是由吸气肌收缩引起，而呼气动作则主要是吸气肌舒张引起，而不是呼气肌收缩。用力呼吸时，吸气和呼气都是主动的。吸气肌主要有膈肌和肋间外肌，辅助吸气肌有胸肌、背肌、胸锁乳突肌等。呼气肌主要是肋间内肌和腹壁肌，主要由膈肌完成的呼吸运动称腹式呼吸，主要由肋间外肌完成的呼吸运动称为胸式呼吸。正常生理状况下，呼吸运动是胸式和腹式的混合形式。运动训练可以提高呼吸肌的力量和耐力，从而使肺通气功能增加。

2. 肺通气的阻力

肺通气的阻力按物理性质可分为弹性阻力、黏性阻力和惯性阻力，三者之和称为呼吸总阻抗。

(1) 弹性阻力

指胸廓和肺的弹性回缩力，占肺通气全部阻力的 70%，其大小常用顺应性表示，顺应性=1 / 弹性阻力。肺的顺应性可用单位压力的变化引起容积变化来表示，它与弹性阻力、表面张力成反变关系，顺应性越小表示肺越不易扩张。在肺充血、肺纤维化时顺应性下降。

(2) 惯性阻力和黏性阻力

惯性阻力和黏性阻力占肺通气全部阻力的 30%，惯性阻力主要分布于大气道和胸廓。

黏性阻力来自气道和肺组织，以气道阻力为主，气道阻力主要由气道管径大小决定，引起气管平滑肌舒收的因素均会对其产生影响。使气道平滑肌舒张的因素有：跨壁压增大、肺实质的牵引、交感神经兴奋、前列腺素 E_2（PGE_2）、儿茶酚胺类等。使气道平滑肌收缩的因素有：副交感神经兴奋、组织胺、前列腺素 E_2、5-羟色胺（5-HT）、过敏原等。

（二）影响气体在血液中运输的因素

1. 血红蛋白浓度

血红蛋白（Hb）是运输 O_2 的主要工具，O_2 与血红蛋白的结合形式为氧合血红蛋白，正常人每 100ml 动脉血中血红蛋白结合的 O_2 约为 19.5ml。各种原因导致的血红蛋白降低（贫血）均会影响氧气在血液中的运输能力。运动员在长期大负荷训练期间易引起 Hb 含量下降，影响氧气在血液中的运输能力，使运动能力下降，因此血红蛋白成为训练监控的一项重要指标。

2. 心脏泵血功能

心脏泵血功能会通过影响血液在组织中分配、血流速度、肺部通气 / 血流比值等途径影响呼吸功能。评价心脏泵血功能的指标主要是心输出量、每搏输出量、射血分数、心指数和心力贮备等。

每搏输出量是指一次心跳一侧心室射出的血量，正常成人静息状态下为 60~80ml。射血分数是指每搏输出量占心室舒张末期容积百分比，健康成年人静息时的射血分数为 55%~65%。每分输出量（心输出量）是指每分钟由一侧心室所排出的血量，等于每搏输出量×心率，成人安静时平均为 5~6L / min，剧烈运动时，心输出量可达 25~30L / min。心指数是指以每 1 平方米体表面积计算的心输出量，是分析比较不同个体心脏功能的常用评定指标，健康成年人约为 3.0~3.5L /(min·m^2)。心力贮备是指心输出量随机体代谢需要而增长的能力。心力贮备的大小反映心脏泵血功能对代谢需要的适应能力，也反映心脏的训练水平，包括心率贮备、收缩期贮备和舒张期贮备。

研究证实，影响机体有氧工作能力的主要因素不是肺通气功能，而是心脏的泵血功能，这是因为肺功能的贮备很大，如运动时每分通气量可以增大到安静时的 35 倍，而心脏的泵血功能贮备相对较小，每分输出量在运动时只能增大到安静时的 5 倍。因此，通过针对性训练增强心脏的泵血功能是提高肺功能和有氧工作能力的有效手段。

（三）影响肺换气功能的因素

在肺部，氧气从分压高的肺泡通过呼吸膜扩散到血液，而 CO_2 则从分压高的肺毛细血管血液中扩散到分压低的肺泡中。肺换气的动力是气体的分压差（分压是指在混合气体中某一种气体所占的压力），影响肺换气的生理学因素主要包括：

1. 呼吸膜的厚度和面积

在肺组织纤维化时，呼吸膜面积减小，厚度增加，将出现肺换气效率降低。凡影响到呼吸膜的病变均将影响肺换气，而呼吸道的病变首先影响的是肺通气，仅当肺通气改变造成肺泡气体分压变化时才影响到肺换气。

2. 气体分子的分子量、溶解度和分压差

O_2 的分子量小于 CO_2，肺泡与血液间 O_2 分压差大于 CO_2 分压差，仅从这两方面看，O_2 的扩散速度比 CO_2 快，但由于 CO_2 在血浆中的溶解度远大于 O_2（24 倍），故综合结果是 CO_2 比 O_2 扩散速度快，所以当肺换气功能不良时，缺 O_2 比 CO_2 潴留明显。

3. 通气 / 血流比值

通气 / 血流比值（$\dot{V}/\dot{Q}$）是指每分钟肺泡通气量与每分肺血流量的比值，正常值为 0.84 左右，此时肺通气量与血流量处于最佳匹配，气体交换率最高。当 $\dot{V}/\dot{Q}>0.84$ 时，表示肺通气过度或肺血流量减少，这意味着部分肺泡无法进行气体交换，相当于肺泡无效腔增大。当 $\dot{V}/\dot{Q}<0.84$ 时，表示肺通气不足或血流过剩或两者同时存在，这意味着有部分静脉血流过无气体的肺泡后，再回流入肺静脉（动脉血），也就是发生了功能性动—静脉短路。中小强度运动时，机体一方面通过调节呼吸运动增加肺通气量，另一方面增加心输出量，使 $\dot{V}/\dot{Q}$ 比值保持不变。但当运动强度过大时，心输出量的加大跟不上肺通气量的增加，比值下降，气体交换率降低。因此，运动时肺通气不是限制有氧能力的主要原因，增加心脏功能，有利于提高运动时肺换气的效率。

三、肺功能检查技术的研究进展

20 世纪中叶至今近 60 年间，呼吸生理学家利用飞速发展的电学、传感器技术、计算机技术，使肺功能检查技术飞跃发展，取得了令人振奋的成就。这些发展主要表现在常规肺功能检查的自动控制、肺弥散功能检查技术的革新、体描仪测定肺容量和气道阻力方面的标准化、心肺运动试验及其各项数据图表快速实时分析等。近期，脉冲振荡技术、肺功能的影像学技术和运动心肺功能试验等逐渐兴起，表现出较高的临床和运动实践应用价值。

（一）脉冲振荡技术

脉冲振荡技术（Impulse oscillation，IOS）是由振荡器产生脉冲信号，施加于呼吸系统，激发口腔气体流速改变，借此测定呼吸阻抗及其组成成分（黏性阻力、弹性阻力和惯性阻力）。

脉冲振荡技术是近期发展起来，测定气道阻力的一种新方法。1956 年，Dubois 等提出利用强迫振荡技术测定呼吸阻抗，此后数十年逐步发展经历了单频振荡、多频振荡、伪随机噪音振荡、随机噪音振荡技术，到目前的脉冲振荡技术。这期间，国外学者利用脉冲振荡的方法进行了大量的临床研究，如 Duiverman 等人发现低频（4~8Hz）的黏性阻力与体描仪测定的气道阻力相接近，从而为用振荡的方法测定气道阻力提供了依据。Schmekel 等发现用脉冲振荡法做支气管激发试验，以相应频率作为评价指标，其敏感性为 89%，特异性为 100%，较 $FEV_{1.0}$ 分别高 16%和 12%，从而验证了脉冲振荡技术的临床应用价值。

以往测定气道阻力是在体积描记箱中进行，缺点是其得出的是从口腔到肺泡的平均气道阻力，由于操作步骤相对复杂，被检者往往难以配合完成，而脉冲振荡技术能很好地克服这些缺陷。脉冲振荡技术还具有操作简便、耗时短，无创测量，受被检者的影响较少等优点，

可提供多种呼吸生理参数，适用对象广泛，可包括老年人、重症患者及儿童。并且敏感性和特异性好，有助于疾病的早期诊断和预防。

虽然脉冲振荡技术是一种新的肺功能测定技术，尚有许多内容需要深入研究和不断完善，但随着研究的逐渐深入，脉冲振荡技术必将呈现更加广阔的发展前途和临床应用价值。

（二）肺功能的影像学技术

随着现代影像学技术的发展，肺功能的影像学也取得了显著的进展，应用领域日见扩大。肺功能影像学技术主要包括常规X线、CT和MRI。

肺功能影像学与单纯的肺功能检查相比具有一定的优越性。肺功能是通过测定气流量间接反映肺体积，而肺功能影像学技术则是对直观显示的肺组织进行客观的测量，更接近实际值。一些严重的肺气肿患者不能完成肺功能检查，而肺功能影像学检查可以同时得到形态和功能双方面的评估。肺功能检查不能对病变定位，不能反映病变形态，而肺功能影像学是在常规肺功能检查的基础上进行功能成像，具有形态、功能兼顾，定位、定量兼得的优点。肺功能测定的肺体积是两肺的总和，不能对单侧肺体积进行评价，而通过肺功能影像学检查可以测定单侧肺体积以及局部的肺体积，这是肺功能检查无法比拟的。

研究证实，肺功能影像学技术在研究单侧肺功能，尤其是局部肺通气功能、肺弥散功能、肺部的通气机制、呼吸运动以及一些胸部病变的病理生理机制方面具有重要的意义。故无论在基础研究还是临床应用上，都具有十分广阔的应用前景。在基础研究中，肺功能影像学技术有助于进一步揭示呼吸生理机制及部分肺部疾病的病理生理机制；在临床应用中，肺功能影像学技术可有助于某些疾病的早期诊断、指导治疗、估计严重程度和判断预后等。

肺功能影像学研究，虽然现在尚处于初级阶段，但由于它合理地将形态学改变及功能研究相结合、定位诊断及定量分析相结合起来，必将在呼吸系统的基础研究和临床应用中产生深远的影响。

（三）运动心肺功能试验

运动心肺功能试验是指在运动负荷下对受试者的心肺功能进行联合测定和综合评估。它综合应用呼吸气体监测技术、电子计算机技术、活动平板或踏车技术，并且实时检测运动中12导联心电图、血压、能量代谢、肺功能和心功能。常用评价指标为：能量代谢参数——最大摄氧量、公斤耗氧量（VO_2/kg）、代谢当量（MET）、无氧阈（AT）等；心功能参数——心率储备（HRR）、氧脉搏（VO_2/HR）等；肺功能参数——每分通气量、呼吸储备、呼吸频率和呼吸方式、血氧饱和度、$\dot{V}/\dot{Q}$比值等。

国外运动心肺功能试验在临床上广泛开展已有数十年历史，主要用于心脏和肺部疾病的功能诊断，评价疾病的严重性、危险性和预后，评估治疗反应，区分不明原因的呼吸困难，预测手术危险性、并发症及评估心肺移植最适宜时机和制订康复锻炼计划等方面。运动心肺功能试验在体育科学领域的应用，主要是评价运动人群的心肺功能、有氧和无氧工作能力和能量代谢等方面。运动心肺功能试验在国内起步较晚，上世纪80年代初，国内几个大城市陆续开展此项工作，但因仪器昂贵，应用不普遍，所以临床涉及内容、研究深度均与国外有一定差距。到90年代末，各大医院才先后购置运动心肺功能仪，临床相关研究日益增多。但是运动心肺功能试验在国内体育界应用较早，而且发展较快，在运动员医务监督、运动员选材、训练计划制订等方面均取得了显著的成果，成为运动员重大比赛中获取优异成绩的重要保证之一。

目前，运动心肺功能试验在以下几个问题有待进一步研究：①如何利用最大流速—容量环与运动时潮气流速—容量环的关系检测呼气和吸气流速及其动态容量变化，以提高识别轻中度通气受限能力；②耗氧量与功率变化关系的应用；③运动试验中得出的$\dot{V}/\dot{Q}$比值不均与临床和运动实践相联系等。

第二节　肺功能检查在运动实践中的应用

一、肺功能的检查与评价方法

肺功能检查通常包括肺通气功能、肺换气功能、呼吸调节功能及肺循环功能的检查。检查项目繁多，实践中应用较多的是肺通气功能和肺换气功能的检查。

（一）肺功能的检查指标

1. 肺通气功能的检查

（1）肺容量（TLC）

肺容量是指肺所能容纳的最大气体量，正常人约为3900~5200ml。常用指标包括：潮气量（VT）、补吸气量（IRV）、补呼气量（ERV）、残气量（RV）、深吸气量（IC）、功能余气量（FRC）、肺活量（VC）和肺总量（TLC），具体指标见表7-1。

表7-1　肺基本容积的定义和容量

指标	定义	意义	容量（ml）
潮气量	每次自然呼吸过程中吸入或呼出的气体量	反应平静呼吸功能	500左右
补吸气量	平静吸气后再最大吸气所吸入的气体量	反映肺与胸廓的顺应性和吸气肌力量	1500~2000
补呼气量	平静呼气后再最大呼气所呼出的气体量	反映肺与胸廓的弹性回缩力和呼气肌力量	900~1200
残气量	最大呼气后残余在肺内的气体量		1000~1500
深吸气量	平静呼气末尽最大力量吸气所能吸入肺内的气体量，为补吸气量与潮气量之和	是衡量最大通气能力的一项重要指标	2000~2500
功能余气量	在平静呼气末，肺内所余留的气体量，为残气量和补呼气量之和		2000~2500
肺活量	指最大吸气后，尽力呼气所能呼出的最大气体量，为潮气量、补吸气量和补呼气量之和	评价肺通气功能的一项最常用指标	2500~3500

（2）通气量

①静息通气量（MV）

静息状态下每分钟吸入或呼出的气体量，静息通气量=潮气量×呼吸频率。正常值6~8L/

min。MV>10~12L / min 为通气过度和二氧化碳分压（$PaCO_2$）降低；MV<3~4L / min 为通气不足和 $PaCO_2$ 上升。

②肺泡通气量（VA）

指每分钟吸入肺泡真正参与气体交换的新鲜空气量。每分肺泡通气量（ml）=（潮气量–无效腔）×呼吸频率，一般成人每分钟为 2000~2500ml，运动员可达 3000~3500ml。肺泡通气量减少见于肺扩张受限、气道阻塞和死腔增加。但临床上很少直接测定肺泡通气量，而是用动脉血 $PaCO_2$ 评价肺泡通气功能，因为二者成反比，当 $PaCO_2$ 增高时，提示肺泡通气不良；当 $PaCO_2$ 降低时，提示肺泡通气过度。

③用力肺活量（FVC）

又称时间肺活量（TVC），即在一次尽力吸气之后，用力并以最快的速度呼气，计算第 1 秒，第 2 秒、第 3 秒末的呼出气体量占肺活量的百分数。在用力肺活量曲线上可计算出 1 秒、2 秒、3 秒时所呼出的气量及其占肺活量的百分比，正常值分别为 83%、96%、99%，其中以第 1 秒的时间肺活量意义最大，功能检查中常称为第 1 秒用力呼气量（FEV_1）。若 FEV_1<70%（老年人<60%）说明有气道阻塞，常见于肺气肿、支气管哮喘。时间肺活量既反映了肺的容量，又反映了肺通气的速度和呼吸道的通常程度，是一个很好的肺通气功能动态评价指标。

④最大通气量（MVV）

以最大努力进行深、快呼吸 15 秒，测定其通气量，并折算成 1 分钟的数值。一般呼吸频率要求在 15 秒内呼吸 10~15 次为宜，过快、过慢均不能得到最大值。MVV 决定于胸廓、气道、肺顺应性、呼吸肌力等综合因素。男性为 104±2.7L / min，女性为 82.5±2.2L / min。最大通气量的正常值变异较大，一般以正常值±20%为正常范围。阻塞性障碍 MVV 明显降低，限制性障碍 MVV 可正常或稍降低。

由于 MVV 受年龄与性别的影响，故正常预计值可以用下列回归方程计算。

正常均值=–1214.905746×年龄（岁）+33734.74663×体表面积（m^2）+71858.65859（男）

=–462.928806×年龄（岁）+50706.6253×体表面积（m^2）–3853.186824（女）

⑤通气储量（%）

其计算公式为：

$$通气储量\%=\frac{最大通气量-静吸通气量}{最大通气量}\times100$$

正常值≥93%，低于 86%提示通气储备不佳。

(3) 小气道功能

小气道是指吸气状态下内径在 2mm 以下的细支气管，由于其具有管径细、管壁薄、管壁内软骨组织消失、纤毛上皮细胞减少等特点，使其因炎症等而易于出现狭窄或阻塞等病理改变，导致周围气道阻力增高和通气分布不均。目前，小气道功能的主要测定方法为最大呼气流量—容积曲线。

最大呼气流量—容积曲线（MEFV）即受试者在最大用力呼气过程中，将其呼出的气体容积和相应的呼气流量描记成的一条曲线（图 7–1）。它主要反映在用力呼气过程中，胸内压、肺弹性回缩压、气道阻力对呼气流量的影响。曲线升支的最大呼气流量与受试者的呼气用力有关，降支的最大呼气流量则取决于肺泡弹性回缩力和周围气道阻力，而与呼气用力无关。

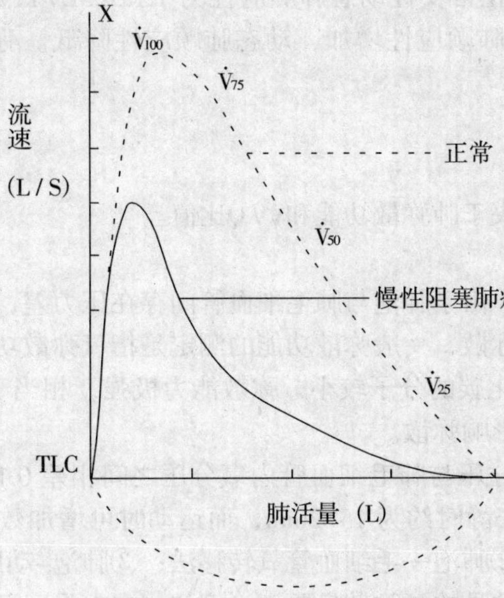

图 7-1 最大呼气流量-容积曲线
(引自：王健，2001)

可根据曲线形态和不同肺容积水平的呼气流量评价小气道功能。正常流量—容积曲线升支陡直，降支斜行逐渐下降。小气道病变时，曲线降支凹向容量轴，坡度变小。MEFV 的主要指标为 50%肺活量最大呼气流量（$\dot{V}_{50}$）及平均呼气流量（$\dot{V}_{25}$~$\dot{V}_{75}$），以正常预计值加以判断，如实测值 / 正常预计值<80%时即可认为异常，提示有小气道功能障碍，见于吸烟、慢性阻塞性肺病（COPD）的早期、职业病早期和空气污染等。

(4) 呼吸力学

通过测定呼吸过程中的压力、容积和流量变化，从而研究呼吸过程中的动力和阻力。

①呼吸肌功能

呼吸的动力来自呼吸肌。常用最大吸气压（MIP）和最大呼气压（MEP）评价呼吸肌功能。正常男性 MIP 最低值为 7.25kPa，MEP 最低值为 9.67kPa；正常女性 MIP 最低值为 4.84kPa，MEP 最低值为 7.74kPa。两指标综合反映全部呼吸肌群的功能，两指标降低提示呼吸肌功能减退或呼吸肌疲劳。

②呼吸阻力（R）

呼吸总阻抗及其组成成分通常用脉冲震荡法测定。正常人呼吸总阻抗（Zrs）和气道总阻力（R5）的实测值与预计值的百分比<120%，上气道阻力（R35）的实测值与预计值的百分比<130%。黏性阻力或气道阻力增高见于各种原因所致的气道狭窄及肺气肿，肺弹性阻力增高见于各种原因所致的肺扩张受限和肺气肿。上述任何一种阻力增高均可致呼吸总阻抗增高。

③顺应性（C）

肺顺应性是指肺压的单位压力变化引起的肺容积变化，通过同步测定呼吸流速和食道内压而测得。其中在呼吸周期中，气流暂时阻断所测的肺顺应性称为静态肺顺应性；气流未阻断时所测得的肺顺应性称为动态肺顺应性。正常男性动态肺顺应性为 1.7±0.6L / kPa，静态肺顺应性为 2.3±0.6L / kPa；正常女性动态肺顺应性为 1.1±0.3L / kPa，静态肺顺应性为1.5±0.6L / kPa。肺气肿时，静态肺顺应性增加，动态肺顺应性降低。弥漫性肺纤维化时，动、静态肺顺应性均降低。

2. 肺换气功能的检查

肺换气功能正常与否取决于肺弥散功能和$\dot{V}/\dot{Q}$比值。

（1）肺弥散功能

当外界空气进入肺泡后，由于肺泡与肺毛细血管间存在压力差，气体遂从分压高的一侧向分压低的一侧渗透，称为弥散。一般弥散功能的测定是指氧弥散功能而言，虽然二氧化碳也是弥散气体，但由于二氧化碳的分子较小，弥散能力极强，相当于氧的 25 倍，因而一般不会因肺毛细血管壁增厚而影响弥散。

氧弥散量是指肺泡内氧分压与肺毛细血管内氧分压之间相差 0.13kPa（1mmHg）时，在 1 分钟内能透过的氧容量，安静时约为 15~20ml，而运动时可增加数倍。测定弥散功能的方法有三种：①一氧化碳法；②肺泡—毛细血管氧转移法；③肺泡-动脉氧张力系数法。

运动员在运动时比非运动员的氧弥散量要高，例如，在中强度运动时运动员的氧弥散量为 36.9ml /(mmHg·min)，而非运动员 31.2ml /(mmHg·min)；剧烈运动时两者差别更为明显，运动员为 73.5ml /(mmHg·min)，非运动员仅为 41.5ml /(mmHg·min)，这是运动员所以能在运动时吸取更多氧的重要因素。

（2）$\dot{V}/\dot{Q}$比值

临床上常通过生理死腔和分流量的测定间接评价$\dot{V}/\dot{Q}$比值。

生理死腔 指进入呼吸道和肺泡内，但不能与肺毛细血管血液接触，从而得不到气体交换的空气量。分为解剖死腔和肺泡死腔，前者指存留在气道内不能进行气体交换的气量，正常约为 150ml；后者指已经进入肺泡，但因局部血流量不足不能进行气体交换的气量。一般用生理死腔与潮气量之比（VD / VT）表示生理死腔的大小，正常为 0.25~0.35，其增高提示$\dot{V}/\dot{Q}$增高。

生理分流 指静脉血中未经动脉化直接进入体循环动脉的血流。分为解剖分流和肺内分流，前者指经过心最小静脉和支气管静脉等直接进入体循环的血流；后者指静脉血流经通气不良的肺泡时不能被动脉化，其与已动脉化的血液相混时就形成静-动脉分流。一般以分流量与心输出量之比（$\dot{Q}S/\dot{Q}T$）表示，正常为 3.65±1.69%。$\dot{Q}S/\dot{Q}T$ 增加意味着$\dot{V}/\dot{Q}$降低。

（二）肺功能的检查方法

1. 肺功能仪的配置

肺功能的测试仪器主要由肺量计、气体分析仪及压力计组成，通过它们的组合可测出呼吸生理的大多数指标（如肺容量、通气、弥散、呼吸肌肉力量、摄氧量、二氧化碳产生量等）。

（1）肺量计：在肺功能检测中最为常用，分容量测定型肺量计和流速测定型肺量计两种。容量测定型肺量计又有水封式和干式滚桶式两种，目前已较少使用，仅在一些基层医院或生理实验室尚有使用。流速测定型肺量计包括：压差式流量计、热敏式流量计和涡轮式流量计等。压差式流量计的传感器在高流量测定时误差稍偏大；热敏式流量计传感器在低流量测定时线性反应稍差；涡轮式流量计的传感器会因叶轮的运动惯性而影响测定的精度，但可通过电子线路予以补偿及系数的修正将误差减少。

(2) 气体分析仪：可做一口气测肺弥散功能或氮冲洗法测残气等。

(3) 压力计：可用于测定呼吸肌力量和肺顺应性。

2. 肺功能的检查程序

受试者在测定前需安静休息 15 分钟，首先向受试者说明试验的目的和方法，以取得合作。测定时受试者一般采取坐位或仰卧位，但需注明，以便复查时采取相同体位。受试者含上口器，夹上鼻夹，注意防止漏气。肺量计最初以低速度开始运转，受试者可能需要数分钟时间才能逐渐适应。当潮气曲线稳定，并可看到呼气末基线成为一直线时，令受试者做深吸气，从而得出深吸气量。以后恢复平静呼吸，当基线平稳后，受试者从平静呼气做最深呼气，从而得出补呼气量。上述试验可重复测定，以求得最高值。最后，让受试者做最深吸气后继而做最大呼气，最大呼气动作约需 5 秒钟完成，以保证得到最大测定值，是为肺活量。上述测试完成后，可进一步测试时间肺活量和肺弥散功能等指标。

二、肺功能检查在全民健身中的应用

在全民健身研究和实践领域，肺功能检查应用范围广泛，主要集中于健康人群和 / 或疾病人群的健身效果评价和国民体质监测等方面。

在针对健康人群的研究中，有大量关于民族传统体育项目对中老年人心肺功能影响的研究报道。多项研究证实，长期坚持太极拳、气功、导引等体育锻炼，可以延缓中老年人肺通气功能随增龄而下降的趋势，表现在肺活量、时间肺活量、最大肺通气量等指标明显高于不锻炼人群。进一步分析发现，这些民族传统体育项目增强肺功能与其功法练习过程中的呼吸方法有密切的关系。即太极拳、气功、导引等项目在练习过程中多强调“调息”，以腹式呼吸为主，并且呼吸要在意念的引导下，达到深、长、细、匀、缓。腹式呼吸较胸式呼吸可增加更多的通气量，如一般人当膈肌每下降 1cm 幅度时，肺的通气量可增加 250~350ml。深而长的呼吸可以有效提高肺泡通气量，平静呼吸每次可更换肺泡气体容量的 1 / 7，深而长的呼吸每次更换的原肺泡气体量可增加到 1 / 3。因此，采用深长的腹式呼吸，可以增强膈肌和辅助肌的力量以及增加肺泡壁弹性纤维网的弹性，改善肺组织的弹性，进而提高肺的通气功能。

肺功能检查在国民体质监测中的应用，多集中在对儿童和青少年肺功能的横断面测试和纵向动态监测以及其相关影响因素的研究。研究中涉及的肺功能指标主要是肺活量，少数研究包括时间肺活量和最大通气量等。研究证实，身高、体重、年龄、身体成分等是影响肺功能的主要形态学因素，营养、环境污染和体育锻炼是影响肺功能的重要综合因素。同时，多数研究发现，近 15~20 年来我国儿童和青少年的肺活量呈现下降趋势，分析其原因主要在于：①强调应试教育而轻视学生身体素质发展；②学生缺乏运动健身的习惯，日常体育锻炼不足；③锻炼方法不科学，锻炼指导不得力等。

针对疾病人群的研究，肺功能检查主要应用于呼吸系统疾病人群和肥胖人群。大量研究证实，运动锻炼可显著改善慢性阻塞性肺部疾患和支气管哮喘等呼吸系统疾病患者的肺功能和生存寿命。有关肥胖与肺功能的研究证实，肥胖者肺功能的改变主要是限制性通气功能障碍，表现为肺活量和时间肺活量明显减低，这主要是由于肥胖者过多的脂肪在膈肌、胸壁和腹腔内沉积，使肺和胸廓的顺应性下降，使功能残气量、补呼气量和肺总量下降。另外，研究发现肥胖者脂肪的分布对肺功能有显著影响，即过多的脂肪在胸壁、腹壁和胸腹腔内沉积（上身分布）能明显降低肺活量和肺总量，而多余的脂肪组织仅见于下肢（下身分布），它增加了肥胖指数，但对肺容量影响不大。肥胖患者在运动中组织供氧能力下降，并出现浅快呼吸的通气模式，使肥胖人群的肺功能对运动负荷的承受能力显著下降。健身锻炼可以降低肥胖人群的体重，进而对肺功能也产生影响。

三、肺功能检查在竞技体育中的应用

有氧工作能力评定（最大摄氧量、乳酸阈等）在竞技体育领域应用十分广泛，这部分内容将在其他章节中阐述。而其他肺功能检查在竞技体育中的应用总体尚处于起步阶段，相关研究不多。而且多侧重于机能评价和状态诊断，缺乏在训练监控领域的研究和应用。

（一）肺功能检查在机能评价中的应用

崔蓉和马云等（2006）对10个不同项目运动队147名运动员进行了肺通气功能测试，测试指标包括最大每分肺通气量（MMV）、用力肺活量（FVC）、用力呼气一秒量（FEV_1）、用力呼气一秒率（$FEV_1\%$）、呼气峰流速（PEF）、用力呼气流速（FEF）和最大中段呼气流速（MMF）等。这是目前国内对运动员肺功能较为全面的一项研究。研究发现，不同项目运动员肺功能之间存在差异，游泳运动员肺功能高于其他类型运动员（耐力、球类、力量、静力性项目）。值得关注的是，该研究发现部分长期从事游泳和耐力运动训练的运动员存在小气道功能受损现象。因此，在运动员的机能评价和义务监督中，应该考虑加强肺功能检查工作。

综合分析国内外有关肺功能检查应用于机能评价的报道，可以发现运动员的肺功能呈现一定的规律：

1. 运动训练或体育锻炼年限

最大通气量和肺活量数值大小随训练或锻炼年限增加而增长，其中最大通气量数值增加较肺活量增加明显，故通气储量也明显增加。这与运动促进呼吸肌发达，促进呼吸肌动员和呼吸动作的良好协调性有关。

2. 运动项目

游泳是对呼吸系统影响最大的一个运动项目。由于水中呼吸比陆上困难，因此呼吸功能可得到明显提高，游泳运动员的肺通气指标较常人明显提高。

3. 运动量大小

研究表明，小运动量训练或锻炼对肺通气功能提高无明显作用。

4. 训练状态和机体功能状态

当运动员训练状态提高时，可表现最大通气量和肺活量数值增加。当训练状态下降时，如过度训练，表现为最大通气量和肺活量数值下降，静息通气量数值增加。当人的机体功能状态下降时（如生病），其结果与训练下降状态相似。

（二）肺功能检查在训练监控中的应用

连续5次肺活量是较早应用于训练监控的肺功能检查项目，主要用于辅助诊断运动性疲劳。若5次肺活量值保持不变，或稍有上升，说明机体机能状态良好。若5次肺活量值持续下降，说明呼吸肌处于疲劳状态，机体机能下降。

对于肺功能其他指标在训练监控中的应用，相关研究和实践都较少。一些研究发现肺活量（VC）、时间肺活量（FVC）在不同强度的运动训练后差异不显著，而最大每分通气量（MVV）对运动强度或运动量较敏感，因此可能是训练监控的一个良好指标。最大每分肺通气量在训练监控中的具体应用方法通常是在一次训练课前、后与恢复期测最大通气量，通过其变化以确定训练量大小和机体适应能力。这方面的资料尚少，根据一些研究结果可初步发现以下规律：如果训练后所测得的最大通气量数值比训练前明显降低，或者在恢复期数值逐渐降低，这说明训练课的运动量过大。如果最大通气量数值在运动后稍增加、不变或轻度下降，下降者在较短的时间即可恢复，则说明训练课的运动量不大。如李正昌在3种状态下（安静、大强度高原训练后、次日晨）测试了男子足球运动员（省青年队）的肺通气功能。研究发现，足球运动员在3种状态下肺活量和$FEV_{1.0}$无显著性差异，而大强度高原训练后，足球运动员MVV显著下降，次日晨恢复正常。为了更好地说明问题，研究者同时测试了运动员的安静心率和次日晨心率，通过两值的比较证实次日晨运动员已恢复正常，这与MVV所示变化相一致。

除MVV之外，肺功能其他指标对于训练监控的价值，目前较少有研究涉及。因此，我们可以一方面加强MVV在运动训练监控中的应用，另一方面，应进一步探索用于训练监控的其他肺功能指标。

四、肺功能检查应用于运动实践应注意的问题

在对运动员开展肺功能检查时，或应用肺功能指标指导训练实践时，还应该注意以下问题：

1. 肺功能检查在运动实践中尚处于起步阶段，缺乏必要的重视。这方面应该有较大的研究空间。
2. 肺容量和肺通气功能应用的较多，而对肺换气功能、呼吸调节功能和肺循环功能的研究和应用较少。
3. 由于肺功能检查中某些项目的影响因素较多，因此要制定严格的操作程序。
4. 评价指标的纵向比较比横向比较意义更大。
5. 在高原训练阶段，肺功能测试是训练监控的一个良好指标。可以用于评价运动员对高原的习服状况，以及监控训练量的大小。

参考文献

1. Gibson GJ. Standardised lung function testing [J]. Eur Respir J, 1993, 6: 155-157.
2. Cotes JE. Lung function assessment and application in medicine. 4th ed [M]. Oxford Blockwell Scientific publication. 1979, 108.
3. 靳树仁，苏玉文，赵洪序．肺功能在心胸外科的发展过程及研究状况 [J]. 河北中西医结合杂志，1999，8（2）：167-168.
4. 刘又宁．如何评价肺功能检查在呼吸科的地位 [J]. 中华结核和呼吸杂志，2005，28

(2): 73-74.
5. 吴绍青. 肺功能测验在临床上的应用 [M]. 上海: 科学技术出版社. 1961.
6. Dubois AB, Brody AW, Lewis DH, et al. Oscillation mechanics of lung and chest in man [J]. J Appl Physiol, 1956, 8: 587-594.
7. Zwart A, Peslin R. Mechanical respiratory Impedance: The forced oscillation method [J]. Eur Respir Rev, 1991, 1: 157-159.
8. Van de Woestijne K, Desager K, Duiverman E, et al. Recommendations for measurement of respiratory input impedance by means of the forced oscillation method [J]. Eur Respir Rev, 1994, 4: 235-237.
9. 周勇, 赵霞, 赵凯, 等. 健身锻炼对老年人动态肺功能的影响 [J]. 中国运动医学杂志, 2006, 25 (4): 465-467.
10. 杨再惠, 周兴伟. 陈式太极拳功法对中老年人肺功能及免疫功能影响的研究 [J]. 北京体育大学学报, 2005, 28 (9): 1212-1214.
11. 刘静, 陈佩杰. 长期太极拳练习对中老年女性心肺机能影响的跟踪研究 [J]. 中国运动医学杂志, 2003, 22 (5): 290-293.
12. 王素平. 关于我国青少年体能素质和肺活量 15 年下降的思考 [J]. 体育科技文献通报, 2006, 14 (2): 79.
13. 白文飞, 王松涛, 严玉柔. 2000 年北京市中、小学生体质状况分析 [J]. 中国体育科技, 2003, 39 (11): 43.
14. 江崇民, 蔡辉煌, 张彦峰. 1985—2000 年北京市学生体质状况的动态分析 [J]. 体育科学, 2004, 24 (9): 53-62.
15. 丁圣刚, 王亚亭. 合肥市初三学生肺功能及其影响因素的分析 [J]. 疾病控制杂志, 2005, 9 (4): 320-321.
16. Berry MJ, Rejeski WJ, Adair NE, et al. Exercise rehabilitation and chronic obstructive pulmonary disease stage. Am J Respir Crit Care Med, 1999, 160: 1248-1253.
17. Bourjeily G. Rochester CL. Exercise training in chronic obstructive pulmonary disease [J]. Clin Chest Med, 2000, 21: 763-781.
18. Oga T, Nishimura K, Tsukino M, et al. Analysis of the factors ralated to mortality in chrominc obstructive pulmonary disease: role of exercise capacity and health status [J]. Am J Respir Crit Care Med, 2003, 167: 544-549.
19. De Lucas Ramos P, Rodriguez Gonzalez-Moro J, Rubio Socorro Y. Obesity and pulmonary function [J]. Arch Bronconeumol, 2004, 40 (supl.5): 27-31.
20. 谭明旗, 张晓雷. 肥胖与肺功能 [J]. 现代康复, 2001, 5 (7): 18-19.
21. 崔蓉, 马云, 贺蓓, 等. 中国优秀运动员肺功能调查与分析 [J]. 中国运动医学杂志, 2006, 25 (3): 334-336.
22. 王健主编. 运动生理学研究技术 [M]. 杭州: 浙江大学出版社.2001, 63-64.
23. 李正昌. 足球运动员大强度高原训练肺通气功能的监控研究 [J]. 中国科技信息, 2005, 22: 32-33.

(王松涛)

第八章　尿蛋白等研究方法的发展与应用

第一节　尿 10 项与运动的研究历史及最新研究进展

一、运动与尿的研究历史背景

随着生理学和生物化学技术的发展，许多体育科研工作者逐渐在理论研究和运动实践中总结了大量的经验，用于身体机能评定的生理生化指标也逐渐增多。而且检测的范围在扩大，更趋于简单、实用化。血液指标一直是评定身体机能的重要参数。近年来，尿液、唾液等无创伤性方法逐渐成为评定身体机能的发展方向。

尿液是肾脏功能活动的最终产物，是反映机体代谢和病理活动的一面“镜子”。人体绝大多数的生理、生化改变都能在尿中直接或间接得到反映。早在公元 15 世纪，古希腊医师希波克拉底（Hippocrates）发表了关于“尿检查（Uroscopy）”的论著。尿检查包括理化检查和尿沉淀检查两大部分。通过尿液物理学和化学检查，可观察尿液物理性状和化学成分的变化。在尿沉淀检查中能看到其有形成分如红细胞、白细胞、上皮细胞、管型、细菌、精子及析出的结晶物质等。尿是人体水分和各种代谢产物的主要排泄物。尿成分决定于人体内环境的变化。由于运动训练的影响，常常使一些非正常排泄物如蛋白质、红细胞等物质从尿中排出。

1878 年德国学者 Vonlevbe 报告了一些士兵在行军和野营训练时出现蛋白尿。1907 年，Collier 发现在划艇和赛跑运动后出现蛋白尿，首次对运动性蛋白尿进行了阐述。至今，运动性蛋白尿的研究历史已经有一百多年。但是，众多体育科研工作者仍然在探讨运动性蛋白尿的机制。最早由 Vonlevbe 提出假设，他认为“肾滤过密度”中的个体差异对产生运动性蛋白尿起着主要作用。后来学者认为，在剧烈运动中，机械性损伤是造成运动性蛋白尿的原因，然而诸如美式足球、拳击、长曲棍球等创伤性项目同非创伤性项目（游泳、赛艇、速滑）进行比较，无法找到损伤性运动项目与非损伤性项目的明确界限，因而认为机械损伤在运动性蛋白尿中作用甚微。我国从 20 世纪 60 年代开始对各类竞技体育项目训练与比赛后尿蛋白进行了比较系统的测试，并于 1966 年在长沙召开了全国性专题会议，从不同角度论证了尿蛋白对指导训练的作用。80 年代末，人们开始突破从理论上推测运动引起肾功能变化的原因，开始着眼于从运动改变肾脏的形态学角度，寻找运动后肾脏机构异常与运动性蛋白尿的关系。随着基因分子技术的发展，又为研究运动性蛋白尿产生的原因开辟了新思路。从分子角度阐明运动时肾脏组织损伤和功能改变，对运动性蛋白尿的发生机制具有一定的理论价值。

运动性血尿也不是一个新话题。1713 年，意大利生理学家 Ramazzini 偶然在赛跑选手尿中发现红细胞的存在，这是有关运动性血尿的首次报告。

1909 年 Forssner 第一次发现高蛋白、低糖饮食情况下，运动后尿酮体（丙酮和乙酰乙酸）升高，并持续数天。1911 年，Preti 发现狗在运动后出现明显的尿酮体，几天后便恢复正常。1936 年，在 Courtice 和 Douglas 的研究中同样也得到了类似的证实。有关酮体的研究在 20 世纪六七十年代得到重大进展，之后，众多学者从事有关"运动后酮症"的研究。

从国内外相关资料看，常采用尿液十项指标（尿糖、尿蛋白、尿潜血、尿 pH 值、尿比重、胆红素、尿胆原、尿酮体、亚硝酸、白细胞）来观察运动对尿液的影响。但是，运动实践中，尿蛋白、尿潜血、尿酮体、尿胆原的意义比较大一些。

二、尿的成分与化学性质

（一）尿的一般性质

1. 尿量（Urinary volume）

主要取决于肾小球滤过率和肾小管重吸收率。尿量的多少与饮水量、出汗量、食物、气候、运动活动以及环境温度有关。正常成人每 24 小时尿量为 1~2L。饮水少、出汗多，则尿量减少；饮水多、高蛋白饮食或水溶性代谢产物排出增多时，则尿量增加。而不同运动也可能影响尿量，对于一些球类、体操，尤其是马拉松运动后，常因排汗增加而尿量减少，甚至运动后数小时无尿。而在有些项目中，如滑雪、游泳，常因冷刺激，排汗受阻，运动时尿量生成反而较多。

2. 尿色（Urinary colour）

正常人尿液因为含有尿胆原、尿色素等，呈淡黄色。尿颜色的深浅随尿量多少而深浅不一。而且，与尿比重呈正比，与单位时间尿量呈反比。另外，尿液的颜色可因为饮水量、食物、药物以及各种病理等的影响而改变。尿液放置后颜色容易变深，主要由于尿胆原被氧化成尿胆素而引起的。

3. 尿透明度

正常新鲜尿液清晰透明，放置长久后会出现轻微的混浊（因尿路黏膜分泌物、少量上层细胞和盐类析出结晶等有关）。新鲜尿液即呈浑浊，除与大量盐类析出结晶外，还与细菌、白细胞、脂肪等病理性成分有关。

4. 尿气味

正常人尿液的气味来自肾产生的酯类和尿内含有的挥发性酸，新鲜尿略有有机芳香族气味，放置太久因尿素分解而出现氨臭味。

（二）尿的化学成分

正常人尿中含水分 95%~97%，固体物为 3%~5%，后者又分为有机物和无机盐两大类。

有机物中主要是尿素，约占固体溶质 50%，其余有肌酐、马尿酸、尿色素等。无机盐中主要是氯化钠，约占固体物质 25%，其余有硫酸盐、磷酸盐和钾、氨等盐类。另外，尿中还含有微量的蛋白质和葡萄糖。由于尿液化学成分随代谢和饮食情况而变动，因此一天当中每次排出的尿量以及成分并不相同。通常采用 24 小时尿作为尿化学成分的定量分析。下面介绍几种主要成分：

1. 含氮有机物

(1) 尿素：尿素是蛋白质的代谢产物，而且尿中含氮物质的大部分为尿素，所以尿中蛋白质代谢情况影响尿中尿素含量的改变。

(2) 尿酸：尿酸是嘌呤代谢（降解）产生的。主要是由于细胞代谢分解的核酸和其他嘌呤类化合物以及食物中的嘌呤经酶的作用分解出来。因此，大量摄取含核蛋白丰富的食物或体内细胞大量分解时，尿酸排出增加。普通膳食的人 1 天排出约 0.5~1g。

(3) 氨基酸：尿中所含的氨以铵盐的形式存在，在远曲小管生成。各种氨基酸分子量虽小，可通过肾小球滤过膜滤过，原尿中氨基酸的含量与血浆中含量相同，经近曲小管重吸收作用，原尿中氨基酸几乎全部重吸收。在正常膳食情况下，成人每天排出尿氨约 0.3~1.2g，平均 0.7g。当近曲小管对氨基酸重吸收功能降低时，可导致尿氨排出量增多。另外，尿氨的排出量取决于尿液的酸化作用和进食情况。酸中毒时，远曲小管尿液 pH 值下降，尿氨排出量增加；进食过多的酸性食物时，氨排出量也增加，相反，进食过多的碱性食物时，氨排出量减少。

2. 有机酸

正常人尿中含有一定量的有机酸。如李、梅、杏等水果中含苯甲酸较高，而苯甲酸在人体内容易与甘氨酸结合而成马尿酸。正常人每天排出马尿酸 0.5~0.7g，当进食过多此类水果后，马尿酸的排出量增多；进食过多的蔬菜，草酸排泄量增加；人体剧烈运动后，血乳酸增加，尿中的排泄量也增加。此外，尿中含有一定的含硫有机酸，其中大部分来自蛋白质的分解代谢，其排出量和蛋白质分解速度有关。

3. 电解质

尿中电解质主要是指 K^+、Na^+、Ca^{2+}、Mg^{2+}等阳离子和 Cl^-、PO^{3-}_4 等阴离子。正常人一般每天 Na^+的排出量为 2~4g，K^+为 1.5~2g，Cl^- 为 5~9g，Ca^{2+}、Mg^{2+} 各为 0.1~0.3g。对于 K^+、Na^+、Cl^- 等离子一般受饮食量的影响，多食多排，少食少排。

三、尿液的产生

（一）产生途径

尿的生成过程可分为三部分：①肾小球的滤过作用，滤过的物质与数量和滤过膜的孔径以及血流速度有关，滤过后的液体称为原尿。②肾小管和集合管的重吸收作用。③肾小管和集合管的分泌作用。

血液流经肾小球，除了血细胞、大分子蛋白质外，血浆中部分水分、葡萄糖、无机盐、氨基酸、尿酸、尿素都可以通过肾小球滤到肾小囊腔内形成原尿。原尿流经肾小管时，全部的葡萄糖、氨基酸、大部分的水、部分的无机盐可以通过肾小管重吸收回血液，而剩下部分水分、无机盐、尿酸、尿素，经肾小管、集合管流出，形成尿液。肾小管能分泌 H^+、K^+、NH_3 等以维持体内酸碱、水和电解质平衡，同时也分泌异物、药物。（图 8–1）

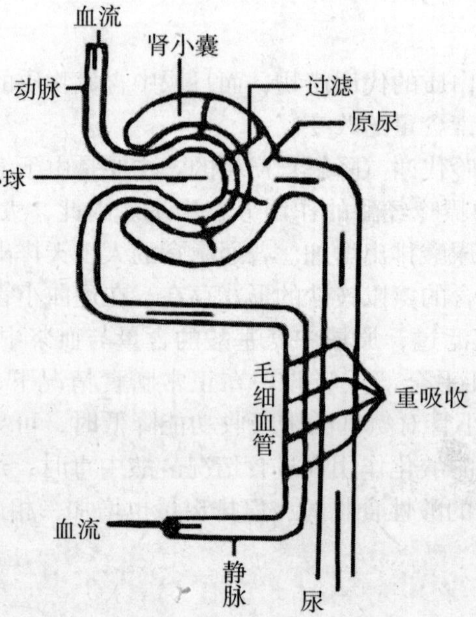

图 8–1　尿形成示意图

（二）影响尿形成的因素

由于尿的生成过程包括肾小球的滤过、肾小管和集合管的重吸收和分泌作用。凡影响上述过程的因素，都可能影响尿的生成。有效滤过压、肾小球血浆流量、滤过膜通透性和滤过面积的改变可影响肾小球的滤过；肾小管中溶质的浓度、体液因素等也会影响肾小管和集合管泌尿功能。如在运动时，尤其是在炎热的夏季，大量出汗，可使尿液减少。因为汗液为低渗液体，大量出汗造成机体水分的丢失大于电解质的丢失，使血浆晶体渗透压升高，对渗透压感受器刺激增强，抗利尿激素释放增多，促使远曲小管和集合管对水的重吸收增强，尿量减少，这样有利于血量的恢复。而运动后大量饮水，造成血浆晶体渗透压下降，对渗透压感受器刺激减弱，抗利尿激素释放减少，使远曲小管和集合管对水的重吸收减少，尿液稀释，尿量增多。

四、运动对尿的影响

运动员是运动训练的主体。在运动训练中，运动员的身体机能会发生相应的变化。运动时人体内的一系列生理变化是机体对所承受运动负荷的客观反映，即机体对运动训练的应激能力。尿是人体水分和各种代谢产物的主要排泄物。尿成分决定于人体内环境的变化。由于运动训练的影响，常常使一些正常排泄物从尿中排出。

(一) 尿蛋白 (Urine protein)

在正常情况下，肾小球滤过膜滤过作用，可以选择性地保留血浆蛋白，有效阻止分子量在 4 万以上的蛋白通过，而进入原尿的少量低分子量蛋白质绝大部分经肾小管重吸收，因此尿中的蛋白质含量甚微。健康成人每天排出的蛋白质含量极少，为 20~80mg，用一般常规性方法不能检测出来，为阴性。若尿蛋白含量大于 100mg/L，蛋白定性试验便呈阳性，称为蛋白尿。身体功能状态正常的情况下，也可能出现蛋白尿的现象，多因进食过多蛋白质、寒冷刺激、情绪激动等而引起，是一种暂时性良性蛋白尿。

在剧烈运动后或进行长时间大强度运动后，有相当一部分的运动员尿中出现蛋白质，这种由于运动引起尿中蛋白质增加的现象称为运动性蛋白尿。运动性蛋白尿是生理现象还是病理现象，目前仍然是一个有争议的话题。一般认为，运动性蛋白尿属于良性、机能性蛋白尿。当运动后，尿蛋白的排除增加时，首先要明确诊断是否有泌尿系统疾病，排除疾病因素后，才能考虑下一步安排。运动性蛋白尿与病理性蛋白尿的主要区别：运动性蛋白尿与运动训练有关，运动性蛋白尿一般出现在训练后的第一次尿中，且在运动后数小时内消失，一般不超过 24 小时，运动后蛋白尿出现时，运动员多没有不良的感觉，且预后良好；而病理性蛋白尿的出现多与运动训练关系不密切，即使在安静状态也有蛋白尿，而且运动后排出增加，具有持续性和长久性的特点，病理性蛋白尿存在时，除蛋白尿外，还伴有不良感觉及症状。

影响运动后尿中蛋白排出量的因素有：

1. 运动强度。一般随着运动强度的增加，蛋白尿阳性率和排泄量随之增加，且尿蛋白排泄种类与运动强度有关。运动强度较轻或中等时，蛋白尿以肾小球型为主，而短时间大强度运动中，蛋白尿呈肾小球-肾小管混合型。

2. 运动项目。不同运动项目对机体影响不同，引起尿蛋白的情况也不相同。一般活动范围大、运动量大的项目出现尿蛋白的几率大，如径赛、足球、游泳等项目，而举重、体操、射箭等相对较小。

3. 训练水平和机能状态。在相同运动负荷下，训练水平提高，蛋白尿出现的几率就低，恢复也快。在大运动量训练中，如果强度不变，则影响尿蛋白的反应在一定程度上取决于运动员的身体机能状况。在过度训练状态下，完成相同运动量，尿蛋白排泄量增多，因此，运动员的机能状态可影响蛋白尿的排量、成分和恢复。

4. 环境与年龄。运动环境也可影响尿蛋白排出。寒冷、高原环境比常温和平原环境更容易引起运动性蛋白尿，男性比女性出现尿蛋白的几率高；就年龄而言，尿蛋白出现的几率随着年龄增加而降低。

(二) 尿潜血 (Urine Blood)

正常情况下，尿潜血呈阴性，但运动后尿液有时发现红褐色，尿潜血呈阳性。几种异常尿液变化，可能与以下情况有关：

1. 运动性血尿

是由于剧烈运动引起的，而非病理原因引起。运动员在出现运动性血尿时，显微镜下尿中的红细胞超过 3 个以上/高倍视野，尿潜血呈阳性。通常分为两种，一种是肉眼血尿，通过肉眼就能观察到尿中有血液。1L 尿液中含有 1ml 血液即呈肉眼血尿，呈褐色或浓茶色；另一种则为镜下血尿，是指在显微镜下发现红细胞高达 3 个以上/高倍视野，而通常肉眼观察不到尿颜色的变化。运动性血尿的发生机理，可能与多种因素有关：

(1) 肾脏损伤。运动时，腰部猛烈屈伸或肾脏受挤压、打击或牵拉都会造成肾脏组织或肾小球微细血管壁损伤。

(2) 肾脏缺血、缺氧。剧烈运动血液重新分配，引起肾脏缺血、缺氧，导致肾小球通透性增加，红细胞外溢。

(3) 肾静脉压升高。耐力运动员体脂下降，肾脏周围脂肪组织减少，过分的震动引起肾脏下移，肾静脉与下腔静脉之间的角度变锐，造成两静脉交叉扭曲，导致肾静脉回流受阻，肾静脉压力增高，导致红细胞渗出产生血尿。

(4) 膀胱受伤。男子长时间跑步，脚着地不断对身体产生反复震动，传到膀胱后壁，造成膀胱后壁不断受到撞击，引起膀胱后壁损伤，出现血尿，多见于跑、跳、球类和拳击运动员，而且男性多于女性。

运动性血尿与其他原因造成的血尿相比，运动员无不良感觉与症状，偶尔伴有下腹疼痛，停止训练 2~3 天后可自行消失，肾功能检查以及血液化验等均正常，预后良好。在运动后出现，其严重程度与运动量，尤其是运动强度的大小呈正比。

应该谨慎的是，显微镜下红细胞 1~3 个/高倍视野，尿潜血即呈显阳性。而且尿潜血呈阳性，代表了尿液中出现完整的红细胞、血红蛋白或肌红蛋白。因此，运动后尿潜血阳性并非一定是运动性血尿。运动性血红蛋白尿和运动性肌红蛋白尿也容易造成尿潜血阳性。

2. 运动性血红蛋白尿

是由于剧烈运动造成溶血，大量的红细胞破坏，释放出游离血红蛋白，当游离血红蛋白超过结合珠蛋白的结合能力时，未被结合的游离血红蛋白从肾脏排出形成的。尿多呈酱油色，尿潜血呈阳性。显微镜下几乎无红细胞。多见于长跑运动，偶尔在游泳后出现，短距离剧烈跑常不会出现这种情况。可能与运动场地有关，在硬场地上跑容易诱发。运动后血红蛋白尿一般持续 2~3 小时，在跑后第一和第二次尿时出现。有学者认为运动性血红蛋白尿的出现是由于脚底血红蛋白受到挤压、撞击等机械性损伤引起局部溶血造成的。运动性肌红蛋白尿是因高强度的运动引起肌肉组织损伤、破坏，产生大量肌红蛋白，从尿液排出。除了尿液异常、尿潜血阳性以外，常伴有肌肉剧烈疼痛、肿胀、僵硬等肌肉症状。有人认为运动性肌红蛋白尿的发生可能与运动时肌肉缺血、血流量减少、代谢缺陷等因素有关。

如女运动员出现尿潜血阳性时，应先排除月经原因。若运动员在训练后出现尿潜血的情况，就应该及时地调整训练量。

（三）胆红素（Bilirubin）和尿胆原（Urobilinogen）

胆红素和尿胆原是血红蛋白的分解代谢产物。胆红素的 80%~85%来自衰老的红细胞所释放出的血红蛋白。一般成人每天因红细胞破坏而释放血红蛋白 6~8g，产生 250~300mg 的胆红素。产生途径是：血红蛋白→血红素珠蛋白→球蛋白→胆绿素→胆红素→胆素原。正常情况下，胆红素经过肝脏处理后，通过胆道进入肠道排出。胆道胆汁排泌受到影响，大量的直接胆红素反流入血，从肾脏排出，尿中的胆红素将会增加。小肠下段黏膜吸收的胆素原有 2%~5%进入体循环，经肾脏以尿胆原的形式排入尿中。

运动员在大负荷训练后体内溶血增加时，血红蛋白破坏增加，肠道产生以及重吸收血中胆红素原增加，尿中胆红素以及尿胆原排泄量相应增加。

尿胆原的排泄量与下列因素有关：1. 肾小管酸碱度有关，在酸性环境下，尿胆原容易被吸收，尿中排出量减少。2. 与胆红素形成有关。3. 当肝脏功能下降时，从肠道吸收的胆素原不能有效地被肝细胞摄取，随胆汁排出，尿中排除量增加。运动员尿胆原的变化常可反映肝功能，患过肝炎或肝炎前期的运动员，运动后次日晨尿尿胆原增加。4. 激烈运动或肾脏功能不全时，会影响尿胆原的排泄量，当运动量加大或身体机能下降时，尿胆原排出量增加。

有研究认为，运动员在训练期间尿胆原的变化有下列三种反应类型：第一种类型——身体反应良好，表现为晨尿尿胆原高于训练后尿胆原，血红蛋白稳定或提高，运动员主观感觉良好，比赛中出现好成绩。这种反应说明肝脏对尿胆原利用的能力提高，使尿胆原排出量减少。第二种类型——身体反应差，表现为训练后尿胆原高于清晨尿胆原，血红蛋白下降，运动成绩下降。在比赛期间，由于身体状况不好，比赛后尿胆原数明显增加。这种反应说明肝脏对尿胆原的利用能力下降，使尿胆原排出量增加。第三种类型——身体反应波动，可能有两种：当身体状况由好转差时，表现为第二种类型；当机能状况由差转好时，则表现为第一种类型。

（四）尿酮体（Ketone body）

酮体是乙酰乙酸、丙酮和 β-羟丁酸的总称，是体内脂肪代谢的中间产物。在肝脏内产生，当体内缺氧或糖供应不足的情况下，脂肪酸动员加强，生成酮体以代替葡萄糖提供能源供人体所需，则酮体生成增加。当酮体生成超过组织所能利用时，血中酮体增加，过多的酮体从尿中排出，称为酮尿。而在正常情况下，尿中酮体含量非常少，成人每天尿排出丙酮 3mg，乙酰乙酸 9mg。酮体可作为长时间运动时可用的能源物质，在调节体内燃料平衡方面起重要作用。酮体在运动后几小时才能达到峰值。有学者认为，运动后 2~3 小时出现早期峰值，随后略有下降，在 5~6 小时出现第二个峰值。

尿酮体的出现与以下因素有关：

1. 饮食。糖摄取是运动后引起尿酮体的关键。糖饮食可降低酮体的含量，而在高蛋白、高脂肪和低糖饮食中，发生几率高。

2. 饥饿与禁食。在长时间饥饿和禁食的情况下，也可出现尿酮体的现象，主要可能与禁食情况下，胰岛素不足有关。

3. 运动强度和时间。长时间大强度运动，尿酮体增加；长时间中等强度比短时间大强度运动更容易引起尿酮体。

4. 训练水平。运动训练具有抗生酮的作用，运动员利用酮体的能力比非运动员要强；同等负荷运动后，训练水平高的运动员酮体低于非运动员。另外，环境、性别、年龄和外源性酮体等也会影响运动后尿酮体的生成。

（五）尿液 pH 值（Urine pH）

正常人尿液一般呈弱酸性，pH 值为 4.6~8.0，平均为 6.0。而放置时间长久因尿素分解呈微碱性。进食不同种类的食物、服用的药物以及不同疾病都可能影响尿液 pH 值。多吃肉类、蛋白质时，尿液呈酸性；而吃入过多的蔬菜、水果和服用碱性的药物等时，尿液呈碱性。

运动员在激烈运动过程中，机体处于缺氧状态，乳酸、酮体和丙酮酸等酸性物质的堆积，而这些酸性物质在运动后都要作为能源物质被氧化分解，产生大量的 CO_2，除了其中部分通过呼吸排出体外，还有一部分和 H_2O 化合：$CO_2 + H_2O \longleftrightarrow H_2CO_3 \longleftrightarrow H^+ + HCO_3^-$。当从外界环境吸入大量高浓度的 CO_2 时，体内的 CO_2 就不可避免地被化合、分解，形成大量的 HCO_3^-。当血液中的 HCO_3^- 超过其阈值 24~28mmol/L 时，HCO_3^- 就会进入尿液中，从而使尿呈酸性，而大量的 H^+ 留在血中，使血液也呈酸性。

（六）尿比重（Urine specific gravity）

尿比重是指尿液与纯水的重量在相同体积与同一温度下之比。反映了尿中溶解物质的浓度，其高低随尿中水分、盐类以及有机物含量而变化。尿量增加则比重下降，尿中盐类、有机物等溶质增高，尿比重也随之增加。正常人 24 小时混合尿的比重常为 1.010~1.025。随意尿的比重则波动很大，低可至 1.002，高可达 1.032。

（七）尿糖（Urine glucose）

尿中的糖来源于血液中的葡萄糖。由于肾小球滤过的葡萄糖几乎全部被肾小管重吸收，只有极微量由尿排出，仅为 0.6~1.7mmol/L，一般常规检查不容易检测出。当血糖浓度升高超过肾糖阈（8.96~10.08mmol/L），或血糖虽未升高，但肾糖阈降低，均可以引起尿糖增加。其原因也可能是饮食引起的一过性现象。

（八）亚硝酸盐（Nitrite）

正常人尿中含有适量的硝酸盐，某些细菌内含有硝酸盐还原酶，当这些细菌引起感染时，可使硝酸盐被还原为亚硝酸盐，亚硝酸盐呈阳性。尿液应该在膀胱内停留 4 小时以上，使细菌有充分的作用时间，所以检查时以留取晨尿为宜。

（九）白细胞（Leukocytes）

在不同生理状态下，白细胞波动范围比较大，慢性炎症、寒冷、运动、失血、女性月经等都可以引起白细胞数目增加，但是在正常人尿液中一般不会出现白细胞，尿中出现白细胞多因泌尿系统感染造成的。

第二节　尿 10 项在运动实践中的应用与评价

一、尿液样本的采集及注意事项

在运动训练中，尿液样本的采集、留取、保存和尿量的准确记录，对保证检验结果的可靠性十分重要。要确保检测结果的准确性就必须重视样本的正确采集。在尿液采集的时候要注意使用清洁、有盖、干燥、最好是一次性的器皿，防止日照和污染；防止月经血、白带、精液等混入尿液；一般留取中段尿液进行检测。在运动实践中，根据检测目的的不同，常用的尿液样本有：

1. 晨尿。清晨空腹起床第一次尿（即过夜尿），一般留取中段尿液进行分析，可获得较多信息，常用来检测机体恢复情况。

2. 运动后即刻尿。通常收取运动后 15 分钟中段尿来检验机体反应情况。

3. 运动后 4 小时尿。留取运动后 4 小时中段尿，观察机体对运动负荷承受能力以及恢复情况。

4. 运动后 24 小时尿。留取运动后 24 小时中段尿，多用于观察运动后 24 小时代谢产物的情况。

5. 随机尿。随机留取任何一个时间的尿液标本，不为条件所限，这类标本容易获得，是尿常规检查最常用的方法，但受饮食、运动、药物以及收集时间等因素的影响较大。

某一时间采集的尿液样本只能对检查其中一项或几项是有利的，并不是完全适合检测尿液的 10 项指标。如晨尿有利于亚硝酸盐的检测，而并不利于尿糖的检测。在运动实践中，应当根据主要观察指标的生理变化特点，选择适合的取样时间。

尿样本采集好之后，最好立即检测，因为尿液是一种不稳定的物质，一经排出就会发生某些化学变化，存放 4 小时以上，检测的结果和刚排出时的样本有所不同，主要是因为尿样的腐化。如果不能及时检测或留取大样本时，应采取适当防腐措施，妥善保管，可放置暗处，-4℃冷藏，另外还可以使用一些化学防腐剂（甲醛、甲苯、浓盐酸等）。

二、尿 10 项检测的方法

尿液的采集方便、快捷、无创伤性，因此，尿分析（Urinalysis）一直受到体育科研人员的青睐。最早采用手工进行尿液分析，这种方法人为因素影响很大，其客观性受到质疑。自动化试剂条技术的出现，代替了传统的手工进行尿化学测定。随着技术水平的提高，新一代的试剂条已经能够排除干扰因素（如维生素 C、尿自身颜色等）的影响。这种试剂条检测方法是通过化学反应产生的颜色变化进行测定的，早期采用肉眼观察颜色的改变，并与标准比色板比较而作定性或半定量的评价，但这种检测方法对于大样本检测效率比较低；采用肉眼比色，主观因素影响也比较大，精密度和灵敏度都相对较差。

半自动和全自动尿液分析仪的出现，使得尿液分析的精确度和准确性都大大提高，是尿液分析的一大飞跃。全自动尿液分析仪除了效率高、测试的项目多、污染少等特点以外，最

表 8-1　常见尿液分析仪

尿液分析仪	定性或定量	自动或半自动	产　地
Urisys-2400	定量	全自动	美国罗氏（Roche）
Clinitek Atlas	定量	全自动	美国拜耳（Bayer）
AM-4290	定性、定量	全自动	日本京都
Urimatic-LabIII	定性、定量	全自动	意大利
Clinitek Status	半定量	半自动	美国拜耳（Bayer）
PcketChem PU-4210	定性、半定量	半自动	日本京都
DocUReader	定性、半定量	半自动	匈牙利
Uryxxon-300	定性、半定量	半自动	德国
BW-300	定性、半定量	半自动	中国北京
Mercury-1200	定性、半定量	半自动	中国台湾

大的优点是加尿量以及读取结果的时间具有一致性。值得注意的是，半自动尿液分析仪器的试剂条，采用手工浸泡尿液方法，然后再放入仪器中进行检测，容易造成污染，并且条件不一致。随着检验技术的发展，尿液分析仪器已经由传统的 8 项检测指标发展到目前的 11 项，甚至是 13 项检测指标。

采用半自动或全自动尿液分析仪和多联尿干化学试纸条进行尿 10 项检查，已经被体育运动队及科研工作者广泛应用。虽然使用尿液分析仪测量尿 10 项，具有便携、快速、准确、易操作、无创痛等特点，但尿容易受饮食的质、量以及生理活动的影响。尿中成分波动大，所含物质多，容易相互干扰。

各国科研人员不断致力于尿液分析仪的开发与改进。由于尿液分析仪器的不同，因此报告方式不大一样，常见检测结果报告方式见表 8–2（仅供参考）。

表 8–2　常见尿分析检测报告方式

项目和缩写		
尿比重（SG）	1.010~1.025	1.010~1.025
尿 pH（pH）	4.5~8.0	4.5~8.0
尿胆原（URO）	NEGATIVE（阴性）	0~16umol/L
尿糖（GLU）	NEGATIVE（阴性）	NEG（阴性）
酮体（KET）	NEGATIVE（阴性）	NEG（阴性）
胆红素（BIL）	NEGATIVE（阴性）	NEG（阴性）
亚硝酸盐（NIT）	NEGATIVE（阴性）	NEG（阴性）
尿蛋白（PRO）	NEGATIVE（阴性）	NEG（阴性）
尿潜血（BLD）	NEGATIVE（阴性）	0~10/uL
白细胞（LEU）	NEGATIVE（阴性）	0~25/uL

注：其他表示方法：NORMAL/NORM（正常）；NEGATIVE/NEG（阴性）；POS/ POSTIVE（阳性）；TRACE/SUPR（微量）；SMALL/SCHWACH（少量）；MODERATE/ MAESSIG(中量)；LARGE/STARK（大量）

三、尿 10 项在运动中的应用与评价

运动对人体的机能和内环境会产生深刻的影响。运动负荷会使人体的生理、生化等多项指标产生一定的变化，同时也使机体产生一定的疲劳。在运动前、后某一时间测试一些生理、生化指标并结合运动员主观疲劳感以及训练负荷，可以了解运动员的机能状况及恢复程度，对运动员下一步的训练和机能恢复提供一定的科学依据，有较重要的指导意义。

因此，尿检验对于运动中机能状态评定具有重要意义。目前，尿液分析在体育运动中的应用极为普遍，主要用于监控负荷强度、评定机能水平和指导运动训练。尿检验既是评定训练效果的一种方法，也是日常医务监督工作的一部分。

（一）尿蛋白的应用与评价

在运动实践中，可以用运动性尿蛋白评定运动负荷和身体机能状态以及恢复的情况。运动后尿蛋白的数量和运动量有关，尤其是运动强度。在大运动量后，尿蛋白排泄量一般在运动后 15 分钟达到最高值。因此，在运动后 15 分钟取中段尿来测定尿蛋白，观察运动后变化

以及运动负荷的大小。蛋白尿在大运动量训练后15~20分钟后开始消除，4小时基本恢复，恢复时间延长是身体机能下降的表现。常用运动后4小时或次日晨尿中的蛋白量，观察恢复的状况。运动员一旦出现尿蛋白阳性，就应该采取连续跟踪检测的方法。

1. 评价运动强度：在大运动量过程中，蛋白排泄增多，是身体机能不适应的表现；坚持训练一段时间，完成相同强度训练后，尿蛋白减少，这是机体能适应大运动量、训练水平提高的表现；如果尿蛋白在运动后排泄量突然增加，应当注意运动员的身体状态，可考虑降低运动强度或减少运动量。

2. 利用尿蛋白评价运动后恢复情况：运动后4小时或次日晨尿蛋白恢复正常值，说明运动员机能恢复较好；如果次日晨或更长时间仍然未能恢复，并有增加的趋势，可判断运动员身体机能不适应或疲劳未消除。如果运动员在出现尿蛋白阳性后次日晨就能恢复正常则表明训练量大，对机体有一定的刺激，但运动员机能状态好，能及时恢复。

不同人在运动后尿蛋白排泄量存在着个体差异。即使是同一项目而且运动成绩和训练水平相近的运动员，运动训练后，尿蛋白的变化也不一样。同一个体在完成相近的运动量或相同的项目比赛时，尿蛋白数量相对稳定。根据运动性蛋白尿个体差异性和个体稳定性的特征，运动员对尿蛋白的反映规律分为三种类型：①规律型——尿蛋白排泄量随着机体的适应而减少，随着强度的增高而增加，经过训练后，尿蛋白值不会超过比赛时的值；②敏感型——尿蛋白的反应随着机体对训练的适应没有明显的下降，训练后尿蛋白经常很高，甚至大于比赛时，但次日晨尿蛋白基本能恢复；③不敏感型——尿蛋白对运动强度的增高等没有明显的变化，比赛后尿蛋白值与训练时基本相同。当训练水平提高时，尿蛋白数量减少，当机体机能下降时，尿蛋白增加，故尿蛋白在运动后排泄量突然增加几倍，应考虑是否是由于运动员机能下降造成的。有研究认为，在大负荷训练后，不管尿蛋白排泄量多少，次日晨起恢复到30mg以内仍然可以训练。

用运动后尿蛋白来判断群体水平的负荷量和恢复情况意义不大，只能是对同一个个体判断其相同负荷训练后机能水平的变化情况，通过运动训练后尿中蛋白消除的快慢来判断机体疲劳恢复情况。尿中蛋白消除得快，表明疲劳恢复得快，机能状态较好；反之，则表明机能状态差。但是，由于生成的尿蛋白中蛋白质除受运动强度的影响外，尿量和运动时间将很大程度上影响尿蛋白值的准确性，如尿量与运动环境等因素有关，因此尿的24小时排泄率并不是恒定的，也就是说在运动过程中尿量肯定会减少，尿的蛋白浓度也会大些。这影响了尿蛋白在训练实践中评价训练强度中的应用。

（二）尿潜血的应用与评价

在运动训练当中，尿潜血主要用来诊断运动性血尿。但是当红细胞在1~3/高倍视野即可显示阳性，正常尿液也存在假阳性反应的可能，而且运动后血红蛋白尿和肌红蛋白尿也可能造成尿潜血阳性，因此，尿潜血阳性仅能提示运动性血尿的可能。当出现尿潜血阳性时，还需要进一步的检测。

一般认为，运动后出现尿潜血是机体对大运动负荷刺激的反应。机体疲劳时以及接触性运动项目中，尿潜血出现的概率就会增高。而且有研究显示，尿蛋白排泄数量与尿潜血有一定的规律，排泄量超过150mg左右，可出现潜血现象。

大负荷运动后，可出现血尿，尿潜血阳性，应当采取相应的措施。通常运动员发生血尿，如果是病理性血尿，需停训并进行治疗；如果是运动性血尿，一般不需要完全停止训练，但是需要根据血尿的严重程度来安排下一阶段的训练。对于肉眼血尿，要停止大、中强度的训练；对于镜下血尿应调整运动，应在加强医务监督，注意身体反应和尿液的改变情况下进行训练。

（三）尿胆原与胆色素的应用与评价

尿胆原和胆色素可用于急性大负荷、超大负荷或剧烈比赛后运动员的监测。尤其尿胆原是评定肝细胞机能的一个灵敏指标，具有无创伤性、方法简便等特点，近年来，在运动训练中多用于评价身体机能水平。由于尿胆原的生成与血红蛋白分解有关，在尿胆原增多的同时，应加测血红蛋白，观察血红蛋白是否下降。因此，在评价运动员身体机能时，常综合运用血红蛋白和尿胆原，以使评定结果更客观、可靠。

运动员在大运动负荷时，运动员血红蛋白下降，尿胆原增加是机能水平下降的表现。如果当血红蛋白稳定、尿胆原变化不大、主诉无疲劳感，表明身体能够适应运动负荷；如果尿胆原在安静状态下高于 2mg%，且连续 2~3 天，就应该注意运动强度的调整。用晨尿胆原可准确地测定出运动员的疲劳与恢复程度。如果运动后尿胆原低于次日晨尿胆原，血红蛋白稳定或升高，运动员主观感觉好，说明运动员身体机能状况良好；运动后尿胆原高于次日清晨尿胆原，血红蛋白下降，说明身体状况不佳。

一般情况下，运动员很少出现胆红素阳性。但是值得注意的是，服用大量维生素 C 或进食含维生素 C 多的食物时，可能会使胆红素出现假阴性错误结果。

（四）尿酮体的应用与评价

酮体是肝脏快速输出脂肪酸的一种形式，可作为长时间运动时可用的能源物质，在调节体内燃料平衡方面起重要作用。通常测定血酮体就可以了解脂肪供能的能力和机体利用酮体的能力。而尿酮体取样方便、无创伤，容易为运动员所接受，所以比测定血酮体更方便。通过尿酮体的测定，可以了解运动时酮体代谢的变化，对于进一步了解运动时脂肪代谢特点以及糖、脂肪代谢的相互关系具有重要意义。因此，测定尿酮体，是检测脂肪氧化供能状态的一项重要生化指标。

另外，尿中酮体水平的提高也是机体代谢性酸中毒的表现，可以提示机体糖氧化代谢减少，脂肪代谢增加，产生的酮体超过组织利用能力，积聚在体内而引起的。因此，尿中酮体测定是衡量耐力性运动水平以及训练强度的一个重要生化监控指标。但是由于尿酮体的生成受多种因素的影响，可能与血酮体的水平不一致。因此，尿酮体的测定只可做定性检查，并不能完全反映血中酮体的水平。

（五）尿 pH 值的应用与评价

尿液 pH 值主要取决于尿中缓冲物质（磷酸二氢钠和磷酸氢二钠）的相对含量，反映肾脏维持血浆和细胞外液正常 H^+ 浓度的能力。因此，尿 pH 值与肾脏的调节能力和血液缓冲能力有关。它在一定程度上反映人体内环境的酸碱平衡和能量代谢状况。如在大强度高原训练后次日晨的尿 pH 值变化没有超出正常范围，说明机体并没有因为高海拔训练而有所改变，提示肾脏的调节能力和血液的缓冲能力比较强，对糖酵解和脂肪代谢所产生的酸性物质消除较快。

机体处于酸性状态不利于恢复。在日常训练过程中，可通过改变运动员饮食结构来调整尿 pH 值，使运动员的 pH 值尽量维持在 7 左右。有研究认为，运动员在大运动量训练后应补充足够的饮料，特别是碱性饮料。尿液 pH 值的变化受饮食的影响较大，运动员饮食又比较复杂，将尿 pH 值用于运动训练的检测指标值得考虑。另外，尿液 pH 值在一定程度上受药物的影响，因此它常用于违禁药品检测中的初步测定。

（六）尿比重的应用与评价

运动后尿比重的变化主要受气温、运动强度、运动持续时间、出汗量以及饮水量的影响。长时间在高温环境下进行大强度运动，由于大量出汗，尿量减少，同时机体产生大量的代谢产物，尿比重就会增高；而多饮水就可能导致尿比重下降。因此，尿比重测试在监控运动训练过程中，对超长距离以及高温的夏季训练意义非常重要。它在一定程度上反映运动员身体总含水量和水代谢情况。尿比重持续高水平，可能机体处于脱水状态。大运动量或长时间训练后可引起尿比重增加，次日可恢复正常范围，即为机能良好的表现，而大量饮水可使尿比重明显降低，而且在兴奋剂的初步检测中，尿比重作为一个定性指标，通常要求尿比重不得低于 1.005。

因为运动员失水以及脱水后的恢复、运动员体内酸碱平衡、水盐代谢对机能水平影响很大，尤其是对体重偏大，或降体重运动员更是必须进行系统监测尿比重。通常收集 24 小时尿比较困难，所以在进行评定时，可采用运动后即刻和大运动量训练后的次日晨进行。

虽然尿比重能够反映运动员的脱水或补水情况，但它并不是一个非常敏感的指标。如当发生急性脱水时，尿比重并不能及时地反映出来，有一定的滞后性。因此，在运动实践中要具体情况具体对待。可以考虑配合其他指标（如血浆渗透压）来评价运动员水合状况。

将尿比重、尿渗量和尿色三者结合起来能够更客观、及时地评价水合情况。

（七）尿糖的应用与评价

激烈运动后尿中常出现糖，并呈阳性反应。其中一个原因可能是运动时血糖升高，超过肾糖阈；另一个原因可能是运动时，肾脏出现缺血、缺氧，肾脏功能下降，影响了尿中糖的重吸收，即肾糖阈下降。而在训练比赛前也出现尿糖，可考虑情绪紧张所致。此外，还要注意是否是由于短时间摄入大量含糖食物或静脉注射大量葡萄糖使尿中出现糖。运动员一旦出现尿糖现象，要加强医务监督，进行连续跟踪调查。

（八）亚硝酸盐的应用与评价

一般尿液在膀胱中存留太短，细菌并不能来得及将硝酸盐还原成亚硝酸盐，可能造成假阴性结果。因此，一般取滞留 4 小时以上的尿液，最好是早上起床后第一次尿液，这样才能得到较为可靠的分析结果。

（九）白细胞

国内外报道，运动训练造成的尿中白细胞增多现象并不多见。一旦出现尿白细胞数量增多现象，要考虑是否是因为泌尿系统感染性疾病造成的。

参考文献

1. 孙荣武，王鸿利.临床实验诊断学［M］.上海：上海科学技术出版社，2001，11：325–342.
2. Oppliger RA，Magnes SA，Popowski LA，et al. Accuracy of urine specific gravity and Osmolality as indicators of hydration status. Int J Sports Nutr and Exerc Meta，2005，15:236–251.
3. 徐勉忠.实验诊断临床指南［M］.北京：科学出版社，1999，8：142–164.
4. Moricuchi T，Shimomitsu T，Opagiri Y，et al. Marked increase in urinary bicarbonate and pH caused by heavy by heavy muscular exercise with dynamic knee extension.Tohoku J Exp Med，2002，198:31–39.
5. Popowski LA，Oppliger RA，Lambert GP，et al. Blood and urinary measures of hydration status during progressive acute dehydration. Med. Sci Sports Exerc，2001，33（5）：747–753.
6. 彭志英，李萍.最新医学检查查询手册［M］.北京：人民军医出版社，2002，1：96–103.
7. Watson G，Casa DJ，Fiala KA，et al.Creatine use and exercise heat tolerance in dehydrated men. J Athle training，2006，41（1）：18–29.
8. Nurmi I，Luthje P. Recurrent macroscopic haematuria due to bladder blood vessels after exercise induced haematuria. Br. J Sports Med，2004，38：e4.
9. Loucks AB. Energy balance and body composition in sports and exercise. J Sports Scie，2004，22:1–14.
10. Ubels FL，Van Essen GG，De Jong PE，et al. Exercise–induced macroscopic haematuria: run for a diagnosis? Nephrol Dial ransplant，1999，14: 2030–2031.
11. Clerlco A，Glammattel C，Cecchlnl L，et al.Exercise–induced proteinuria in well–trained athletes. Clin chem，1990，36（3）：562–564.
12. Gundiiz F，Sentiirk UK. The effect of reactive oxidant generation in acute exercise–induced proteinuria in trained and untrained rats. Eur J Appl Physiol，2003，90: 526–532.
13. Shirreffs. Markers of hydration status. Eur J Clini Nutri，2003，57（2）：6–9.
14. Moriguchi T，Tomoda A，Ichimura S，et al. Significance of post–exercise increment of urinary bicarbonate and pH in subjects loaded with submaximal cycling exercise. Tohoku J Exp Med，2004，204:203–211.
15. 张爱芳.运动性酮体研究进展［J］.北京体育大学学报. 2004，27（6）：793–796.
16. Koeslag BJH，Noakes TD and Sloan AW. Post –exercise Ketosis. J Physiol，1980，301:79–90.
17. Poortmans JR，Haggenmacher C，Vanderstraeten J. Postexercise proteinuria in humans and its adrenergic component. J Sports Med Phys fitness，2001，41:95–100.
18. 梁锡华，温庄，杨郑. 运用有关生化指标对散手运动员监控的研究［J］. 体育科技. 1998，19：52–55.

19. 冯长坤. 运动训练与尿分析研究现状 [J]. 中国临床康复. 2002，6 (1)：108-109.
20. Poortmans JR，Engels MF，Sellier M，et al.Urine protein excretion and swimming events. Med Sci Sports Exerc，1991，23 (7)：831-835.
21. Fassett RG，Owen JE，Fairley J，et al. Urinary red-cell morphology during exercise.Br Med，1982，385:1455-1457.
22. Schwellnus MP，Nicol J，Laubscher R，et al. Serum electrolyte concentrations and hydration status are not associated with exercise associated muscle cramping (EAMC) in distance runners. Br J sports Med，2004，38:488-492.
23. 李志敢. 不同负荷运动时几项尿液生化指标的变化 [J]. 广州体育学院学报. 1999，19 (4)：35-38.
24. Epstein LH，Beck S，Figueroa J，et al. The effect of targeting improvements in urine glucose on metabolism control in children with insulin dependent diabetes. J Appl Behavior analysis，1981，14: 365-375.
25. 李泱，张洁，刘文，等. 不同训练阶段尿异常的比较 [J]. 中国体育科技. 2000，36 (5)：47-49.
26. Newman DJ，Pugia MJ，Lott JA，et al.Urinary protein and albumin excretion corrected by creatinine and specific gravity. Clin Chim Acta. 2000，94 (1-2)：139-155.
27. 李万红，李海星. 尿液分析仪在运动生化测试中的使用价值及其局限 [J]. 山西师大体育学院学报. 2003，18 (4)： 93-94.
28. Ota M，Ozono S，Ikeda T，et al.Analysis of sports hematuria after running in summer. Nippon Hinyokika Gakkai Zasshi，2004，95 (5)：705-710.
29. Gambrell RC，Blount BW. Exercised -induced hematuria. Am Fam Physician，1996，53 (3)：905-911.
30. Kallmeyer JC，Miller NM.Urinary changes in ultra long-distance marathon runners. Nephron，1993，64 (1)：119-121.
31. King PA， Hirshman MF， Horton ED， et al.Glucose transport in skeletal muscle membrane vesicles from control and exercised rats. Am J Physiol，1989，257 (6) ：1128-1134.
32. Fery F， Balasse EO. Effect of exercise on the disposal of infused ketone bodies in humans. J Clin Endocrinol Metab，1988，67 (2)：245-250.
33. 赵歧刚，尹成方，赵忠仁，等. 辅助检查与临床 [M]. 北京：军事医学科学出版社， 2005，38-51.
34. Yeargin SW，Casa DJ，Armstrong LE，et al.Heat acclimatization and hydration status of American football players during initial summer workouts. J Strength Cond Res，2006，20 (3)：463-470.
35. Stover EA，Petrie HJ，Passe D，et al.Urine specific gravity in exercisers prior to physical training. Appl Physiol Nutr Metab， 2006，31 (3)：320-327.
36. Fowkes Godek S， Godek JJ， Bartolozzi AR.Thermal Responses in Football and Cross-Country Athletes During Their Respective Practices in a Hot Environment. J

Athl Train，2004，39（3）：235-240.
37. Shirreffs SM. Markers of hydration status. J Sports Med Phys Fitness，2000，40（1）：80-84.
38. Gilli P，De Paoli Vitali E，Tataranni G，et al.Exercise-induced urinary abnormalities in long-distance runners. Int J Sports Med，1984，5（5）：237-240.
39. 体育院、系《运动医学》教材编写组. 运动医学［M］. 北京：人民体育出版社，1978.
40. 冯美云. 运动生物化学［M］. 北京：人民体育出版社，2004.
41. 田野. 运动生理学高级教程［M］. 北京：高等教育出版社，2003.

（林华、黄传业）

第九章　血色素等研究方法的发展与应用

第一节　血色素等研究法的概述、渊源和研究历史

血液由液体和有形细胞两大部分组成，血常规检验的是血液的细胞部分。血液中有三种不同功能的细胞——红细胞、白细胞、血小板。血细胞与血浆组成的血液不停地流动于人体的循环系统中，参与机体的代谢及每一项功能活动，对保证机体的新陈代谢、功能调节以及人体的内外环境的平衡起重要作用。

一、概述

（一）红细胞

红细胞（red blood cell，RBC）又称红血球或红血细胞，是血液中最多的一种血细胞。在针尖大小的一点血中，可有几百万个红细胞。它形状扁圆，中央稍呈凹陷。红细胞中含有血红蛋白（hemoglobin，Hb），因而使血液呈红色。每 1 血红蛋白分子由 1 分子的珠蛋白和 4 分子亚铁血红素组成，珠蛋白约占 96%，血红素占 4%（图 9-1）。

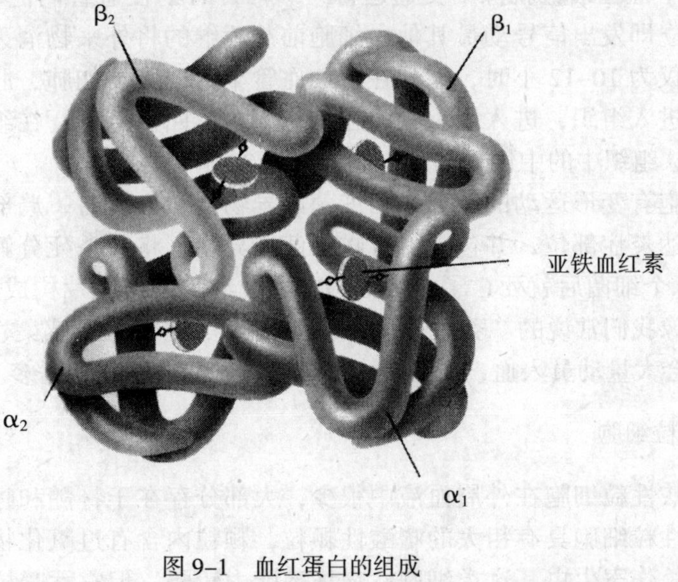

图 9-1　血红蛋白的组成

红细胞通过血红蛋白将吸入肺泡中的氧运送给组织，而组织中新陈代谢产生的二氧化碳也通过红细胞运到肺部并被排出体外。血红蛋白除了运输氧气、二氧化碳外，还能运输一氧化碳和一氧化氮等其他分子。一氧化氮能使血管扩张，从而降低血压。最新研究表明，一氧化氮能和血红蛋白中的半胱氨酸以及铁原子结合在一起，因此血红蛋白通过运输一氧化氮来调节血压。另一方面，一氧化碳是一种有毒的气体，它能很快地取代血红蛋白中的氧气，形成稳定的不易去除的复合物，从而阻碍氧气与血红蛋白的正常结合和运输，造成生物体缺氧，引起一氧化碳中毒。

红细胞数量增减与血红蛋白增减基本一致，两者计数、计量低于正常，就是通常俗称的贫血。贫血涉及许多因素，做红细胞计数和血红蛋白测定，就是最基本的检查，这两项检验可以帮助人们提高警惕，及时发现与营养、消耗、遗传以及贫血有关的因素。

（二）白细胞

白细胞来源于骨髓中的多功能造血干细胞。在相关因素的刺激下，经分化、增殖、成熟为各种白细胞。外周血白细胞是无色有核的血细胞，在血液中一般呈球形。人们根据白细胞里是否含有特殊染色颗粒，将白细胞分为粒细胞和无粒细胞两大类。粒细胞又可以根据所含的特殊颗粒染色性质的不同而分为中性粒细胞、嗜酸性粒细胞和嗜碱性粒细胞。无粒细胞包括单核细胞和淋巴细胞。机体内不同的白细胞有着不同的功能，它们各自都参与不同的防御免疫功能。

1. 中性粒细胞

中性粒细胞是数量最多且最重要的白细胞。中性粒细胞在骨髓内分化成熟后，大多数仍留在骨髓内，少数释放至血液循环中，只有在急需的情况下才大量进入血液循环。骨髓中的中性粒细胞贮存数约为循环血中的 10~15 倍。循环血中的中性粒细胞又分成两部分，一部分随血液循环，另一部分附着在血管壁上，这两部分粒细胞数量各占一半，并经常随机交换，形成动态平衡。

血管中的中性粒细胞就像“交通巡警”一样，时刻在血管内流动监视识别外来异物，发现情况时，立即发出信号动员其他白细胞前赴后继的将外来物消灭掉。中性粒细胞在血循环中的时间仅为 10~12 小时，然后在毛细血管丰富的脏器如肺、肝、脾、消化道等处随机逸出血管壁进入组织，进入组织中的粒细胞不再返回血循环。在组织中的中性粒细胞生存期为 1~3 天，组织中的中性粒细胞为血管内的 20 倍。

中性粒细胞有变形运动的能力，当细菌或异物侵入人体时，局部炎症反应会吸引中性粒细胞游走到达炎症部位，并包围、吞噬细菌及异物，将其杀死分解。一般每个中性粒细胞在处理 5~25 个细菌后就死亡了，死亡的中性粒细胞及其残片构成脓的重要部分。因此，中性粒细胞就像我们常说的“养兵千日，用兵一时”，当机体有感染、炎症及异物入侵时骨髓中的粒细胞会大量动员入血，血循环中的中性粒细胞会明显地增多。

2. 嗜酸性粒细胞

成熟的嗜酸性粒细胞在外周血液中很少，大部分存在于骨髓和呼吸道、消化道等黏膜组织中。嗜酸性粒细胞具有粗大的嗜酸性颗粒，颗粒内含有过氧化物酶和酸性磷酸酶，它释放的物质能杀伤寄生虫。这类细胞吞噬细菌能力较弱，但它吞噬抗原抗体复合物的能力较强，减轻其对机体的损害，并能对抗组织胺等致炎因子的作用。因此，在过敏性疾病和寄生虫感染时，嗜酸性白细胞的数量增加。

3. 嗜碱性粒细胞

碱酸性粒细胞在外周血液中很少，大部分存在于黏膜组织中，和嗜酸性粒细胞一样只能在组织中发挥作用。嗜碱性粒细胞的颗粒内含有组织胺、肝素和过敏性慢反应物质等。肝素有抗凝血作用，组织胺可改变毛细血管的通透性。过敏性慢反应物质是一种脂类分子，能引起平滑肌收缩。嗜碱性粒细胞主要参与过敏反应和抗凝血的作用。

4. 单核细胞

单核细胞吞噬细菌的能力很弱，在血流中停留 1~3 天后，穿过毛细血管壁进入组织，分化成熟为巨噬细胞，其吞噬能力就大大增强。巨噬细胞在不同的组织中具有不同的名称。巨噬细胞的主要功能是聚集于感染灶附近，吞噬并消灭致病微生物；参与激活淋巴细胞的特异性免疫功能；能识别和杀伤肿瘤细胞；清除衰老或损伤的细胞，如衰老的红细胞、血小板等。它时刻捕捉和消灭外来物和像“清洁工”一样能清理掉机体自身产生的垃圾。

5. 淋巴细胞

淋巴细胞在人体中分布较广，成人约占体重的 1.5%。淋巴细胞主要分两类：T 淋巴细胞和 B 淋巴细胞。

⑴ T 淋巴细胞

骨髓多能干细胞经分化后，在胸腺内发育成熟为 T 淋巴细胞。然后通过淋巴管、外周血和组织间液进行再循环，以执行其免疫功能。血液中的淋巴细胞，80%~90%属于 T 淋巴细胞。T 淋巴细胞常在血液、淋巴系统、组织间隙间往返流动，发现异常情况和外来物时，立即产生反应，将其消灭掉。T 细胞的功能主要是完成细胞性免疫。它和外来物接触后产生反应，可直接将其杀伤；还能通过释放多种物质，进一步杀伤细菌、病毒、肿瘤细胞以及排斥异体细胞。

⑵ B 淋巴细胞

骨髓中的多能干细胞在骨髓内经分化成熟为 B 淋巴细胞，然后经血流至外周淋巴组织内定居。B 细胞的主要功能是合成免疫球蛋白而完成体液性免疫。它在外来物的刺激下产生反应，能合成大量的相关抗体（免疫球蛋白），从而识别、凝集、溶解异物或中和毒素。另外，它还有提呈抗原及免疫调节功能。

因此，我们人体内如果白细胞的数量、形态、功能发生变化，就会出现抗感染能力降低、免疫功能障碍，发生一系列的临床病症。

（三）血小板

血小板由骨髓成熟巨核细胞胞浆发育而来。它无细胞核，表面覆有细胞膜。正常时呈圆盘状，有时可伸出伪足。血小板只见于哺乳动物体内。

血小板有止血功能。在小血管破裂处，血小板聚集成血小板栓，堵住破裂口，并释放肾上腺素、5-羟色胺等具有收缩血管作用的物质，是促进血液凝固的重要因子之一。血小板还有营养和支持毛细血管内皮细胞的作用，使毛细血管的脆性减少。20 世纪 60 年代以来，还确证血小板有吞噬病毒、细菌和其他颗粒物的功能。血小板因能吞噬病毒而引人注目，在血小板内没有核遗传物质，被血小板吞噬的病毒将失去增殖的可能。临床上也见到患病毒性疾病时总出现血小板减少症，因此，血小板有可能与皮肤、黏膜和白细胞一样是构成机体对抗病毒的一道防线。

二、渊源和研究历史

1590 年，荷兰人米德尔堡和詹森设计制造了最原始的显微镜，1610 年，伽利略使用望远镜观察小的物体并将其放大，后来被列文霍克改进成为原始的显微镜。1658 年，意大利人马尔皮基应用最原始的显微镜首先观察到了红细胞，他是第一个见到红细胞的人，开始进行红细胞计数则是二百年后的事情了，而设计并生产出第一台血细胞计数仪则又过了近一百年。

自从发明了显微镜以后，人们从微观世界中了解和观察到了血液的组成，并根据他们的特点分别将它们称为红细胞、白细胞和血小板。在以后的研究中，人们发现许多疾病的发生和发展与血液中的细胞数量之间存在一定的关系。依据对疾病诊断的需求，人们开始寻求对血液中细胞的数量进行计数。在血细胞计数仪这个领域首开先河的人是 1912 年出生在美国阿肯色州一个小城的人 Wallance H. Coulter，他成功地设计和制造出了可以计数血细胞的专用仪器，在 1953 年获得美国发明专利，然后开始了在这一领域的商业运作。此后，欧洲、日本也开始了血液细胞计数仪的开发和研制，我国在 60 年代中期也开始了这种仪器的开发和生产。

血常规检验的最原始的手段是采用手工操作、显微镜下计数的显微镜人工镜检，它包括红细胞、血红蛋白、白细胞计数及其分类、血小板计数等，共有十多个项目。做一个血常规检验，最熟练、最快速也要十多分钟。目前大部分医院、体育科研单位都使用自动化血液细胞分析仪做血常规检验。血液细胞分析仪先后经历了白细胞分类计数二分类、三分类、四分类和五分类的发展，其测量、计算参数不断增加，可提供越来越多快速、简洁、准确的实验数据。

19 世纪 80 年代，Fleischer 首次报道运动性贫血（行军性贫血）现象，发现士兵暂时性的深色血尿与剧烈的越野行军相关。之后，许多学者也相继观察到参与力竭性、耐力性运动训练的人群经常会表现出贫血的特征。同时，证明这种血红蛋白浓度和运氧能力的下降会影响运动成绩。运动性贫血通常被认为是由于剧烈运动而引起外周血中血红蛋白浓度、红细胞计数及（或）红细胞压积显著下降甚至低于相同年龄、性别和地区正常标准的现象。它作为运动科学领域的一个焦点仍然存在着许多争议之处。

1893 年，德国学者 SchultzG 首先报道运动会引起白细胞数的变化，其变化程度取决于运动强度和时间。从此，人们开始关注运动对机体免疫细胞的影响，开创了运动免疫学的发展。

第二节　运动员血常规的测定

一、血常规测定意义

（一）红细胞及血红蛋白

血红蛋白是红细胞内的主要成分，正常人成熟红细胞的平均寿命为 120 天，在正常情况下，全身每天消亡和生成的红细胞总数相等，使体内成熟红细胞总数保持恒定。多种原因可使红细胞的生成与衰亡的动态平衡遭到破坏，导致红细胞与红血蛋白的数量减少或增多，或质量发生变化。

1. 正常值

通常情况下，在单位容积的血液中，红细胞数与血红蛋白的数值大致呈平行的相对关系，所以，两者测定的意义大致相同。我国临床上红细胞数参考值的正常范围为：男性 4~5.5×10^12 /L，女性 3.5~5×10^12 /L。血红蛋白参考值的正常范围为：成年男子 120~160g/L，成年女子 110~150g/L。

红细胞数及血红蛋白增多，是指血液中的红细胞数与血红蛋白量高于上述参考值正常范围的上限。主要表现为：① 相对性增多。例如，连续剧烈的呕吐、严重腹泻、大面积烧伤、大量出汗等可使血浆中水分丢失，血液浓缩，从而使红细胞及血红蛋白相对增多。② 绝对性增多。由多种原因可引起的红细胞增多，如高原训练。

2. 贫血

红细胞及血红蛋白减少是指血液中的红细胞数、血红蛋白量及血细胞比容低于参考值正常范围的低限，通常称为贫血。以血红蛋白为标准，我国临床上成年男性血红蛋白小于 120g/L（女性小于 110 g/L）为贫血。国际卫生组织（WHO）判断贫血的标准为 6 个月~6 岁低于 110 g/L，6~14 岁低于 120g /L，成年男女分别低于 130 g/L 和 120g/L。

通常运动员贫血诊断标准参考贫血的临床诊断标准：成年男子血红蛋白低于 120g/L，成年女子运动员低于 105g/L，就可以诊断为贫血。但是实践中发现，运动员血红蛋白水平达到这个水平后，往往需要很长时间才能调整到理想水平，同时运动能力下降也较为明显，而且恢复较慢。为了保证运动员训练水平，一般可以成年男子血红蛋白低于 13g%，成年女子运动员低于 12g%作为标准，如果低于此标准就采取针对运动员贫血的相应措施，确保运动员训练系统的进行。

（二）红细胞压积（hematocrit，Hct）又称红细胞比容

红细胞压积是指在一定容积的血液中红细胞与血浆体积的比值。在血液的运氧能力与体内红细胞压积水平之间存在着一定的曲线关系。即过高或过低的红细胞压积水平都可使血流向组织器官的运氧能力趋于降低。过低的红细胞压积水平使血红蛋白水平降低，运氧能力随之降低；反之，过高的红细胞压积水平又使血液黏滞性增加，血流速度减慢，血液

不能及时对外周组织形成有效灌注。据此提出人体的最适红细胞压积水平为45%。

(三)白细胞总数及白细胞分类计数

白细胞基本检验为白细胞计数和白细胞分类计数，白细胞计数(white blood cell, WBC)是指测定血液中白细胞的总数，而分类计数是指各种白细胞的百分比。人体处在正常情况时，外周血液内各种白细胞的数量有一定的比例，并且人体内白细胞总数及其分类的百分比是相对稳定的。人体发生炎症或其他疾病时，血液内白细胞的总数或白细胞分类百分比就会发生变化。例如，由细菌引起的急性感染时，白细胞总数可明显升高，且分类计数中，嗜中性粒细胞比例会增多。病毒引起的感染，白细胞总数又会减少或正常，分类计数中，淋巴细胞比例增大。

正常人每升血液中白细胞总数约 $4\sim10\times10^9$ 个。各种白细胞的百分比大致为：中性粒细胞50%~70%，嗜酸性粒细胞0.5%~5%，嗜碱性粒细胞0%~1%，淋巴细胞20%~40%，单核细胞为1%~8%。

除了疾病因素可以引起变化外，亦受生理因素及其他原因影响。在生理情况下，外周血中白细胞数量可有个体差异，一日之间亦可有波动，下午较早晨为高。饱食、情绪激动、剧烈运动、高温或严寒、新生儿等都可使白细胞一过性增高。

(四)血小板计数

血小板是血液中最小的细胞，能维持正常的血液循环，伤口出血时能被及时止住，血小板聚集后可起到止血作用。成人血小板参考值的正常范围为直接计数法，即 $100\sim300\times10^9/L$。

生理性血小板增多可出现在运动或进餐后，出血、炎症、感染、肿瘤及脾切除等是病理性血小板增多的最常见的原因，其最大的危害是在血管内形成血栓，尤其是对心、脑血管危害更大。

生理性血小板减少可出现在妇女月经期。病理性血小板减少可见于原发性或继发性血小板减少性紫癜、再生障碍性贫血、急性白血病、脾功能亢进、化学药物中毒等。

二、血常规实验室检验的注意事项

无论是镜检还是使用血液分析仪，要获得血常规检验的稳定、可靠、准确的数据，实验室检验要充分考虑影响血常规检验中的多种影响因素，并严格加以控制。

(一)标本的采集

为了取得准确、可靠的检验结果，必须取得高质量的标本。高质量的标本是高质量检验的第一步。保证血液标本中各项细胞的完整形态是作为血常规检验用的高质量的标本的最基本的要求。血液细胞检验标本的制备分为采集和抗凝两个步骤：

1. 标本的采集

按采血部位的不同，取得血常规检验标本，最常用的途径是静脉采血和末梢毛细血管采血。末梢毛细血管采血现在一般取指尖血，过去常取耳垂末梢血。文献表明，静脉血血样是最可靠的标本，手指血是末梢毛细血管血样中与静脉血差异最小且较为稳定的血样。有研究报道，与静脉血相比，手指血的准确性和可重复性较差：白细胞计数明显高（+8%）而血小板计数明显低（-9%）。

2. 标本的抗凝

用于血常规检验的血样必须经抗凝剂抗凝处理，在目前的众多抗凝剂中，EDTA（ethylenediamine tetraacetic acid）盐（EDTA-Na_2，EDTA-K_2，EDTA-K_3）是对白细胞形态和血小板影响相对较小的抗凝剂，最适合用于血常规检验。除采血因素的影响（生理性因素、采血部位等）外，多数情况下，血样的质量取决于血液和抗凝剂的比例。血液比例过高时，由于抗凝剂相对不足，血浆中出现微凝血块的可能性增加，在用于血细胞分析仪时，微凝血块可能阻塞仪器，同时影响一些检验指标。血液比例过低，抗凝剂相对过剩，对检验指标会造成严重影响。

血细胞计数分析仪器法按要求标本一般为抗凝的静脉血，在制备全血标本时，并建议使用定量的含 EDTA 盐的真空采血管采集静脉血。但在日常工作中，许多半自动血细胞分析仪在作血细胞计数分析过程中，需要先将血液进行预稀释后再测定。预稀释标本的制备常适用于末梢血的血样，在一定量的含有抗凝剂的稀释液中直接加入微量静脉血或末梢血液（10~40μl）即可制备成。

（二）标本的稀释

血液是由血细胞和血浆两部分组成的红色黏稠混悬液。在进行血细胞检验计数时，血液需合适准确地稀释后才能进行，直接用血液计数是困难的。

实际应用时，是将血液稀释于稀释液中形成稀释标本（稀释比为 1∶N），以流动检测的方式测出一定量（V）的稀释标本内的血细胞数（T），经换算后得出血液中的细胞浓度（L）为 $T\times N/V$。由此可见，准确合理的稀释倍数和准确、稳定的测量容量是血细胞检测的又一重要基础。稀释倍数过低，会形成细胞排队通过传感器的重合缺损；稀释倍数过大，则会造成一定测量容量内血细胞的数量过少，这都会严重影响血液细胞检验的测量精度。

（三）标本的储存

有研究表明，常规情况血标本采集后，应尽量在 4 小时内检测完毕，如遇特殊原因，应将标本放置于 4℃条件下保存，但放置的时间也不宜过长最好不要超过 8 小时。因为血液离开人体内环境后，由于外界环境的影响和抗凝剂的作用，使渗透压改变。以上因素均会使血细胞的形态与功能发生变化，导致血细胞参数的变化，而其变化随时间的延长而加大。这种细胞体积膨胀、增大、异质性的增加，不仅使血细胞发生变化，还会导致血细胞分析仪在检测过程中发生识别错误从而影响结果的准确性，同时也会引起细胞直方图的改变。

预稀释标本一般需要在标本制备后 10 分钟内予以测量；如果稀释液中添加细胞稳定剂，预稀释标本的存放时间也不可超过 4 小时。

三、运动实践中血红蛋白测定方法及注意事项

血红蛋白浓度测定是运动队最常用的测试指标，它能反映运动员在运动中血液携带氧

能力，机体是否处于运动性贫血状态，以及了解运动员的营养、身体机能和疲劳状态。在高原训练中，评定机体对缺氧的适应程度。

（一）测定方法

测定血红蛋白的方法很多。若具备半自动或全自动血细胞分析仪，可连同血常规的其他指标直接测定。也可通过分光光度计采用氰化高铁法测定血红蛋白浓度，氰化高铁血红蛋白（cyanomethemoglobin，HiCn）测定法是国际公认的测定血红蛋白浓度的方法。其原理是全血样品 20ul 注入 5ml 氰化高铁血红蛋白稀释液（可商品购买）内稀释，溶化红细胞释出血红蛋白。稀释剂将血红蛋白先转变成高铁血红蛋白，再与氰离子结合成稳定的棕红色氰化高铁血红蛋白，在规定的波长和液层厚度的条件下，具有一定的吸光系数，根据吸光度即可求得血红蛋白浓度，或用血红蛋白标准液制成标准曲线，在测得吸光度后查曲线即可求得血红蛋白浓度。

（二）注意事项

1. 不同部位的血红蛋白测定结果有一定的差别，需要固定采血部位，才好在训练中进行比较。目前多为指尖取血，因指尖血和静脉血相关性较高。有些项目如手球、篮球等运动员手部接触物品较多，可采集耳垂血进行测定。

2. 一日之内血红蛋白浓度会有波动，最好固定取样时间，可在晨起测定。

3. 运动员血红蛋白个体差异较大，但每个人都在自己的一定范围内波动。在运动训练的机能评定中注意对个体的纵向比较。

第三节　运动实践中的应用与评价

一、运动性贫血概念

1959 年，日本学者 Yoshimura 首先提出“运动性贫血”这一概念，随后运动医学界对运动性贫血的诊断标准、发生率、发生机理，以及影响因素等进行了广泛的研究，使得“运动性贫血”的概念被运动医学界所认可和接受。运动性贫血是指由于运动训练所造成的单位容积血液中红细胞计数或血红蛋白浓度或红细胞压积低于正常值的现象。运动医学临床上诊断贫血的标准因性别、年龄以及不同国家而有所区别。

（一）运动性贫血发生的可能机制

运动性贫血是一个复杂的生理和病理过程，其机制至今尚不完全清楚，根据近年研究结果，运动性贫血的机理可解释如下：

1. 运动引起血浆容量的改变

血容量（blood volume，BV）是血浆容量（plasma volume，PV）和红细胞容量（erythrocyte volume，EV）之和。对耐力训练和安静对照组的研究比较显示，训练组的 BV 高于对照组，而且与身材、性别无关。进一步研究显示，运动员高的 BV 是由 PV 和 EV 增加共同造成的。有大量的纵向研究证实耐力训练使 BV 增大。

耐力训练在急性运动后 24 小时内 BV 开始出现变化，这种改变主要是由于 PV 的增加造成的，在运动训练后 1~4 天，大约比运动前增加 10%。训练初期 2 周内几乎所有的 BV 增加都是由于 PV 增多造成，此期红细胞计数、血红蛋白浓度和红细胞压积都有所下降。运动训练使人体 PV 增加的机制主要是血浆蛋白总量增多，尤其是白蛋白总量增多，胶体渗透压升高，使更多水分贮留在血液循环之中。此时运动训练造成的体内血红蛋白降低、红细胞压积减少，是由于训练引起的 PV 增大超过了红细胞总数的增加，造成血液相对稀释。其结果可降低血液的黏滞度，从而减少外周阻力，有利于血液的灌注和氧的运输。运动员通过运动训练增加 PV，可使其耐受在大量出汗等体力消耗后仍可维持较好的循环血量。它是机体对运动训练产生的适应性反应，是一种假性贫血现象。

另外，运动训练 2~3 周后，EV 开始缓慢增加，直到所有的 BV 成分都比运动前基础水平增长 8%~10%，这样，PV 和 EV 达到了新的平衡。血容量扩容的调节适应是运动训练提高最大摄氧量的几项生理机制之一。表 9-1 显示了 BV 与最大摄氧量之间呈正相关的一些文献数据，但也有文献报道在耐力训练后提高最大摄氧量的同时并无 BV 的显著增多。

表 9-1　血容量与最大摄氧量的相关系数

调查者	样本数	相关系数
Mack et al (1987)	11	0.92*
Onvertino et al (1991)	97	0.78*
Sawka et al (1996)	51	0.52*
Stevenson (1994)	30	0.79*
Davy & Seals (1994)	14	0.73*
Jones et al (1997)	52	0.69*

注：$^*P<0.05$

有研究认为，BV 和最大摄氧量对运动训练的反应期可以分为两段，在运动训练≤11 天，PV 平均升高 11%，EV 还未产生变化，最大摄氧量只提高了 6%；另一期为≥21 天，PV 扩大了 10%，EV 增加了 9%，而最大摄氧量提高了 16%。因此，为使 EV 升高明显，有氧能力得到提高，训练期应超过 3 周。

总之，虽然最大氧运输能力及肌肉用氧能力是以多种生理机制为基础的，但证据显示，运动训练导致的 PV 和 EV 的增加有利于最大摄氧量的提高。而且 BV 的增加还有利于体温的调节和大强度运动时的散热，机体耐酸能力、运输营养物质及清除代谢产物得到了提高，这些都有助于运动能力的增强。

2. 运动引起血液中红细胞破坏增加

正常人成熟红细胞的平均寿命为 120 天。在正常情况下，周身成熟红细胞总数中每天约有 1/120 消亡，同时有相当数量的成熟红细胞生成，体内成熟红细胞总数保持恒定。若某种原因使红细胞寿命缩短，过早、过多的破坏消亡，即称“溶血”。此时骨髓加速红细胞的生成和释放，以资代偿。如果红细胞破坏的速度超过骨髓生成红细胞的代偿能力，则血循环中红细胞数减少，出现贫血，成为溶血性贫血。

在体育运动中，由于运动时心输出量增加，血液循环加快，增加了红细胞之间、红细胞与血管壁之间的摩擦，可使红细胞的破坏增加。特别是一些项目中人体足底组织长时间摩擦挤压，造成局部组织损伤，红细胞破裂、溶血。早在 1964 年 Davidson 等对长跑运动员的研究发现，由于足底与地面的剧烈碰撞，红细胞经过足底毛细血管时承受的机械挤压作用较大，容易造成破坏。当更换质地较松软的海绵鞋子时，溶血状态有所缓解。运动性溶血以前主要观察到出现在中长跑、竞走等耐力项目运动员。随着跑鞋的改善，这种现象已大大减少。然而目前观察到如跆拳道、柔道等需要身体不断进行冲撞的项目的运动员，患运动性溶血的比例较高，特别是女子运动员。并且有些不与地面接触的运动项目如赛艇、游泳等运动员也有溶血现象。有人推断运动引起的溶血与运动强度、肌肉收缩程度有关，运动强度越大，溶血越严重。

运动中红细胞的破坏，除了受到单纯的机械损伤作用外，也会受到运动训练对红细胞膜结构和变形能力的影响。红细胞膜的正常结构是保障红细胞膜可变性和柔韧性的重要条件，而红细胞膜结构的破坏在运动溶血性贫血的发生机理中占有重要地位。运动训练对红细胞膜结构和变形能力影响的研究可归纳如下：

(1) 红细胞膜过氧化作用加剧

运动时，由于红细胞运氧速率加快，氧合血红蛋白转变成高铁血红蛋白时产生的自由基增多。自由基引发膜磷脂不饱和脂肪酸发生过氧化，使膜流动性降低，膜变硬，红细胞变形能力显著下降，造成溶血。

(2) 红细胞能量供应不足

运动使血糖下降时，能量供应不足以满足红细胞膜上 Na^+-K^+-ATP 酶工作的需求，将会引起细胞渗透压改变，致使红细胞变形能力下降。

(3) 血液酸化

在生理 pH 值下，红细胞具有最大的变形性。在大强度、持续时间稍长的运动中，乳酸堆积使血液 pH 值下降时，会使血红蛋白与骨架蛋白亲和力增加，从而使细胞变硬，也使溶血作用加重。

(4) 血浆渗透压改变

血浆渗透压在 200~500mOsm 时，红细胞变形性较稳定，渗透压过高或过低，可影响细胞内正常的水分分布，引起细胞内黏度或形态异常，导致变形性下降。长时间运动中，机体通过泌汗以增加散热。大量泌汗而不及时补充适宜饮料时，势必造成机体高渗性脱水，使内环境渗透压升高；如果只是补充纯水，又将造成内环境渗透压下降，二者均对红细胞变形性产生不利的影响。

(5) 运动引起激素水平变化

运动应激引起肾上腺素释放增多，肾上腺素引起脾脏收缩和释放溶血因子进入血液，促使红细胞破坏增加。

(6) 运动性血红蛋白尿的发生

运动性溶血与红细胞膜损伤程度成正比例关系。当溶血发生时，红细胞膜破裂，释放出血红蛋白，红细胞压积下降。此时，机体一方面动员红细胞生成素系统，加速红细胞的生成；另一方面血液中的结合珠蛋白与游离血红蛋白结合，生成结合珠蛋白-血红蛋白复合物。这种复合物很快被肝细胞吞噬，血红蛋白中的铁和珠蛋白重新被身体吸收利用，代谢产生胆红素，这一过程可消除一定量的游离血红蛋白。但是，当溶血严重时，血中游离血红蛋白浓度超过结合珠蛋白的结合能力时，多余的游离血红蛋白就从肾脏排出，发生运动性血红蛋白尿。运动性血红蛋白尿的出现是机体严重溶血的标志，必须给予高度重视。它不仅严重影响运动技能的发挥和成绩的提高，对身体也十分有害。

3. 运动影响血液中血红蛋白量的合成

训练期间，蛋白质和铁元素的供给量以及吸收水平直接影响血红蛋白的再合成。

(1) 影响血红蛋白合成的蛋白质因素

连续大负荷训练中，当糖代谢释放的能量不能满足机体需要量时，蛋白质代谢随之增加。如长时间运动，肝脏尿素的生成量可增加 4~5 倍，提示蛋白质消耗量增加。因此有的学者认为，运动性贫血是由于运动训练时蛋白质需要量增加，若摄入蛋白质不足时，一段时间后便会引起贫血。有实验证实，在 3 周时间内，运动员的运动量无明显变化改变，但营养供给量减少，则出现血红蛋白含量下降，说明营养因素对血红蛋白含量有直接影响。有研究报道，运动员每千克体重每日供给蛋白质低于 1.5g，就会出现运动性贫血；如在 2g 以上（动物性蛋白质占 25%以上）即可预防由于蛋白质不足而引起的贫血。青少年运动员正处于生长发育阶段，建造和修补组织负担较大，更容易因蛋白质供给不足而引起血红蛋白合成过程的逆向运动，致使运动性贫血的发生。

(2) 影响血红蛋白合成的铁因素

铁在人体中总量约 3~5g，其中最大部分构成血红蛋白（约占总量 65%），铁是血红蛋白合成的重要原料之一。另外约占总量 30%的铁以铁蛋白、含铁血黄素形式储存于肝、脾、骨髓等组织中。血浆中铁与储存的铁保持在动态平衡之中。

运动员尤其是耐力运动员、女运动员、青少年运动员易出现缺铁状况，从而导致缺铁性贫血。运动员需铁量可随着运动时间、强度和环境等因素而变化。日本学者发现，铁人三项赛后即刻血清铁明显下降，由 87.6μg/dl 降至 52.3μg/dl，赛后 21 天才恢复到赛前水平，而血清铁蛋白则在赛后即刻上升，至赛后 21 天才降到赛前水平，提示体内储存铁因维持平衡而减少。实验通过小白鼠运动及恢复期血清铁蛋白的动态测定显示，小白鼠运动至力竭时血清铁蛋白与安静时相比明显降低，且在恢复初期仍处于较低水平，然后逐渐回升，当恢复至 3.5 小时时接近安静水平。提示急性力竭运动可能导致铁代谢暂时紊乱和暂时性缺铁现象。

运动员缺铁的可能原因，与以下因素有关：① 铁丢失增加。运动员每天要进行大强度训练，从汗液失铁量较常人多。我国正常成人铁需要量男子每天 12mg，女子每天 15mg，有文献报道长跑、竞走、足球等运动员每天可从汗液中丢失的铁可达到约 14 mg。另外，文献报道通过对粪便中血红蛋白检测胃肠出血状况，发现马拉松运动员运动后胃肠渗血明显增加。女运动员每次月经丢失铁量也较常人多。② 铁吸收、摄入不足。机体对铁的需要，主要是通过小肠对食物铁的吸收。食物中的铁以色素铁和非色素铁两种形式存在，人体对这两种形式的铁吸收途径不同。有研究表明，长跑运动员失铁量为常人的两倍，而对铁的吸收水平仅为常人的 1/2。国外学者报道，患缺铁症的运动员吸收饮食铁的能力低于缺铁症的非运动员。运动员中存在的饮食结构不合理，膳食不平衡，摄入脂肪过多，蛋白质及多种维生素摄入不足，易造成运动员铁吸收、利用不足，特别是女运动员、食素者。因此，营养性缺铁的运动员，应注意补充营养丰富的饮食，注意食品搭配，铁锅烹制，增加铁的来源。③铁需要量高于正常人。运动员肌红蛋白、循环血量多，溶血量大，决定了运动员需要比常人更多的铁。

机体由缺铁发展到缺铁性贫血是一个延续过程。在出现缺铁性贫血之前，体内已有不同程度的缺铁，但血红蛋白值是正常的，此时的缺铁具有隐蔽性。因此，仅用血红蛋白浓度值并不能准确判断机体是否缺铁。另外，一些运动性贫血发生率很高的运动项目中，运动员即使摄入丰富的营养，如铁、蛋白质等，仍有运动性贫血的发生。但造成贫血的原因不是体内缺铁而引起，主要由于体内红细胞生成素水平下降和红细胞破坏数量增多等因素而引起。目前对运动员是否缺铁以及是否发生缺铁性贫血的问题，存在着这样的观点：短期运动性贫血并非为缺铁所导致，长期运动性贫血则可能与缺铁相关。

(3) 影响血红蛋白合成的遗传因素

血红蛋白的遗传度很高，其生物合成潜力受遗传因素影响很大。

4. 激素、微量元素的影响

目前普遍认为，促红细胞生成素（erythropoietin，EPO）来自肾脏，是肾脏产生的一种酶，称为红细胞生成酶（erythrogenin）。这种酶作用于肝脏，生成促红细胞生成素的前体（一种 α 球蛋白）——促红细胞生成素原（erythropoietinogen），它们在血浆中转变成 EPO。最近发现，肝细胞和巨噬细胞也能产生 EPO，雄激素可以使 EPO 的生成增加，使红细胞的生成增多，这可能是男性的红细胞数量多于女性的原因。体育界滥用类固醇激素，大概也与为了达到增加红细胞数量、提高摄氧能力的目的密切相关。有文献报道运动性贫血运动员血清睾酮水平比非贫血运动员明显下降。另有文献报道患运动贫血的运动员不仅缺铁，还缺铜。铜可参与造血过程，提高细胞色素 a、乳酸脱氢酶和碳酸酐酶活性。

（二）运动训练中血红蛋白的变化

血红蛋白是反映人体血液运输氧和二氧化碳状况的重要指标。由于人体在运动中能量代谢离不开氧的及时供应和二氧化碳的尽快排出，因此，血红蛋白也成了反映人体运动能力（特别指耗氧的运动能力）强弱的重要指标。由于血红蛋白并不直接参与供能，只是起运输代谢物质的作用，因此，一次大强度或大运动量的训练课不会造成该指标像有些能量物质那样被大量消耗，浓度指标出现大起大落。但是由于受到长期训练的影响，如身体撞击造成的细胞损伤，或长期消耗而营养补充不及时等，也会造成血红蛋白指标的缓慢下降，从而反过来影响人体的机能状况。因此，血红蛋白指标的变化可粗略地反映运动员对前一阶段运动负荷的承受情况，指标变化曲线也可以直观地表达出运动员当前的一般身体机能状态。

1. 运动员血红蛋白水平变化的个性化特点

在对血红蛋白的长期监控中，发现运动员的血红蛋白变化范围很大，个体差异明显。已有研究证实，血红蛋白是一个遗传度很高的生理指标，后天营养、运动训练等影响因素，都是作用在个体遗传因素限制的范围内，无论是高血红蛋白者还是低血红蛋白者，在运动训练期，其血红蛋白的波动幅度随运动负荷的变化程度大体是一致的，均保持在一定的范围内波动。因此，在对血红蛋白监控过程中，为了给训练提供更为客观的评定和指导，应对每个运动员的血红蛋白的变化进行个体化评判。采用血红蛋白偏离其个体基础值或均值的百分数来判断其身体机能状况，比用统一的血红蛋白评定标准更为客观。

2. 血红蛋白在机能评定中的应用

由于血红蛋白指标的检测技术要求不高、花费小、便于操作，因此，测定血红蛋白是评定运动员机能状态常用的经典生化指标。

运动员在大运动负荷阶段，其血红蛋白往往呈下降趋势，但下降幅度一般在自身均值10%以内，而且运动能力不会出现明显下降。在赛前或调整恢复期血红蛋白往往恢复到自身基础值，或者达到一种高于基础值的血红蛋白水平，较自身均值水平增加10%左右，表明运动员的机能状况良好；但如果在运动训练期血红蛋白持续下降，超过了原基础值10%~15%，表明运动负荷较大，机体对运动负荷尚未适应；当血红蛋白持续下降超过15%，表明负荷过大，运动员机能状况不佳，应注意降低运动负荷，调整运动量，并适当采取相应的营养恢复手段。

目前有人提出男运动员血红蛋白在160g/L、女运动员在140g/L左右时，最适宜发挥人体的最大有氧代谢能力。但血红蛋白含量并非越高越好，过高的血红蛋白使红细胞的黏度增加，血流速度减慢。使用EPO和血液回输技术可使血红蛋白浓度达到180g/L，甚至更高的水平，这并不利于氧的运输，还会增加心脏负担，影响运动员健康。

二、高原训练与红细胞、血红蛋白生成

高原训练或低氧训练经常被作为耐力运动员训练计划的基石，其主要目的就是要通过适宜的低氧刺激和运动训练使机体产生生理适应性变化，红细胞数、血红蛋白含量等相应增加，使携氧和运氧能力提高。因此，红细胞、血红蛋白的适宜增加，有助于运动员发挥最大有氧代谢能力。

高原训练可导致机体红细胞和血红蛋白不同程度地增加。Dehnert等人发现高住低训与低住低训相比，铁人三项运动员的红细胞数目升高明显。另有研究表明，在中等海拔训练和久居高原上不参加训练的安静对照组相比，前者的红细胞数目明显增加，这表明缺氧和运动这两种刺激是分别起作用的，高原训练受到高原缺氧和运动缺氧的双重刺激。但也有研究表明，高原训练既不能促进网织红细胞增加，也不能促进血红蛋白增加，高原训练的效果受到海拔高度、高原训练或模拟高原训练的持续时间等因素的影响。

（一）何为高原训练的适宜安全有效的“剂量”

1991年，Levine BD首次提出高住低训（living high-training low，HiLo）的概念，目前这种低氧训练方法已被世界上许多运动队所采用。为了更好地讨论运动训练和高原缺氧作用对人体的生理反应，Levine BD又将运动训练或高原海拔程度作为形如添加药物的“剂量”，探讨不同剂量对人体生理反应的作用，提出了“剂量—生理效应”曲线。

如图9-2所示，在进行强度非常低的运动如静坐或慢走时，身体的生理效应反应非常有限，不会导致明显的训练效果；当训练量达到某种阈值水平，随着运动（频率、时间、强度）的增加，会出现相应的效应反应的提高，表现为最大有氧能力、耐力、无氧能力或运动能力的增加。引用药理学术语，药物半数有效剂量（effective dose 50，ED50），是指使全部实验动物半数产生有效的生理作用所需的剂量，它反映药物的作用强度。伴随剂量—

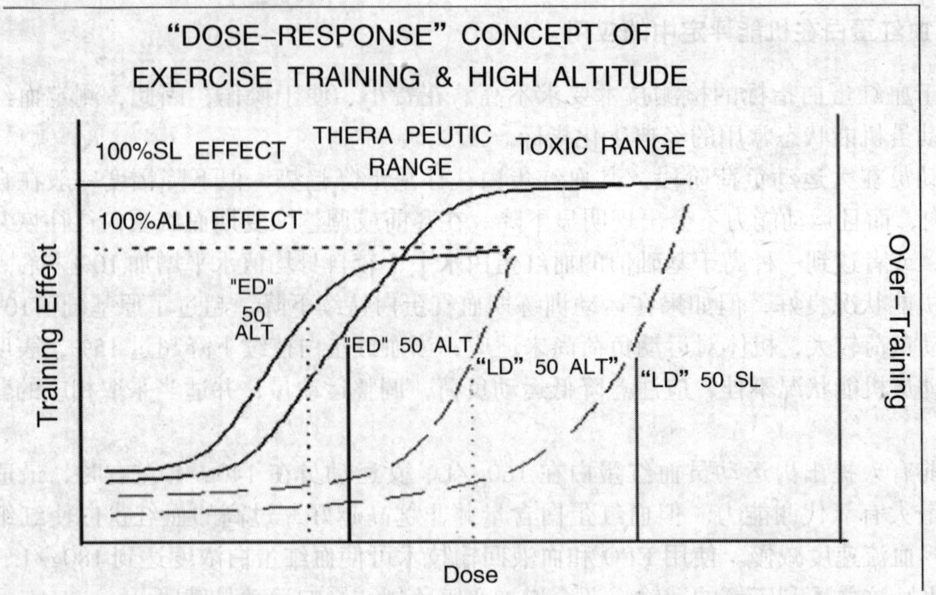

图 9-2　平原和高原训练的剂量—生理效应曲线

（引自：Levine BD，2006）

效量关系，也可画出另一条药物剂量—毒性曲线。另一药理学术语药物的半数致死剂量（lethal dose 50，LD50）是指给一定数量动物投药后，引起半数动物死亡的剂量。对于运动，大多数的训练剂量的副作用是相当低的，但当训练强度过大，将可能导致疲劳、过度训练。因此，运动训练的适宜剂量是在 ED50 或高于 ED50，但低于 LD50 的毒性副作用的范围之内（治疗范围，therapeutic range）。

在剂量—生理效应的曲线关系中，高原有着特殊的作用。在低氧下，运动最大工作能力下降。相同的训练强度"剂量"，高原训练因受低氧和运动双重刺激，对人体的训练效果比平原更明显，高原训练剂量—生理效应的曲线与平原训练相比将向左移。而高原训练的副作用也更明显，更容易出现训练过度。因此，高原训练的适宜剂量范围（治疗范围）将缩小。

同运动训练一样，海拔高度的作用也有它自身的剂量—反应曲线、阈值和适宜剂量范围。目前大多数的研究报道将海拔 2500m 作为人体低氧暴露的海拔高度。有研究表明暴露于2000~2500m 海拔高度的高原 4 周相当于注射低剂量的红细胞生成素（50IU/公斤体重×3 周，而后 20IU/公斤体重×3 周），进一步支持了红细胞生成是高原低氧对运动员的主要作用。4 周2500m 高原每天暴露 22 小时，能显著增加长跑运动员红细胞的生成和提高海平面的运动能力。3 周在 2050m 对瑞士滑雪射击运动员、3 周在 2100~2300m 对德国少年游泳运动员和在2600m 对玻利维亚职业自行车运动员采用传统的高原训练，以及芬兰学者采用低氧屋模拟海拔 2500m 高度的含氧量训练，每晚居住 12~16 小时，连续 4 周也证实了以上观察。

但也有结果不支持上述结论，2650m 的高原训练并没有提高自行车运动员总血红蛋白（total hemoglobin mass）的生成和在海平面的运动能力。也有文献报道，将 3000m 作为人体低氧暴露的海拔高度。Brugniaux JV 等对法国优秀的滑雪和中距离跑运动员进行低氧训练，在相当于 3000m 海拔高度含氧量的低氧屋每晚居住 14 小时连续 3 周，血红蛋白（ hemoglobin mass）

的生成增加。相反，澳大利亚的学者 Ashenden MJ 等报道男子耐力运动员在这种相当 3000m 海拔高度含氧量的低氧屋，每天居住 8~10 小时，居住 23 个晚上后，并没有刺激红细胞的生成。有研究认为，到高原 24 小时内，血红蛋白浓度和红细胞压积的增加主要是由血浆容量减少引起血液浓缩所致，血红蛋白和红细胞的生成没有那么快。

（二）高原训练中低氧诱导因子的作用

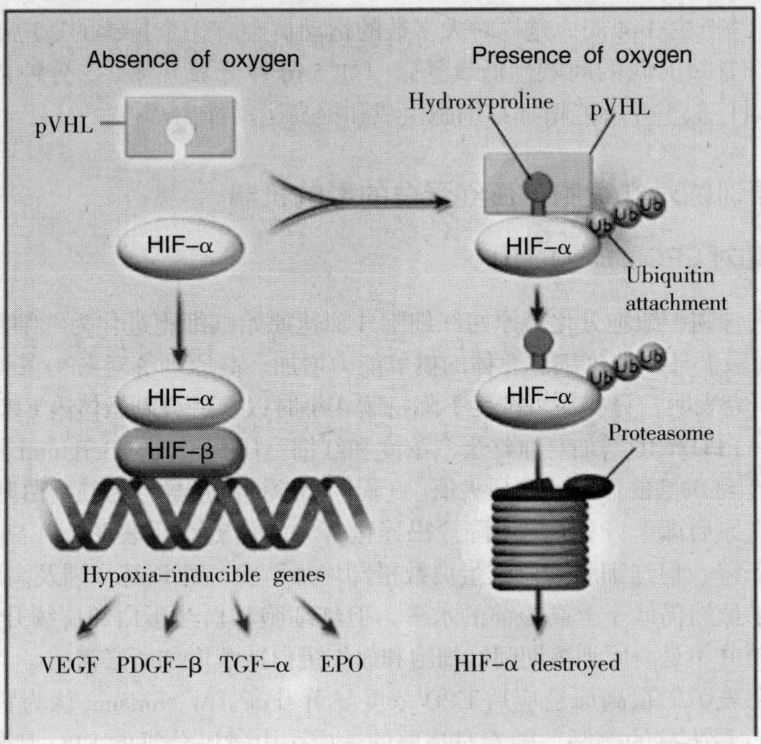

图 9-3　在低氧适应中 HIF-1α 的作用

（引自：George DJ，2003）

低氧诱导因子-1α（hypoxia-inducible factor 1 alpha，HIF-1α）是缺氧条件下促进低氧细胞基因表达转录翻译的一个主要调节因子。在正常氧含量充足的条件下，HIF-1α 被外周组织细胞的“氧感受器”羟基化酶类物质作用发生羟基化（hydroxyproline），而后与 Von Hipple-Lindau 因子结合，整个复合物快速通过 ubiquitin-proteosome 途径降解。这个过程在氧和铁存在的情况下变化非常迅速，HIF-1 是可知蛋白中最短半衰期的蛋白之一。相反，在缺氧条件下，HIF-1 复合物是稳定的，可促进下游靶基因，如 EPO、血管内皮生长因子（vascular endothelial growth factor，VEGF）等的转录翻译作用（图 9-3）。其下游靶基因 EPO 的转录激活能增加红细胞数，提高血红蛋白的含量从而导致血中的运输能力提高；VEGF 基因的转录和增强则能促进血管的增生，从而更有利于组织氧和营养成分的供给，降低由于慢性缺氧对组织生长的负面影响，增强机体的体能。因此，HIF-1α 在低氧训练后的明显增加，可抵消缺氧时氧供给减少对细胞的影响。

进而，当高原居住者或短期高原逗留者回到海平面，EPO 的产生会受到抑制，铁转运和红细胞的骨髓生成以及红细胞的存活时间显著降低。由于 EPO 水平的抑制会出现的红细胞破坏的增加，被称做“新生细胞溶解（neocytolysis）”。这种现象在氧含量出现相对增加变化的其他情况下也被观察到，如宇航员从太空飞回地球。由于氧含量的增加，HIF-1α 的快速降解以及新生红细胞的溶解作用，将可能抵消短期间歇性低氧暴露引起的红细胞的生成作用。

因此，从目前获得的文献可知，自然的和模拟的低氧暴露对于运动员有潜在的增加红细胞生成、提高运动能力的作用。但高原的“剂量”必须是至少 2000~2500m，每天暴露 12~16 小时，持续至少 3~4 周，这样对大多数的运动员会有一个持续的适应反应。而对于每天进行高海拔非常短时间的间歇性低氧暴露（如 5 分钟低氧暴露、5 分钟常氧，每天持续 70 分钟至 3 小时）似乎并不能增加红细胞生成和提高运动能力。

（三）高原训练对红细胞、血红蛋白的影响机制

1. 高原训练对 EPO 的影响

EPO 可促进骨髓干细胞分化为原始红细胞并加速原始红细胞进化为红细胞，提早释放网织红细胞进入血液循环，使红细胞总体的携氧能力增加。高原训练对 EPO 影响的研究报道结果不一致。有研究表明，只要血氧浓度下降持续 4 小时以上就会刺激体内 EPO 合成的数量增加，继之血液中 EPO 浓度增加、血红蛋白浓度和红细胞压积增高。Berglund 发现，亚高原训练 8~10 天，网织红细胞的数量达到最大值。3 周的高原训练可导致血红蛋白升高 1%~4%，但 EPO 水平在上高原后即上升，1 周下降。冯连世等人的研究结果表明，在高原训练 1 周时，血清 EPO 水平下降，但红细胞和血红蛋白数量却增加。在高原训练 4 周及高原训练 3 周或 5 周后，EPO 水平虽然仍低于上高原前的水平，但红细胞和血红蛋白却持续升高。研究认为，高水平 EPO 维持并不是高原训练期间红细胞和血红蛋白持续增加所必需的。

大量的研究表明，在高原适应后 EPO 浓度显著升高。Wichmamn 认为肾脏组织氧分压的降低是对 EPO 最直接的刺激。随着对高原的适应，由肾脏分泌的 EPO 刺激骨髓促使红细胞数目增加，并致红细胞压积增高。Gunga 认为 EPO 的释放受三种途径激发：① 血红蛋白的下降；② 肾脏和肺部的缺氧；③ 直接的肾上腺素激活。另有报道，大鼠急性 8000m 低氧 4 小时后，血清 EPO 活性没有明显升高，而急性低氧 12 小时则显著升高，为对照组的 100 倍左右，达到低氧习服后又降低到对照组水平。EPO 可接受两种反馈调节。机体缺氧时，肾脏反应性地分泌红细胞生成酶，促进 EPO 生成，EPO 增多一方面刺激骨髓造血组织，使周围血液中红细胞增加，另一方面又反馈性地抑制肝脏中的促红细胞生成素原的生成，使血浆中的 EPO 水平不致过高。

EPO 水平与海拔高度有关，但不是直线关系。高于 6000m 的高原，EPO 上升速度显著下降。一般认为 1600~2500m 是 EPO 增高较适宜的高度，低于 1200m 对 EPO 无刺激。高原驻留阶段，EPO 的值并不稳定在一个水平上。身体机能良好的运动员，EPO 很快通过代偿机制的建立而下降。维持在一个水平或上升都可能是机能状态差的表现。下高原后 1~2 天，EPO 回到基线水平。EPO 反应可作为机能评定的指标。

2. 高原训练对红细胞变形能力的影响

红细胞变形能力在血液对组织的供氧能力以及对二氧化碳和其他物质的运输能力起重

要的作用，直接决定组织供氧能力的好坏。高原训练中，运动加缺氧的双重刺激会对红细胞变形能力产生复杂深刻的影响。有研究通过观察模拟不同海拔高度训练对大鼠红细胞变形能力的影响发现，平原和高原训练 1 周都可以提高大鼠红细胞的变形性，但高原训练 1 周不如平原训练 1 周变化显著；模拟在海拔 2000m 高度训练时，训练对红细胞变形性的影响占主导地位；而在 3000~4000m 高海拔训练时，高原缺氧则是影响红细胞变形能力的主要因素。

Schmidt 等研究发现，高原训练开始后 1 周，血清 2，3-二磷酸甘油酸（2，3-diphosphoglycerate，2，3-DPG）提高，并在整个训练期间都保持上升。血中 2，3-DPG 能通过改善红细胞膜的机能状况使红细胞变形性增强。在中等海拔，血 pH 值正常而 2，3-DPG 上升，也可能使变形性增强。随着高度的上升，碱过量显得更为明显，并且 2，3-DPG 也增加；在高海拔时，呼吸性碱中毒超过了 2，3-DPG 的影响，从而扰乱了红细胞外的环境，有可能使得红细胞变形性受到减弱。高原训练对红细胞变形性的影响会随下高原时间的延长而削弱，逐渐恢复到平原水平。

3. 高原训练对红细胞中 2，3-DPG 的影响

红细胞中，2，3-DPG 是红细胞糖酵解代谢的中间产物，其浓度的高低是调节血红蛋白与氧亲和力的重要因素之一。2，3-DPG 可增强红细胞的变形性，从而影响血液对组织的供氧能力及运输能力。Benesch 等人（1968）证明了红细胞中 2，3-DPG 与血红蛋白是等摩尔相结合，说明红细胞中 2，3-DPG 可以降低血红蛋白对氧的亲和力。当血液通过组织时，红细胞中 2，3-DPG 的存在能显著增加氧的释放，以供组织的需要。在缺氧情况下，人体可以通过红细胞中 2，3-DPG 浓度的改变来调节组织的获氧量。在高原训练中，红细胞生成增加，幼稚红细胞更易变形，且运氧到工作肌的效率比老化细胞要高，因此运动员的运动能力就会提高，这可部分地归因于 2，3-DPG 在幼稚红细胞中含量较高的缘故。

Mattilaw 等研究表明，高原缺氧使呼吸加快，可发展为呼吸性碱中毒，使红细胞中 2，3-DPG 的浓度升高，氧解离曲线（oxygen dissociation curve，ODC）右移，可一定程度上缓解缺氧。Lenfant 给移居高原的人服用碳酸酐酶抑制剂造成酸中毒，另组人作对照组。对照组进入高原后红细胞内 2，3-DPG 增加，而服用碳酸酐酶抑制剂者进入高原后 2，3-DPG 不变，证明呼吸性碱中毒是引起红细胞中 2，3-DPG 增加的主要原因。总之，高原训练的主要目的之一，就是要提高红细胞中 2，3-DPG 水平，以弥补红细胞的破坏对运动能力产生的负面影响。

高原训练引起 2，3-DPG 增高的可能原因大致有以下几种：① 高原训练可以使运动员在 75%~85%动脉血氧饱和度的缺氧情况下，引起肺通气过度、血中二氧化碳分压降低，造成血液 pH 值升高，使红细胞内糖酵解代谢加强，产生 2，3-DPG 增加；② 组织缺氧引起脱氧血红蛋白增加，2，3-DPG 和脱氧血红蛋白结合，使红细胞内游离的 2，3-DPG 减少，消除了对 2，3-DPG 二磷酸变位酶和己糖激酶的负反馈抑制，从而使 2，3-DPG 的生成加快，增加血液在组织释放氧的能力，以满足组织的需要；③ 高原低氧刺激可以促进红细胞的生成和老化红细胞的破坏，新生成的红细胞中含有较高的的 2，3-DPG。

（四）高原训练中评定红细胞、血红蛋白生成指标的新认识

红细胞计数（RBC 数 / 升血液）、血红蛋白含量（g / L）、红细胞压积等是评价运动员身体机能状态和训练适应程度的最常用血液指标，目前国内高原训练中评定红细胞生成增

加或减少，也通常采用这些指标，但这种方法常常忽略了高原训练中血容量的较大变化。因此，有学者对高原训练的效果提出质疑，即高原训练使血红蛋白提高是由于血液浓缩、血浆容量减少所致，还是确实因为高原训练使体内造血功能改善，血红蛋白真正得到了提高。

1. 高原训练引起血容量改变

血容量 BV 受血浆容量 PV 和红细胞容量 EV 的独立影响，PV 和 EV 都参与对最大摄氧量、动脉血氧含量等的调节，且两者在其中所起的作用并不相同，从而对运动能力造成不同影响。世居高原者比世居平原者具有更高的 BV 值，主要是 EV 值增大，而高原适应也会使世居平原者有相似的变化，这一理论已被广泛接受。

许多研究证实，世居平原者初上高原，血浆浓度会下降，血红蛋白浓度会显著上升。但由于血液浓缩，血红蛋白的上升幅度并不能代表红细胞扩容的大小。低氧使从尿、呼吸和皮肤丢失水分增多，饮水不足导致的脱水可能与此有关。有研究采取预防脱水措施，使体重保持稳定，以此保证血液并未浓缩，认为此时红细胞计数、血红蛋白浓度和红细胞压积的上升能反映红细胞总量的增加。但经证实采取预防脱水措施并不能阻止初登高原者 PV 的减少。Michael 的研究中测定了机体总水量、总血浆蛋白量（total circulating protein，TCP）和 PV，在采取了营养及饮水监控措施后，机体总水量及体重保持了相对稳定，但 PV 和 TCP 依然下降。TCP 的减少与 PV 的下降之间呈非常显著相关性，这提示胶体渗透压的调节参与了血液浓缩过程。初上高原 TCP 的减少可能与分解代谢加强，合成代谢减慢有关，还与毛细血管通透性增大有关。有研究报道，毛细血管通透性在低氧几小时后就增大，可能是由于 P 物质、白细胞三烯、前列腺素等分泌增多造成。随着机体对低氧的适应，血浆体积可逐步恢复，这段时间大约需 2 周。因此，在高原训练 2 周时，检测运动员的红细胞计数、血红蛋白浓度往往可接近于平原时水平。

高原训练后平原有氧运动能力的提高与 EV 的提高具有显著相关性。Robert 等人将经过 4 周高原训练后平原运动能力提高的个体和未提高个体的各项指标分别统计，进行比较分析。研究发现，两个群体的血红蛋白浓度、红细胞压积都显著上升，但运动能力提高组的 BV 值与上高原前相比无显著变化，EV 值显著上升；运动能力未提高组 BV 值显著下降，EV 值未见明显变化，该组血红蛋白浓度、红细胞压积的上升是 PV 减少造成的。

高原训练比单纯呆在高原上更能促进红细胞的生成。但现有的报道对 EV 的变化结果却是不一致的，有些认为上升，有些观察到下降，有些不变。出现这样的结果可能与高原适应时间、所处的训练周期，机体健康水平、铁储备状况以及对训练量的适应程度有关。

综上所述，运动训练和高原应激都会对 BV 产生影响，且 BV 的两种成分 PV 和 EV 的改变是非同时性的，它们改变的最终结果会影响运动能力和训练效果。但如果对所处该训练期 BV、PV 和 EV 变化的相互关系不能正确了解，单纯考虑这些指标就会对运动员的机能状态和训练水平作出错误的判断和结论。

2. 评价高原训练效果的重要指标——red cell mass 和 total Hb mass

从国外的文献来看，高原训练中评定红细胞、血红蛋白生成主要采用 red cell mass 和/或 total hemoglobin mass（tHb）指标，以充分考虑到 BV、PV 和 EV 和体重的变化。red cell mass 通过 EV / 体重、total hemoglobin mass 通过血红蛋白含量×BV / 体重计算。血容量的测定通常采用伊文思蓝染色（Evans blue dye）或一氧化碳重呼吸（carbon monoxide rebreathing）方法。伊文思蓝作为血清白蛋白的标记物，是测定 PV 理想的指示剂，能在血浆中吸收 620nm 光而直接被测定；通过适当的溶剂将染料从白蛋白上分离开则可间接测定。EV 常用直接测定法一氧化碳重呼吸。测定 BV 中 EV 或 PV 其中一项和红细胞压积（Hct = EV / BV）后，就能计算出 BV 中 PV 或 EV 另一项和总 BV 值。并且有实验证实，运动员在低压、低氧环境下，采用伊文思蓝染色和一氧化碳重呼吸测定的 BV 值是相同的（图 9–4）。

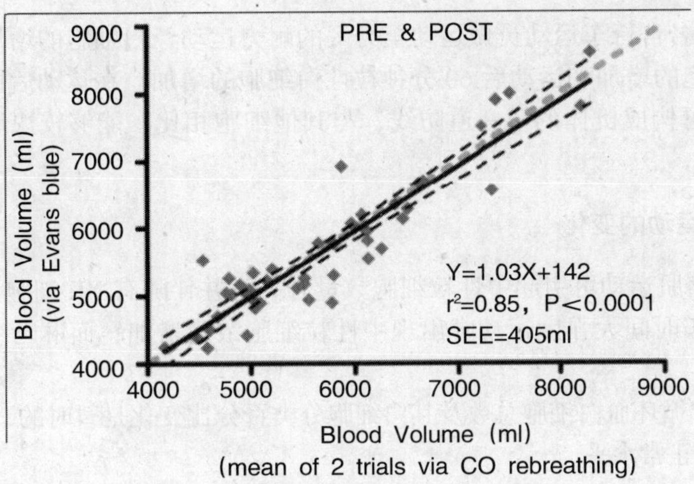

图 9–4　采用两种方法测定血容量的关系

（引自：Gore，2006）

三、运动引起白细胞总数及其分类计数的变化及其可能的变化机制

白细胞是一个异质的免疫细胞群，不断地循环在血液、淋巴液和多种淋巴组织和器官中。由于取材的限制，在研究运动对白细胞的影响时，样本多取自于外周血液。虽然血液中白细胞仅为全身所有免疫细胞的 1%~2%，但观察血液中免疫细胞可对了解整个机体免疫状况提供一个窗口，血液中免疫细胞的活性可以反映全身免疫细胞的活性。

（一）运动对白细胞总数及白细胞分类的影响

运动对白细胞总数及白细胞分类的影响可出现以下的变化：

1. 运动引起外周血白细胞化

1893 年，德国学者 Schultz G 首先报道了急性运动后机体免疫系统反应的一个重要特征是外周血中白细胞化，表明机体对运动应激是一种炎性反应，其反应变化程度取决于运动强度和时间。耐力性运动员进行 24 小时的 120km 超长跑比赛，白细胞计数从 $8.5 \pm 0.3 \times 10^9$ / L 可升高到 $11.3 \pm 0.8 \times 10^9$ / L，运动后 24 小时下降到 $7.1 \pm 0.9 \times 10^9$ / L；同时，血清肌酸激酶活性在运动前为 127±4.4U / L，运动后 16 小时升高到 539±106.3U / L，表明白细胞浸润了损伤的肌肉组织。

2. 白细胞数目双峰状变化曲线

运动诱发的白细胞总数增多变化曲线可呈双峰状。运动几分钟内白细胞就开始增多，随着运动负荷的增加，其数量逐渐上升，运动停止后 10 分钟白细胞数量开始下降，30 分钟时基本恢复到运动前水平，2~3 小时后再次升高。

3. 白细胞分类的连续动员

文献报道 17 名自行车运动员做运动至力竭的耐力运动，白细胞的增加，主要是由于运动后即刻淋巴细胞的增加和运动后 60 分钟粒性白细胞的增加。在运动后即刻淋巴细胞和单核细胞的增加，可构成机体的第一道防线，与其他细胞相比，能够较快地动员和从循环血中消失。

4. 一次急性运动的变化

一次急性骨骼肌运动可引起中性粒细胞数量升高，并伴随有 NK 细胞、B 细胞和 T 细胞的升高。而一次长时间大强度运动常出现中性粒细胞浓度增加，而淋巴细胞计数下降的血象变化。

一次运动引起循环血白细胞总数及其白细胞分类百分比变化是暂时的，通常运动后12~24小时细胞数目回到正常水平。

5. 长期训练的变化

一般中等强度的长期训练对白细胞计数及其分类的影响不大。但长期进行大强度运动训练，一些运动员可出现低的白细胞总数。例如，有文献报道 4 周大强度训练造成过度训练，跑步者外周血白细胞数目持续下降（从 $5.4 \sim 4.2 \times 10^9$ / L），接近临床正常值（$4 \sim 10 \times 10^9$ / L）下限。

（二）运动诱发白细胞总数变化的影响因素

白细胞总数及其分类白细胞百分比在不同时相的变化，除受运动强度、运动时间和运动方式的影响外，还主要受以下因素影响：

1. 训练水平

训练有素的运动员进行极限下运动白细胞增多相对较少。

2. 低氧环境

在缺氧环境下运动，对机体免疫功能的影响会更加明显。运动员进行 4 周的“高住低训”后，由于白天训练和晚上低氧暴露的双重刺激，对外周血白细胞总数的影响比单纯 4 周运动训练或单纯间歇性低氧暴露刺激影响更大。

3. 心输出量和肺血流量

肺是主要的迁移细胞来源，心输出量和肺血流量增加，白细胞从迁移池募集入血的数目增加。

4. 儿茶酚胺和皮质醇释放

运动时儿茶酚胺等物质分泌增加，主要影响淋巴细胞和NK细胞从血管壁内皮细胞、肺、脾、肝、胸腺及外周淋巴结中游离出来。运动中皮质醇释放增加则主要影响中性粒细胞数目。

5. 黏附分子的表达

白细胞黏附、穿越血管内皮细胞向炎症部位移行是炎症过程的重要特征，它依赖于白细胞和血管内皮细胞表面黏附分子的相互作用。白细胞的血管内黏附，在急、慢性血管病的发病机理中起着一定作用。有研究表明，适当的耐力运动可导致白细胞整合蛋白受体表达显著下降，这种黏附分子的表达下降会使得白细胞进入血管墙的黏附和浸润降低。因此，适量运动对急、慢性血管病的预防可能具有一定的益处。

6. 细胞的凋亡

剧烈运动可引起白细胞的DNA损伤，导致细胞的凋亡增加。这也是运动后淋巴细胞数目减少和免疫力下降的原因之一。

7. 其他可能因素

运动引起血液浓缩、24小时生物周期节律性变化等也可能对白细胞总数及其白细胞分类的变化有所影响。

参考文献

1. Smith, J.A. Exercise, training and red blood cell turnover [J]. Sports Med, 1995, 19(1): 9-31.
2. Weight LM, Darge BL, Jacobs P. Athletes´ pseudoanaemia [J]. Eur J Appl Physiol Occup Physiol, 1991; 62 (5): 358-362.
3. 吴玲. 运动与生物膜结构和功能关系的研究进展 [J]. 中国运动医学杂志，1995，14 (3): 152-157.
4. 丛玉隆. 当代血液分析技术与临床 [M]. 北京：人民卫生出版社，1997.
5. Sumikawa K, Mu Z, Inoue T, et al. Changes in erythrocyte membrane phospholipid composition induced by physical training and physical exercise [J]. Eur J Appl Physiol Occup Physiol, 1993; 67 (2): 132-137.
6. Dressendorfer RH, Keen CL, Wade CE, et al. Development of runner´s anemia during a 20-day road race: effect of iron supplements [J]. Int J Sports Med, 1991, 12 (3): 332-336.
7. Carlson DL, Mawdsley RH. Sports anemia: a review of the literature [J]. Am J Sports Med, 1986 , 14 (2): 109-112.
8. 陈吉棣，等. 运动员贫血的研究 [J]. 中国运动医学杂志，1990，9: 193-197.
9. Seiler D, Nagel D, Franz H, et al. Effects of long-distance running on iron

metabolism and hematological parameters [J]. Int J Sports Med, 1989, 10 (5): 357-362.

10. Magazanik A, Weinstein Y, Dlin RA, et al, Iron deficiency caused by 7 weeks of intensive physical exercise [J]. Eur J Appl Physiol, 1988, 57 (2): 198-202.
11. 张之南，殷德厚. 贫血 [M]. 重庆：科学技术文献出版社重庆分社，1989.
12. Schultz G. Experimentelle Untersuchungen über das Vorkommen und die diagnostische Bedeutung der Leukozytose [J]. Dtsch Arch Klin Med, 1893, 51: 234-281.
13. 冯建英，陈吉棣.实用运动医学 [M]. 北京：北京科学技术出版社，1995: 74-79.
14. Gabriel H, Urhausen A, Kindermann W.Mobilization of circulating leucocyte and lymphocyte subpopulations during and after short, anaerobic exercise [J]. Eur J Appl Physiol Occup Physiol, 1992, 65 (2): 164-70.
15. Seneczko, F. White blood cell count and adherence in sportsmen and non-training subjects [J]. Acta Physiol Pol, 1983, 34 (5-6): 601-610.
16. Galun E, Burstein R, Assia E, et al. Changes of white blood cell count during prolonged exercise [J]. Int J Sports Med, 1987, 8 (4): 253-255.
17. Oshida Y, Yamanouchi K, Hayamizu S, et al. Effect of acute physical exercise on lymphocyte subpopulations in trained and untrained subjects [J]. Int J Sports Med, 1988, 9 (2): 137-140.
18. Nieman DC, Nehlsen-Cannarella SL, Donohue KM, et al.The effects of acute moderate exercise on leukocyte and lymphocyte subpopulations [J]. Med Sci Sports Exerc, 1991, 23 (5): 578-585.
19. Nieman DC, Henson DA, Johnson R, et al. Effects of brief, heavy exertion on circulating lymphocyte subpopulations and proliferative response [J]. Med Sci Sports Exerc, 1992, 24 (12): 1339-1345.
20. Nieman DC, Simandle S, Henson DA, et al. Lymphocyte proliferative response to 2.5 hours of running [J]. Int J Sports Med, 1995, 16 (6): 404-409.
21. Gabriel H, Urhausen A, Kindermann W. Circulating leucocyte and lymphocyte subpopulations before and after intensive endurance exercise to exhaustion [J]. Eur J Appl Physiol Occup Physiol, 1991, 63 (6): 449-457.
22. Gabriel H, Schwarz L, Steffens G, et al. Immunoregulatory hormones, circulating leucocyte and lymphocyte subpopulations before and after endurance exercise of different intensities [J]. Int J Sports Med, 1992, 13 (5): 359-366.
23. Levine BD, Stray-Gundersen J. Dose-response of altitude training: how much altitude is enough [J].Adv Exp Med Biol, 2006, 588: 233-247.
24. Gore CJ, Rodríguez FA, Truijens MJ, et al. Increased serum erythropoietin but not red cell production after 4 wk of intermittent hypobaric hypoxia (4000-5500m) [J]. J Appl Physiol, 2006, 101 (5): 1386-1393.

(张缨)

第十章　肌肉力量研究方法的发展与应用

人体的活动是通过相应骨骼肌肌群的收缩和舒张配合而实现的。运动神经元收到来自中枢神经系统的刺激后便会引起所支配的骨骼肌收缩，肌肉收缩带动其所依附的骨骼围绕关节运动，完成动作。肌肉力量和肌肉耐力既是维持健康生活的重要因素，又是竞技体育中制胜的必需条件。

第一节　肌肉力量的研究历史

肌肉力量是指肌肉在一次收缩时可以产生的对抗阻力的最大力量。肌肉耐力是指肌肉群在一定时间内维持一定力量的能力。

美国运动生理学先驱——希契科克父子，爱德华·希契科克（Dr. Edward Hitchcock）及小爱德华·希契科克（Dr. Edward Hitchcock Jr.）为肌肉力量指标写下了历史上不可缺少的一页。他们在1860—1890年间，在艾姆赫斯特学院（Amherst College）体育系任教期间创建并逐步完善了巴雷特体育馆（Barrett Gymnasium）。在此体育馆所附属的实验室内，装备了肺活量计、力量测量计及人体测量学方面的运动生理设备。希契科克父子用这些设备测量并记录了当时入学的体育系学生的重要生理数据——年龄、身高、体重、胸围、臂围、肺活量以及手握力和腰背力量。在1889年，小爱德华·希契科克与他的同事发表了这些珍贵人体测量学数据，这是运动生理学历史上的第一份肌肉力量标准值报告。他还在1897至1990年间，用凯洛测力计（Kellogg’s Universal Dyamometer）测量了近200名大学生的前臂力量、腰背力量和大腿力量。

当希契科克父子在收集大学生肌肉力量的同期，古尔德（Gould BA.）于1869年发表了于19世纪60年代测量的军人的肌肉力量数据。他用自制的力量测试仪器测量美国士兵的腰背力量。

意大利生理学家安吉洛·莫索（Angelo Mosso）于19世纪90年代发明了精确测量肌肉收缩力量的仪器，这个仪器可以精确记录食指弯曲过程中的力量。依赖于此精确的肌力描记仪，莫索建立了著名的肌肉疲劳理论。

英国运动生理学家阿奇博尔德·维维安·希尔（Archibald Vivian Hill）最大的贡献在于肌肉热力学、肌肉力学和应用生理学。他所提出的有关肌肉工作的论点至今仍为生理学工作者所引用。

肌肉力量指标在运动生理学的发展史中似乎是一个不具争议性的指标。尽管随着科技的发展，测试的手段有着不断的改进，由简单的静力性单关节的肌肉力量和肌肉耐力测试发展到动力性最大速度多关节的肌肉力量指标测试，以求达到更准确反映运动过程中肌肉工作模式的真实数据。但这些发展多集中于测试手段的革新，而肌肉功能的测试指标的定义则未曾改变。

第二节　肌肉力量测量及评估方法

对于肌肉力量的测量，针对不同的受试对象有不同的检测顺序。在运动医学中，会遵循以下的逻辑评估具有运动障碍的患者或受伤运动员的肌肉力量：评价日常生活能力；进行适宜的徒手肌力检查（Manual Muscle Test，MMT）；用辅助仪器测量肌肉力量。

一、评估日常生活能力

尽管评价日常生活能力并不属于肌肉力量测量范畴，但很多日常的活动需要一定的肌肉力量，包括着衫、身体姿势的变化、上下台阶等。评价受试者可否独立或需要多大程度的协助才可以完成这些日常生活动作，可以反映受试者的肌肉活动功能的受损程度。巴塞尔量表（Barthel Index）因其清晰的说明、合理的评价项目、较高的信度和效度而成为最常用的评价患者运动障碍程度的量表。

二、徒手肌力检查

徒手肌力检查是一种不借助任何器材，仅靠检查者徒手对受试者进行肌力测定的方法，多用于临床，最常用的是 Lovett 6 级徒手肌力检查法。这个方法是由美国哈佛大学的矫形外科学教授罗伯特·拉维特（Robert Lovett）于 1912 年提出的，用于评估小儿麻痹症患者的神经损伤程度。其后经美国临床学家亨利·肯德尔（Henry Kendall）和佛罗伦斯·肯德尔（Florence Kendall）修改，成为现在被广泛用于临床的肌力测量标准。主要是用来检查肢体是否具有对抗自体重力或外加阻力的能力。这种方法简便易行，在临床中得到广泛的应用。

测试操作的一般程序是先将肢体放置到适当姿位，以便当待测的肌肉收缩时，能使远端肢体在垂直面上自下向上运动，必要时由测试者用一手固定近端肢体，然后令受试者尽量用力收缩被测肌肉，使远端肢体对抗自身重力做全幅度运动，如能完成，说明肌力在 3 级或 3 级以上。应用测试者的另一手在运动关节的远端施加阻力，根据受试者能克服的阻力的大小来判定肌力为 4 级或 5 级。不能承受外加阻力则为 3 级。如不能克服重力做全幅度运动，则应调整体位，将肢体旋转 90°，使肢体在水平面上运动以消除重力的作用。测试远端肌肉时可稍托起肢体，测试近端肌肉时可在肢体下放置光滑平板，或用带子将肢体悬挂，以消除摩擦力的影响。在此条件下能完成大幅度运动，可判定为 2 级肌力，如仅有微小关节活动或未见关节活动，但可在主动肌的肌腹或肌腱上扪到收缩感，则为 1 级肌力，扪不到收缩感觉为 0 级。

具体标准如下：

0 级：受试肌肉无收缩。代表符号为 Z（Zero），评定结果肌力为正常的 0%。

1 级：肌肉有收缩，但不能使关节活动。代表符号为 T（Trace），评定结果肌肉微有收缩，肌力为正常的 10%。

2 级：肌肉收缩能使肢体在去除重力前提下做全范围关节活动。代表符号 P（Poor）,评定结果差，肌力为正常的 25%。

3 级：肌肉收缩能使肢体抵抗重力做关节全范围活动，但不能抵抗外加阻力。代表符号为 F（Fair），评定结果尚可，肌力为正常的 50%。

4 级：肌肉收缩能使肢体抵抗重力和部分外加阻力。代表符号为 G（Good），评定结果良好，肌力为正常的 75%。

5 级：肌肉收缩能使肢体活动抵抗重力及充分抵抗外加阻力。符号为 N（Normal），评定结果正常，肌力为正常的 100%。

三、仪器辅助测量

在徒手肌力检查测试中肌力超过 3 级时，为了进一步作较细致的定量评定，需用专门器械做肌力测试。根据肌肉的不同的收缩方式有不同的测试方式，包括等长测力方式、等张测力方式及等速测力方式。

（一）等长肌肉力量测量

1. 定义

等长肌肉收缩（Isometric Contraction）是指肌肉收缩时肌纤维长度保持不变，无明显的关节活动。等长肌肉力量测量是指在标准姿位下用测力器测定一个肌肉或肌群的等长收缩的最大力量（Maximal Voluntary Contraction，MVC）。

2. 等长肌肉力量测试常用的测试项目

（1）手握力测试：不同的体姿影响手握力的测试结果。在体适能测试时，多用站立体姿，即上肢在体侧下垂，将握力计的把手调节到适宜抓握的宽度，轮流测试受试者双手的最大握力。测试 3 次，取双手最大值之和用以评估受试者掌指以及前臂肌肉力量。而在运动医学和康复医学的论文中，手握力测试则多采用坐姿，即患者坐在直背椅子上，肩部放松，不测试的手臂自然下垂，被测手臂肘关节屈 90°，腕关节背屈 0~30°，无支撑时尽力握测力计。分别记录及评价两只手的测量结果。研究显示，手握力测试有很高的信度。

（2）背肌力（拉力）测试：测试时受试者站在拉力计的踏板上，两膝伸直，头及躯干伸直。将拉力计的把手调节到大腿中部，以右手正握，左手反握的方法握住拉力计的把手，然后用力伸直躯干上拉把手（注：此方法易引起腰痛病人症状加重或复发，腰痛患者应用俯卧位手法检查代替）。背肌力量的大小与跳跃项目的表现有显著相关性。对背肌力测试的信度研究表明其有较高的信度。

3. 等长肌肉力量测试的指标及其意义

由简单便携的测量仪器，如机械式手握力计，测量肌肉力量，只能测量到最大自主收缩力量这一项指标，而连带电脑系统的测量系统则可以反映更详尽的数据（Amundsen, 1990）。

（1）最大自主收缩力量（Maximal voluntary contraction force）：即等长收缩时可以测到

的最大力量。最大自主收缩力量的大小取决于神经冲动释放的强度和频率、被募集的运动单位的数目、肌肉类型。

(2) 反应时 (Reaction time)：反应时指从刺激呈现，到人开始做出外部反应的时间间隔，也称为反应潜伏期。这实际是如下知觉过程所经历的全部时间：感觉器官接收外界刺激，刺激经由传入神经传至大脑神经中枢，神经中枢综合处理发出反应指令，指令经由传出神经传至肌肉，直至肌肉收缩开始反应运动。在等长肌肉力量测试中，肌肉收缩开始反应运动的力量输出值为最大肌肉力量的 10%。这个指标反映中枢神经系统的功能。

(3) 运动时 (Rate of recruitment of motor units)：运动时指从人的外部反应运动开始到运动完成的时间间隔。在等长肌肉力量测试中，运动时间的计算方法为由最大肌肉力量的 10%到最大肌肉力量的 90%所需的时间。动作的运动时除了与人的动机和熟练程度有很大相关外，还可以反映参与工作的肌肉类型。

4. 等长肌肉力量测试的适用条件及其优点

当肢体会因运动而产生疼痛时，应采取等长肌肉力量测试。由于等长肌肉力量测试为静力性测试，肢体环节维持在稳定状态，故可以避免多关节运动引起的牵张力和压缩力对测试结果的影响。由于静力性测试可以使我们更专注地分析所关心的肌群的力量，所以便于了解神经受损的程度。另外，由于等长测试所消耗的体能不大，使得我们可以在一组测试里完成多个部位的测试，而测试数据亦不会因测试的顺序而受影响。同时，等长肌肉力量测试可以帮助区分肌肉受伤与关节软组织受伤。

(二) 等张肌肉力量测量

1. 定义

等张收缩 (Isotonic Contraction)：肌肉收缩时张力基本保持不变，但肌纤维长度缩短或延长，由此产生肉眼可见的运动。当肌纤维长度缩短则称之为向心等张收缩，而当肌纤维长度延长则称之为离心等张收缩。

等张肌肉力量测量，即测定肌肉进行等张收缩时在关节活动范围内所能克服的最大阻力。在等张测试过程中，负荷维持不变，而肢体的运动速度会改变。

2. 等张肌肉力量测试常用的测试项目

等张肌肉力量可以通过 1 次最大阻力 (1 Repetition Maximum，1RM) 来测定，亦可以在特别的测力仪器上进行测试。

1RM 测试：顾名思义，指只能够完成 1 次的负荷。故 1RM 的负荷即为肢体在所设定的运动范围内的最多只可以完成一次的负荷。此负荷可以看做最大肌肉力量。自 1960 年以来，1RM 测量成为动力性力量测试的黄金标准。准确测量 1RM 除了对受试者技术上的要求较高以外，测量时负荷加载的程序对测试结果的影响也比较大。测试前受试者需要做充分的热身。为了减少疲劳对测试结果的影响，尝试步骤应尽量减少。一般我们会将尝试步骤控制在 5 次以内，而且每次尝试之间需要给受试者 3~5 分钟的休息时间。表 10-1 列明测量最大肌力的程序。

表 10–1 测量最大肌力的程序

负荷与重复次数
1. 以约为 75%的最大负荷热身，重复 8 次，休息 1 分钟
2. 增加 15% 的负荷，重复 3~4 次，休息 3~5 分钟
3. 增加 5% 的负荷，重复 2 次，休息 3~5 分钟
4. 增加 5% 的负荷，重复 1 次，休息 3~5 分钟
5. 假如运动员完成上一步骤则增加 2.5%的负荷，假如失败则减少 2.5%的负荷，重复 1 次，休息 3~5 分钟
6. 假如要求更精确则可增（减）1.25%的负荷，重复 1 次

（引自：林政东，2004）

由于 1RM 的测量属于高强度动作，有学者建议以 3RM 的肌肉力量推算 1RM 力量较为安全。表 10–2 列出了最大重复次数与最大负荷百分比之关系。用 3RM 的肌肉力量推算 1RM 力量除了保障受试者的安全以外，也可以避免由于受试者抗拒最大力量测试而引起的动机不足而造成测量结果不准确的因素。但研究表明，对于有力量训练经验的受试者，用 3RM 肌力预测 1RM 会高估其最大肌肉力量，而对无力量训练经历的受试者，则会造成低估。

表 10–2 最大重复次数与最大负荷百分比之关系

重复次数	最大负荷百分比
1	100%
2	95%
3	93%
4	90%
5	87%
6	85%
7	83%
8	80%
9	77%
10	75%
11	70%
12	67%
15	65%

（引自：林政东，2004）

近 30 年随着 IT 技术的发展，有一些等动测力系统会额外提供等张测试，但利用这些动力系统进行最大等张肌肉力量测试的文献报道并不多见。与用哑铃 / 杠铃测量 1RM 所不同的是，测力 / 训练系统的等张肌肉力量以力矩代替力作为衡量标准，所以，要考虑力臂的影响因素，即受试者被测量肢体的参与力矩输出部分的长度。由于多数研究报告并不报告这项指标，所以使得这些测量数据与 1RM 没有可比性。

3. 等张肌肉力量测试的指标及其意义

RM 表示某个负荷量能连续做的最高重复次数。1RM 表示最大等张肌肉力量。几个RM 表示某个力量强度。

4. 等张肌肉力量测试的适用条件及其优点

由于大多数的肌肉训练计划都是以 RM 作为衡量训练强度的标准，使得等张肌肉力量的测量成为力量训练的必不可少的先决条件。

等张肌肉力量测试的优点在于不需要特别的仪器设备，在一般的健身房都可以完成。而且测量的程序也相对简单，已发表的数据多，具有可比性。

（三）等动肌肉力量测量

1. 定义

等动肌肉收缩（Isokinetic Contraction）亦称为等速肌肉收缩，是需要在特殊的仪器上才可以达到的肌肉收缩模式。在关节活动范围内，肌肉尽最大努力收缩，仪器的动力部分因肌力的大小调节其输出阻力，使得肢体保持以预先设定的角速度绕关节运动，此时的肌肉收缩状态称之为等速肌肉收缩。等动肌肉力量测量即是测量在肌肉进行等动收缩时的力量。由于肌肉所产生的肌力大小很大程度上取决于肌肉的收缩速度，当肢体固定时，可以产生最大的肌肉力量，随着肢体运动速度增加，肌肉力量则会降低，故等动肌肉力量测试一定会限定关节运动的角速度。

2. 等动肌肉力量测试常用的测试项目

等动运动作为一种特殊运动方式的概念是 James Perrine 在 20 世纪 60 年代首先提出的。由此发展而来的等动运动技术逐渐形成。由于等动运动技术在肌肉功能测试上具有定量化及很好的准确性和可靠性，在肌力训练上则有高效、合理和安全的优点，故很快受到重视。由于等动肌肉力量测试是在特定的测力仪器上进行测试，所以测试项目因仪器的设计而决定。多数等动测试仪器可以提供肩、肘、腕、髋、膝、踝在其可能的关节活动范围内的肌肉力量测试和训练功能，有些系统还配有腰背功能的测试 / 训练配件。

3. 等动肌肉力量测试的指标及其意义

（1）峰力矩（Peak Torque）：指肌肉收缩产生的最大力矩输出，在力矩—关节活动角度曲线或力矩—时间曲线中表现为曲线最高点处的力矩值。代表选定的测试速度下的肌肉收缩产生的最大肌力。在等动肌力测试中，峰力矩具有较高的准确性和可重复性，被视为等动肌力测试的黄金指标和参照值。对于肢体运动速度与峰力矩的关系的研究多集中于等动向心收缩，峰力矩会随肢体运动速度的增加而减小。

（2）峰力矩角度（Angle of Peak Torque）：指在力矩—关节活动角度曲线中，峰力矩所对应的角度。

（3）指定角度的峰力矩值（Peak Torque at Additional Angles）：指在指定的角度的力矩值。对于康复计划的制定者，了解这个指标要比了解峰力矩角度更有实际作用，因为在某个角度范围的肌肉力量可以更好的反映特定肌肉的功能。

(4) 主动肌与拮抗肌峰力矩比值 (Agonist / Antagonist Torque Ratios)：这个比值只在相对抗的两组肌肉都做向心收缩或离心收缩的测试时才有意义，它是关节稳定性的评价指标。

(5) 疲劳指数 (Fatigue Index)：指肌肉重复收缩时的耐疲劳能力，是在肌肉耐力测试时评价肌肉耐力的指标。不同的测力系统计算疲劳指数的方法各不相同。一般是以一组耐力测试的后 1 / 3 部分收缩的平均峰力矩值除以前 1 / 3 部分收缩的平均峰力矩值再乘以 100%。

(6) 单次最大做功 (Set Total Work)：肌肉重复收缩中最大一次做功量。

(7) 总做功 (Total Work)：肌肉重复收缩做功量之和。

在正常状态下肌肉收缩做功量与峰力矩值具有较好的一致性，但影响肌肉做功量的另外一个重要因素是关节活动范围，所以，在比较肌肉做功的指标时，应对关节活动度先有一个统一的标准。

(8) 关节活动度 (Rang of Motion)：指在测试过程中关节运动的最大范围。

(9) 力矩加速能 (Torque Acceleration Energy)：指肌肉收缩最初 1/8 秒的做功量。反映了肌肉最初收缩产生力矩的速率和做功能力，是评价肌肉收缩的爆发力指标。

4. 等动肌肉力量测试的适用条件及其优点

等动运动技术在肌肉功能测试上具有定量化及很好的准确性和可靠性，在肌力训练上由于角速度恒定，可使肌纤维的收缩力和张力在收缩期间保持平衡，既可防止肌肉损伤，又可较好地发展肌力，故具有高效、合理和安全的优点。但等速训练也有如下不足，如必须借助较昂贵的仪器、测试程序相对复杂、费时。另外，如果受试者肌力不能对抗阻力运动时，就无法进行等动肌肉力量测试或训练，就要考虑其他的评估方法。

第三节　肌肉力量训练的原则和方法

良好的肌肉力量和耐力无论对于运动员还是普通人来说都是很重要的。对于前者来说，肌肉力量和耐力是取得好成绩的重要因素，而对于后者来说，肌肉的力量和耐力是体适能的重要基础。抗阻训练是提高肌肉力量和耐力的重要手段，它不仅可以提高肌肉的功能，而且可以提高骨密度防治骨质疏松，另外，有研究报道，抗阻训练还可以降低高血压患者的血压、减少身体脂肪含量和预防下腰综合征的作用。

一、肌肉力量训练的原则

(一) 超负荷原则

要增加肌肉的力量或者体积，肌肉需要承受比平日习惯负荷较大的重量，才能进步，而这种超负荷原则要不断进行，才能得到持续的进步。起初的重量对于某个动作来说已经是足够的负荷，但到了一个月后，由于肌肉力量进步了，这个负荷对于现在的肌肉已经形不成足够的刺激，所以要增加训练的重量，肌肉力量才会进步，否则，只能停留在原来的水平。以下各种方法都可以达到力量训练的超负荷原则：①增加重量、阻力或负荷量；②增加动作的重复次数；③增加动作还原部分（离心收缩）的时间；④延长运动时间；⑤减少组与组之间的休息时间。

（二）负荷渐增原则

超负荷训练使肌力增加，使原来的超负荷变成了已经适应的负荷，而不是超负荷了。这时如果不增加训练负荷量，使之达到新的超负荷，就不能使力量继续增加了。只有逐渐增加负荷量，使负荷重新成为超负荷，训练效果才能不断地增进。

在进行力量训练时，如何确定负荷以及何时增加负荷是人们经常关心的问题。Fox 指出：以 8RM 负荷为例，随着力量的增加，8RM 的负荷逐步变成可重复 8 次以上，直至受训练者能使 8RM 负荷重复 12 次，即这一负荷变成 12RM 时，就要考虑增加训练的负荷。使新增加的负荷又成为 8RM，这就是所谓的“负荷到 8，训练到 12”。当然，渐增负荷的标准也要区别对待，如在训练的开始阶段，或是力量较弱者，可以采用“负荷到 10，训练到15”，或“负荷到 15，训练到 20”等。为了发展绝对肌肉力量，也可采用“负荷到 1，训练到 5”的训练原则。

（三）个别原则

个别原则是指每个人的训练目的、潜力和运动能力不同，因此应设计不同的肌力训练组合。例如，有人为了增加肌肉的力量，有的是为了提高肌肉的耐力，有的是为了增加肌肉的体积，因此训练的形式和方法也应该不同。初学者由于肌力较差、体能不佳，应安排较低训练负荷，休息时间也较长。有训练基础者，应该给与较大的负荷，休息时间也应该缩短。

（四）由大到小原则

所谓由大到小原则是指在负重抗阻训练中，先进行主要由大肌肉群参与的练习，然后进行小肌肉群的练习。

由大到小原则的生理机制是：

1. 当一块肌肉受到训练而增加力量时，身体其他肌肉的力量也会在一定程度上有所增加。因此先练习大肌肉群，这种相互影响会更加明显。

2. 小肌肉群容易疲劳，一块肌肉的疲劳在一定的程度上也可能对其他肌肉的工作能力有所影响，因此，先练习大肌肉群可推迟肌肉疲劳的出现。

（五）专门性原则

力量训练的专门性原则包括：进行力量练习的身体部位的专门性；练习动作的专门性。即：进行负重抗阻练习时，应包含直接用来完成动作的肌肉群，并尽可能地模拟其实际的动作结构及动作的节奏与速度。身体部位的专门性和动作结构的专门性，有利于神经系统的协调调节能力，以及肌肉内一系列适应性生理、生化变化。男子投掷铁饼成绩与各肌群的相关系数分别为：肩带肌 r=0.735；躯干肌 r=0.629；腿肌 r=0.680。根据这一关系，对力量训练的部位比例安排应为：肩带肌力量练习占 45%；下肢肌的力量练习占 25%；躯干肌的力量练习占 15%；全面力量练习占 15%。

运动技术的专门性有时显得更为重要。在一些情况下，两类运动中使用的肌群是相同的，但运动的形式却是不同的。专门训练的重要性，甚至在一些参与工作的肌群和动作结构基本一致的同类运动项目中也可以见到。例如，卓越的短跑运动员，往往不是优秀的马拉松运动员，反之亦然。短跑和长跑只是跑步的速度不同。显然，训练中动作的节奏和速度是非常重要的。

因此，在进行专门训练时，练习的动作节奏与速度也要和正式的运动相一致。运动技术的专门性至少部分地归因于力量-速度关系曲线。在许多运动中，即使参与工作的肌群相似，但是，每一个专门动作技术要求一种专门的力量-速度关系。

专门训练的生理学机制是：不同肌群甚至同一肌群的不同运动单位之间应具有一定的神经肌肉协调性。在训练中，不仅肌肉本身会发生变化，神经系统也会发生变化。

在训练中，不仅要注意运动技术的专门性，还要注意：肌群运动时的关节角度；肌肉的收缩形式。

关节角度的专门性在等长训练中最明显。等长练习通常是在某一特定的关节角度上完成，在这种情况下，力量增长只在训练角度最大，而在其他关节角度力量增长不明显。就肌肉的收缩形式与力量发展关系来说，等张负重训练增加的等张肌肉力量比等长训练多，反之亦然。用等动练习时，快速等动练习的效果较好。和慢速等动练习相比，快速等动练习能更全面地使力量增长。快速等动练习也能使等张力量明显增加。

（六）合理的训练间隔原则

力量训练的时间间隔是多少才能保证已获得的力量不消退，并使力量得以有效的提高。研究表明：对初次参加运动训练者，隔天训练的效果比每天训练效果好。每天进行力量训练的初训者，训练 10 次以后，力量可以提高 47%；而以同样的训练负荷进行隔天训练的受试者，经过 10 次训练后，力量提高 77.6%。

训练间隔时间的长短对力量消退速度的影响不同。让受试者每天进行力量训练，20 周后力量提高 100%，然后停止练习，30 周后力量消退到原来水平；如果连续进行 45 周的力量训练，每周训练一次，力量的增加只能达到 70%，但是力量的消退也较慢，70 周后力量仍保持在较高的水平。另外也有研究证明，通过力量训练使肌肉力量增加后，如果每隔 6 周进行一次力量训练，可以使力量的消退速度大大延缓；如果每两周进行一次力量训练，可使已获得的力量得到保持。

不同力量训练安排对已经获得力量消退的影响：① 以后不训练，30 周后已获得力量完全消失；② 以后每 6 周训练一次，力量能保持较长时间；③ 以后每 2 周训练一次，力量能保持在原水平。

二、肌肉训练的方式

肌肉有等张收缩、等长收缩、离心收缩和等动收缩 4 种基本收缩形式。相应地在力量训练中有等张训练、等长训练、离心训练和等动训练 4 种基本的训练方式。

（一）等张练习

等张练习又称为动力性练习或向心练习。等张练习是肌肉收缩与放松交替进行的抗阻练习，所对抗的阻力可包括体重和外部阻力。进行等张训练时，肌肉没有静力紧张，肌肉收缩放松交替进行，因此，在肌肉力量增长的同时，肌肉群的协调能力也会得到提高。负重抗阻练习是提高肌肉力量的最基本手段，肌肉力量训练效果又同训练中的许多因素有关。

1. 训练负荷

训练负荷的大小是影响力量训练的首要因素。确定适当的使肌肉力量有效增长的训练负荷，以及客观而又恰当的评定运动负荷的方法和标准是至关重要的。

RM（Repetition Maximum）是指某一肌肉或肌群在疲劳前能完成的某一指定次数的最大负荷。RM 仅代表能最多连续重复的重量，而不能反映负荷重量的绝对值。某运动员的 5RM 负荷可能是 80kg；而另一运动员的 5RM 负荷可能是 100kg。因此,每个训练者应该根据自己的实际情况，找到自己最佳的 RM 方案，只有这样才能达到最佳的训练效果。

不同 RM 组合力量训练的效果不同。5RM 的负荷能使肌纤维增粗、肌肉体积增大，使肌肉力量和速度都得到发展，而且力量增加更显著，适应于举重和投掷项目的运动员；6~10RM 的负荷能使肌纤维增粗、肌肉体积增大，使肌肉力量和肌肉收缩速度都得到提高，但肌肉耐力的增长不明显，适合于 100m 跑、跳跃等项目运动员；10~15RM 的负荷可使肌纤维增粗不明显，而力量、速度、耐力均有提高，这样的负荷适合于 400m、800m 跑等运动项目；30RM 的负荷可使肌肉内毛细血管网增多、肌肉内有关有氧代谢酶的活性提高，因此，可有效地改善肌肉耐力，但对力量和速度的提高不明显，30RM 适用于耐力性运动项目运动员。

2. 训练的组数和重复次数

用 1~6 组负荷为 2~10RM 的等张练习计划进行肌肉训练，可使肌肉的等张力量得到明显提高。但一般认为，等张力量训练计划由 1~3 组负荷 2~10RM 组成较为经济、适宜。

3. 等张训练的频率

每周进行 4 次训练是能坚持长期训练的最大频率限度。一般认为，要使肌肉力量明显增加，而又不至于产生慢性疲劳的积累，每周进行 3 次等张训练最为适宜。需要注意的是，在力量训练中，由于过度训练而不能使肌肉得到充分恢复，以至于造成慢性肌肉疲劳，是影响力量训练的一个重要因素。不仅每次训练之间要有充分恢复，而且各组之间也要使肌肉得到充分恢复。

4. 训练负荷的确定

在制定训练计划时，必须注意这样一个原则：练习组数应该在 1~3 组之间，负荷应该在 2~10RM 之间；在训练初期，可采用较低的负荷和较多的重复次数，如 2×10RM 负荷；在训练后期，可采用较大的负荷和较少的重复次数，如 3×6RM 负荷。

（二）等长练习

等长练习是指肌肉在紧张用力时其长度不发生变化的力量练习。等长练习又称为静力练习。

从生理学角度来看，静力练习可使神经细胞持续保持较长时间的兴奋，有助于提高神经细胞的工作能力。进行等长训练时，由于局部肌肉持续紧张，对该部位的毛细血管压力增加，使血液循环受阻，从而造成局部缺氧。因此，肌肉的无氧代谢能力会得到提高，肌红蛋白含量增加等。

和动力性练习不同，静力练习不能提高肌肉收缩与放松的协调性。因此，在训练中如果将等长训练和等张训练相互结合，相互弥补，会得到较佳的训练效果。

1. 等长训练的强度和次数

赫庭格（Hettinge）等发现用 2 / 3 最大力量做一次或多次静力练习将有效地提高肌肉力量。在另一项研究中发现，将男、女受试者分成若干组，每天分别以 25%、50%、75%和 100%的最大力量做一次等长训练，除了用 25%的最大力量这一组外，其余各组受试者的力量在训练后均有所增加。

坚持持续训练 4~6 周，每周安排 5 次训练课，每次课进行 5~10 次最大等长收缩，每次持续的时间为 5 秒钟是较为适宜的。

2. 关节角度特性

进行等长训练时，由于关节角度不发生变化，因此，力量增长只在受训练的关节角度最明显。

让受试者每天进行 3 次、每次持续 6 秒钟的肘关节最大等长收缩，收缩角度为170°。发现，在受训练角度（170°）的等长收缩力量的增长比 90°（未受训练的角度）时大。说明如果要在整个关节范围内获得等长收缩力量的增加，那么训练必须在不同的角度上进行，而不能只在一个角度上进行。

（三）等动练习

等动练习是指在力量练习中，利用专门器械（等动练习器）使参加工作的肌肉在整个关节活动的范围内进行匀速的、产生最大张力的力量练习。肌肉进行最大等动收缩时，在整个关节运动范围内都产生最大张力。进行最大用力等动练习时，关节运动在各个角度均受到相应的最大负荷，从而使肌肉在整个练习过程中均产生较大张力，因此，也称等力练习。

等动练习是控制肌肉收缩速率的力量练习。当运动速度选定后，在整个关节运动范围内，运动速度就是恒定的，因此，也有人称其为等速练习。有时等动练习也被称为调节阻力练习。这是因为在等动练习是在等动练习器的作用下，器械所产生的阻力总是与受试者用力大小相适应。

由于等动练习在关节运动的各个角度均使肌肉达到最大张力，因此，力量的增加较明显。

等动训练的最大优点就是在练习中，运动的速度可以得到控制，这是等动练习的一个最重要的特性。用不同速度的等动练习可以使肌肉的收缩力量和速度（力量—速度曲线）得到不同的改变。

在一项研究中，比较了两组采用不同等动训练速度的受试者（快速组和慢速组），通过每周进行 3 次共进行 6 周的等动训练后，股四头肌的等动收缩力量和耐力的变化。训练负荷为每次以最大用力屈伸膝关节两分钟。快速组的运动速度为每秒 108°，慢速组每秒 36°。慢速度组只在慢速运动时才能产生较大的力量；而快速训练组，在低速度和高速度收缩时，肌肉力量都明显地增加，也就是说，快速等动训练可以使受试者的力量–速度曲线向右上方转移。

(四) 离心练习

离心练习是进行力量练习时，肌肉在产生张力的同时被拉长的练习称为离心练习。如肌肉在完成慢慢放下重物的动作时，或是对抗不能对抗的阻力时，肌肉在用力的状态下被慢慢拉长，这就是离心练习。肌肉离心收缩时所产生的最大离心力量比最大向心力量大40%左右。但是进一步的研究表明：向心练习与离心练习的力量增长效果相似，似乎为增加力量而进行的离心练习得不到比其他练习更多的益处。但同样负荷训练后，离心练习引起的肌肉疼痛比其他练习明显。

(五) 超等长练习

超等长练习是肌肉在离心收缩之后，紧接着进行向心收缩的力量练习称为超等长练习。超等长练习是在肌肉先被拉长的情况下进行向心收缩。如进行“跳深”练习（从高处跳下，落地后再向上跳起的练习）就属于超等长练习。在投掷项目运动中也往往先将参与工作的肌肉拉长，然后发力将器械掷出，这也是所谓的超等长练习。肌肉在离心收缩之后紧接着进行向心收缩能产生更大的力量，因为肌肉弹性组织产生的张力变化以及牵张反射使肌肉收缩加强。

参考文献

1. 林政东. 运动员肌力训练［M］. 台北：师大书苑有限公司，2004.
2. 秦岭，胡声宇，陈启明. 体育生物医学基础研究与进展［M］. 北京：人民体育出版社，2000.
3. Aagaard，P.，Simonsen，E. B.，Andersen，J. L.，Magnusson，S. P.，Bojsen－Moller，F.，& Dyhre－Poulsen，P.（2000）. Antagonist muscle coactivation during isokinetic knee extension. Scand.J.Med.Sci.Sports，10，58–67.
4. Amundsen，L. R.（1990）. Isometric muscle strength testing with fixed-load cells. In L.R.Amundsen（Ed.），Muscle strength testing：instrumented and non-instrumented systems（pp. 89–122）. New York: Churchill Livingstone.
5. Bassett，D. R.，Jr.（2002）. Scientific contributions of A. V. Hill: exercise physiology pioneer. J.Appl.Physiol，93，1567–1582.
6. Birch，K.，Sinnerton，S.，Reilly，T.，& Lees，A.（1994）. The relation between isometric lifting strength and muscular fitness measures. Ergonomics，37，87–93.
7. Bohannon，R. W.（2006）. Test-retest reliability of the MicroFET 4 hand-grip dynamometer. Physiother.Theory.Pract.，22，219–221.
8. Capodaglio，P.，Maestri，R.，& Bazzini，G.（1997）. Reliability of a hand gripping endurance test. Ergonomics，40，428–434.
9. Computer Sports Medicine，I.（2006）. HUMAC/NORM Testing & Rehabilitation System User's Guide（Model 770）.
10. Di，G. C.，Daniele，F.，& Tipton，C. M.（2006）. Angelo Mosso and muscular fatigue: 116 years after the first Congress of Physiologists: IUPS commemoration. Adv. Physiol Educ.，30，51–57.

11. Formiga, F., Mascaro, J., & Pujol, R. (2005). Inter-rater reliability of the Barthel Index. Age Ageing, 34, 655-656.

12. Foss, M. L. K. S. J. (1998). Fox's physiological basis for exercise and sport. (6th ed). Boston, Mass.: WCB / McGraw-Hill.

13. Green, J., Forster, A., & Young, J. (2001). A test-retest reliability study of the Barthel Index, the Rivermead Mobility Index, the Nottingham Extended Activities of Daily Living Scale and the Frenchay Activities Index in stroke patients. Disabil. Rehabil., 23, 670-676.

14. Grimsby, O. (2001). More on 1RM testing. J.Orthop.Sports Phys.Ther., 31, 264-265.

15. Hachisuka, K., Ogata, H., Ohkuma, H., Tanaka, S., & Dozono, K. (1997). Test-retest and inter-method reliability of the self-rating Barthel Index. Clin.Rehabil., 11, 28-35.

16. Hattori, Y., Ono, Y., Shimaoka, M., Hiruta, S., Kamijima, M., & Takeuchi, Y. (1998). Test-retest reliability of isometric and isoinertial testing in symmetric and asymmetric lifting. Ergonomics, 41, 1050-1059.

17. Heyward, V. H. (1998). Advanced fitness assessment & exercise prescription. (3rd ed.) Champaign, IL : Human Kinetics.

18. Humphries, B., Dugan, E. L., & Doyle, T. L. A. (2007). Muscular Fitness. In American College of Sports Medicine (Ed.), ACSM's resource manual for Guidelines for exercise testing and prescription (5th ed., pp. 206-216). Philadelphia: Lippincott Williams & Wilkins.

19. Kendall, H. O. & Kendall, F. P. (1949). Muscles: Testing and Functions. Baltimore: Williams & Wilkins.

20. Kendall, H. O. & Kendall, F. P. (1968). Developing and maintaining good posture. Phys.Ther., 48, 319-336.

21. Kumar, S., Chaffin, D. B., & Redfern, M. (1988). Isometric and isokinetic back and arm lifting strengths: device and measurement. J.Biomech., 21, 35-44.

22. Lynch L (1990). Manual Muscle Strength Testing of the Distal Muscles. In Muscle strength testing: instrumented and non-instrumented systems (pp. 25-67). New York: Churchill Livingstone.

23. Mahoney, F. I. & Barthel, D. W. (1965). Functional evaluation: the Barthel Index. Md State Med.J., 14, 61-65.

24. Mathiowetz, V., Weber, K., Volland, G., & Kashman, N. (1984). Reliability and validity of grip and pinch strength evaluations. J.Hand Surg. [Am.], 9, 222-226.

25. Richards, L. G. (1997). Posture effects on grip strength. Arch.Phys.Med.Rehabil., 78, 1154-1156.

26. Richards, L. G., Olson, B., & Palmiter-Thomas, P. (1996). How forearm position affects grip strength. Am.J.Occup.Ther., 50, 133-138.

27. Sainsbury, A., Seebass, G., Bansal, A., & Young, J. B. (2005). Reliability of

the Barthel Index when used with older people. Age Ageing, 34, 228–232.

28. Shechtman, O., Gestewitz, L., & Kimble, C. (2005). Reliability and validity of the DynEx dynamometer. J.Hand Ther., 18, 339–347.

29. Sole, G., Hamren, J., Milosavljevic, S., Nicholson, H., & Sullivan, S. J. (2007). Test–retest reliability of isokinetic knee extension and flexion. Arch.Phys.Med.Rehabil., 88, 626–631.

30. Tipton, C. (2001). Exercise Physiology: Roots and Historical Perspectives. In F.I.K. V.L.K.D.McArdle (Ed.), Exercise physiology: energy, nutrition, and human performance (5th ed., pp. xvii–lvii). Philadelphia: Lippincott Williams & Wilkins.

31. van den Beld, W. A., van der Sanden, G. A., Sengers, R. C., Verbeek, A. L., & Gabreels, F. J. (2006). Validity and reproducibility of the Jamar dynamometer in children aged 4–11 years. Disabil.Rehabil., 28, 1303–1309.

（陆葵）

第十一章　RPE 研究方法的发展与应用

主观感觉运动负荷评估表的英文名称为 Rate of Perceived Exertion（RPE），意思是指人体进行剧烈运动时，个人所感受的整体疲劳情况而作出主观性的评分。这项评分的设计及准则，经过约 40 年的科学验证，确立了它的信度及效度，并在体育科研工作上被广泛采用。

第一节　主观感觉运动负荷的概念与起源

当人体开始进行各类运动或体力工作时，身体会因活动的需求而产生各种生理反应，包括心跳加剧、气喘、流汗、肌肉收缩等。当活动需求的强度越来越大，身体的生理反应也会越来越强烈。为了保护机能系统免受破坏，便会出现疲劳的感觉。运动科研学者就是按着身体运动时不同程度的疲劳状况，而制成了一个疲劳的评估表，简称 RPE。

以主观感觉运动负荷来评量运动强度的概念，源自于 20 世纪 50 年代，由瑞典学者 Borg 和 Dahlström 所提出。评估表的建立是采用了下列的一些变量：生理因素包括气喘状况、疲劳程度、肌肉的痛楚水平、身体冒汗及产生热量的感觉；心理因素则有跑步时身体的负重感觉、觉醒和主观性的运动强度。

瑞典心理学学者 Gunnar Borg 被称为主观感觉运动负荷评量之创始人。他致力于研究一套评量人体进行运动时出现疲劳感觉的评估表，并且以他姓氏命名的首个评估表-Borg Scale。

当他发表了首个主观感觉运动负荷评估表后，受到世界各地学者的关注。到了 20 世纪 60 年代，这套评估表很快便流传至美国。Borg 曾于 1967—1968 年，专程由瑞典任职的 Umeå University 远赴美国 University of Pittsburgh 和 Pennsylvania State University，与当地学者进行交流研究，并一起发表有关学术报告。Borg 与一些美国学者在 1968 年的美国运动医学周年会议上，首次提倡主观感觉概念应用于运动科研之中。

Borg（1998）在他编写的《Borg’s Perceived Exertion and Pain Scale》一书中，讲述了他如何设计主观疲劳感觉表及其概念。主观疲劳感觉的概念与运动负荷（强度）有显著的相关。运动负荷（强度）可从几方面分析，首先，运动强度影响身体供能系统的变化，能够用科学化方法去量度，然后从客观性的指标反映出来，这些指标有能量消耗、速率、效能、摄氧量及心率等。此外，运动强度也可以凭个人的疲劳感觉或辛苦程度显示出来，主观的感觉指标有肌肉收缩程度、痛楚程度、疲劳程度、气喘程度等。当人体受到剧烈的体力负荷时，体内相关的器官组织便会产生一些神经讯号，Borg 凭着这些神经感觉的不同程度，发展出主观感觉运动负荷评估表。

主观感觉运动负荷评估表除了被应用于正常人参与剧烈运动之外，还有助于评估一些病人身体的负荷或风险指数。例如，心脏病患者出现心脏病发作的时候，医护人员可以凭着患者的辛苦及痛楚程度，对病情的风险作初步评估。再如，哮喘病患者气喘情况、关节痛症患者的痛楚程度、心血管病患者胸部痛楚程度等。

自20世纪70年代起，很多国际学术会议都把主观感觉运动负荷评估表列入重点讨论议程中，而有关探讨主观感觉的可靠度研究报告也越来越多。以后的10年内，就有超过200份有关主观感觉运动负荷评估表的文献出现在高水平的学术期刊上，包括美国运动医学杂志（Medicine and Science in Sports and Exercise）、欧洲应用生理学杂志（European Journal of Applied Physiology）、应用生理学杂志（Journal of Applied Physiology）、国际运动医学杂志（International Journal of Sports Medicine）和英国运动医学杂志（British Journal of Sports Medicine）等。Borg也走访到世界各地介绍主观感觉的应用。到了20世纪90年代，已有超过450篇使用主观感觉运动负荷评估表相关的研究报告先后于国际级期刊发表。近年讨论主观感觉运动负荷评估表的应用领域主要有三种科学性的探索：一是从心理学角度探讨主观感觉的应用；二是当利用主观感觉来评定运动强度时，其可靠度对运动处方的影响；三是临床应用及医学方面的探索。

一、Borg主观感觉运动负荷评估表

在Borg和Dahlström开始制定主观感觉运动负荷评估表的初期，已经得到当时部分学者的支持。他们早期探索人体肌肉收缩时产生的用力感觉，再与身体的疲劳程度合并分析，发现了下列几点现象：①当人体以最大能力做肌肉收缩时，人与人之间存有不同的主观刺激感觉；②主观感觉疲劳与负荷的范围存有显著相关；③运动的负荷强度是受到个人疲劳感觉的程度所操控的。

Borg和Dahlström所研发的第一个评估表，以数字排序方式（0~20），共有21个评级标准，并加上简单的形容词（表11-1）。

表11-1 Borg（1961）的21等级主观感觉运动负荷评估表

0		
1		
2		
3	Extremely light	非常、非常轻松
4		
5	Very light	非常轻松
6		
7	Light	轻松
8		
9	Rather light	少许轻松
10		
11	Neither light nor laborious	不轻松不吃力
12		
13	Rather laborious	有点吃力
14		
15	Laborious	吃力
16		
17	Very laborious	非常吃力
18		
19	Extremely laborious	非常、非常吃力
20		

Borg 等学者在制造评估表时，首要的考虑因素是利用脉搏跳动快慢为依据，因为脉搏是较常用而简单的评估身体负荷的方法。他们初步确认了评估表的等级分布，与身体疲劳指数成正比例，显示出负荷量越大，吃力等级也越高。他观察 12 位医科学生踏单车的运动强度，强度范围由 100kpm/min 开始，逐渐增加至 300、600、900、1200kpm/min，每一强度进行踏 6 分钟，结果显示，脉搏以直线状态上升，主观感觉运动负荷则与强度递增的产生显著相关。再经反复测试后，其可靠度系数值为 0.91。

其后，Borg 与著名生理学学者 Astrand 合作，研究在学童中应用主观感觉运动负荷评估表，重点在于验证可靠度。他们邀请了 28 名年龄 14~15 岁的学童，测试负荷评估表与运动强度的相关系数，确认出与早前结果相同。此外，Borg 还邀请不同年龄组群的人士作为受试者，年龄组别由 18~79 岁，结果发现在相同的运动强度中，年龄较大者的人，心率会稍下降，这是由于生理衰减所致，但其可靠度依然存在。

二、Borg 主观感觉运动负荷分类评级表

为了进一步提升评估表与疲劳程度的可靠性，Borg 把脉搏心率加入计算之列，并将 21 等级表改为 15 等级，这样的调整大大提升了评估表的信度和可靠度，并定名为主观感觉运动负荷分类评级表，也称为 RPE。评级表能够让参与者凭着运动时的自身感觉，例如，脉搏心跳、喘气、肌肉疲劳等现象，用来估计运动时的强度。主观感觉运动负荷分类评级表的数值范围，由最初 21 等级修改为 15 级别，即 6~20 级（表 11-2）。

表 11-2　Borg（1971）15 等级的主观感觉运动负荷分类评级表

6	
7	Very, Very light 非常、非常轻松
8	
9	very light 非常轻松
10	
11	Fairly light 颇轻松
12	
13	Somewhat hard 有点吃力
14	
15	Hard 吃力
16	
17	Very hard 非常吃力
18	
19	Very, Very hard 非常、非常吃力
20	

Borg 改良 15 等级 RPE 评级表，原因是能够把运动时的主观感觉，与运动脉搏心跳串联一起。由于一般正常人脉搏的范围介乎 60~200，为了方便计算，Borg 便把参与者的 RPE 数值从运动心率中推算出来，将所得的 RPE 值乘以 10 之后，其数值便相等于运动时候的实际脉搏心跳率（即 HR=RPE×10）。举例说，若参与者在运动时，他的主观感觉运动负荷

值(RPE)为15，显示为吃力，这样的强度，就相当于其脉搏心跳率每分钟150次（150=15×10）。因此，RPE较为容易估计参与者在剧烈运动时的客观状况。Borg也明白心率可以受到环境、心理、运动模式、年龄等因素所影响，所以推算结果有机会出现少许误差。其后的10年间，Borg不断地进行核实15等级（6~20）的主观感觉运动负荷评估表可靠度的研究，再以跑步机和单车机来确认负荷评估表与运动强度的关系，结果同样取得很高的可靠度系数。

三、Borg主观感觉运动负荷分类评级表Borg’s Category-Ratio Scale（CR-10）

Borg的21级和15级自我评定疲劳表，对于某些生理素质的变化，未必产生直线形状的相关，特别是运动时候乳酸产生量和呼吸的气量。这些因素的转变和逐渐增加的强度关系不明显。于是，Borg（1973）尝试建立一套分类别的评级机制，原则以评级表排序数值的25%，定为“轻松（light）”，把余下的75%分级排列成“有点吃力（somewhat hard）”至“筋疲力尽（maximum exertion）”，并用较简单数字再分类，结果制成了CR-10的评级表(表11-3)。

表11-3 Borg（1982）的CR-10主观感觉疲劳表

0	Nothing at all 没有疲劳感觉
0.5	Extremely weak（just noticeable）非常、非常轻松
1	Very weak 非常轻松
2	Weak（light）轻松
3	Moderate 中等轻松
4	Somewhat strong 有点吃力
5	Strong（heavy）吃力
6	
7	Very strong 非常吃力
8	
9	
10	Extremely strong（almost max）非常、非常吃力
	Maximal 筋疲力尽

由于Borg CR-10 Scale考虑到血乳酸和脉搏等生理因素，它的可靠度同时也被确认，其可靠度介乎于0.87~0.98之间。CR-10评级表的受欢迎程度普遍高于前两者，也被应用于临床病患者对痛楚和一些心理上的反应，例如，痛楚程度、心理上满意程度，对声音反应、味觉反应、舒适反应等。

Borg（1998）在他的著作《Borg’s Perceived Exertion and Pain Scale》内，详细解释了CR-10的使用方法。首先，使用者须明白由0~10分等级的两端主观感觉，即是由“没有疲劳感觉”至“筋疲力尽”，继而清楚认识各形容疲劳的等级，使用者须按形容疲劳的词语，而评定当时的主观感觉疲劳指数，但须谨记，受试者不应受其他在场人士影响，也不用经过细心思考才给予评分，采用直觉性实时的评判。Borg 列举了以下形容各等级的词语（表 11-4）。

表 11-4　Borg（1998）形容 CR-10 的句子

等级	主观感觉程度	形容句子
1	非常轻松	相等于散步行走数分钟
3	中等轻松	并非特别疲劳，感觉仍是舒适，可持续运动下去
5	吃力	身体感觉吃力，出现吃力，但仍可持续运动下去
7	非常吃力	感觉非常吃力及疲劳，身体必须加强力量才能够持续运动下去
10	非常、非常吃力	身体感到筋疲力尽，极度疲劳
	筋疲力尽	身体已到达最极度疲劳的界限

Borg 为了方便研究员及使用者清楚分辨 RPE 和 CR-10 两者之关系，并综合两者的共同评级标准（表 11-5）。在 CR-10 对照表上，Borg 用高于 10 级的第 12 级来形容"筋疲力尽"，他认为这表示出使用者已经到达高于极限的水平。

表 11-5　Borg（1998）RPE 和 CR-10 的对照表

RPE	CR-10
6	0.0
7	0.0
8	0.5
9	1.0
10	1.5
11	2.0
12	3.0
13	3.5
14	4.5
15	5.5
16	6.5
17	7.5
18	9.0
19	10.0
20	12.0

Borg（2002）更新了他的主观感觉疲劳评级表，名为 CR-100。为了比较 CR-100 和绝对级别估计值（Absolute Magnitude Estimation，AME），他邀请了 32 名受试者，包括 16 名男和 16 名女，受试者先后参与两组不同运动负荷的训练，数据显示 CR-100 有能力分辨出男女之间的主观感觉疲劳差异。但现阶段还需要更多文献来确认 CR-100 的准确性。

第二节　主观感觉运动负荷评估表的应用

自从 Borg 等学者提倡主观感觉运动负荷评估表后，应用 RPE 和 CR-10 的研究报告持续出现。Noble 和 Robertson（1996）在他们的《Perceived Exertion》一书中，统计了由 1957—1993 年间曾使用主观感觉负荷评级的文献，大部分均应用于主观感觉疲劳与下列课题：①运动生理及生化指标，如血乳酸、心率、月经或儿茶酚胺等；②临床心理和相关研究；③研究制定运动处方及其可靠度；④各类健康运动的强度与身体能量消耗；⑤体能训练；⑥性别和年龄差异；⑦运动环境。

由于个体间的疲劳和忍受痛楚的程度不一，所以使用主观感觉运动负荷评估表之前，必须先向受试者清楚解释各项评级的准则，否则会影响测验结果的可靠性。研究员要解释如何谓之“轻松”和“吃力”，并描述由轻松至吃力的每级细节内容。

应用主观感觉疲劳作为一些研究的工具，研究员必须考虑是否适合使用。一般而言，在实验室进行的运动科研，由于受环境变化及外因影响少，主观感觉疲劳的可靠度相当高。至于用以评估严重病患者，则存有较大困难。举例说，一些关节痛症病患者，他们本身走路时已经出现痛楚现象，这情况对于疲劳及痛楚评级表的内容描述会有出入，难以准确使用。

环境因素是使用主观评级表时需要小心处理的问题。当受试者进行测试时，他们体内激素容易产生较大的变化，造成过分兴奋及紧张，尤其是心血管病患者或呼吸系统病患者，过分刺激及情绪激动会促使哮喘发作。研究员要做好安全预防措施，避免意外。

众多学者曾使用 Borg 的评级表作为研究工具，Noble 和 Robertson（1996）综合了 Borg 评级表主要应用于以下范畴：

一、走路和跑步

最早使用主观评级表来评定走路和跑步，是 Noble 和 Borg 两位学者合作（1972）。他们发现主观运动感觉评级表与工作肌和关节的舒适度有关。

二、体能训练

Ekblom 和 Goldbarg（1971）研究接受体能训练的学员，采用上肢和下肢肌肉进行 8 星期锻炼，发现主观感觉疲劳评级在训练先后没有出现差异。他们进一步利用踏单车和跑步比较 RPE 的分别，如果运动中使用的肌肉量较少，RPE 会出现轻微偏高的情况。

三、向心与离心性肌肉收缩

肌肉收缩可分为向心和离心两类，离心性肌肉收缩能够产生较大的张力。在相同运动强度的情况下，离心性肌肉收缩比向心收缩需要较少的摄氧量。于是，Henriksson 等（1972）学者假设在同等强度比较下，离心性肌肉收缩比向心收缩会产生较低的 RPE 值，后来这个假设得到证实，指出了 RPE 应用于肌肉训练的可行性。

四、肌肉量

Sargeant 和 Davies（1973）分析肌肉量的多少与主观感觉疲劳的关系，他们比较用单腿与双腿、单手与双手锻炼时的主观感觉疲劳值，发现使用肌肉量少的单手和单腿锻炼，在同等的运动负荷下，主观感觉疲劳值会较高。

五、温度

由于 RPE 值与心率升高存有显著的相关，Pandolf 等（1972）学者利用人体能量实验室，分析心率于热环境下升高后，主观感觉运动疲劳值是否会被影响。结果发现，RPE 值于热环境导致高心率的情况下，没有出现差异。

六、慢性阻塞性肺部疾病

Löllgen 等（1977）学者测试主观感觉疲劳评级，是否适合应用于慢性阻塞性肺部疾病患者。在相同的身体负荷条件下，他们比较病患者组与控制组的 RPE 值，结果显示，慢性阻塞性肺部疾病患者的主观感觉疲劳评级值，远高于控制组。

七、高原环境

美国军部环境医学研究所曾探讨人在高原环境下，主观感觉疲劳评级的影响。20 名年轻受试者在水平地面，分别进行摄氧量于 60%、80%和 95%强度的测试，随后受试者被送到 4300m 的高原地带，进行同等强度的评估，研究员发现受试者的主观感觉疲劳值，在 60%和 80%强度中出现显著下降，原因是人体在 4300m 高原环境中，最大摄氧量会下跌约 19%，导致人体功率绝对值也随之而下降。

八、儿童

对于在儿童中应用主观感觉疲劳评级表，学者们的意见不一。初步结论显示，儿童使用主观感觉疲劳评级表的可靠度只是一般而已。由于儿童的运动和疲劳经验有限，阅读评级表可能出现误解，一些学者便采用简易文字和图案，制造专供儿童使用的主观感觉疲劳评级表，包括有 Children’s Effort Rating Table （CERT）（Williams 等，1994）、The Cart and Load Effort Rating Scale（Eston 等，2000）、Children’s OMNI Scale of Perceived Exertion（Robertson 等，2000）。

至于体适能方面的应用，最常见使用 RPE 的运动项目是足球。教练或训练员利用 RPE 作为训练足球运动员体能之评级，特别适用于足球专项体能的锻炼、循环训练、反复跑、耐力跑等。近年分析足球战术的研究，指出足球运动员须注重高强度的小组练习，身体须在短时间内进行加速跑、变速跑、假动作、盘球等，这样的动作需要球员有极高的摄氧能力和忍受乳酸的耐力。所以，主观感觉运动疲劳评级方法，可以帮助教练了解球员的体能水平，并能够分辨出队中球员的体能。

Travlos 和 Marisi（1996）比较体适能水平高与低的人在进行渐进式体能活动时，对于 RPE 的反应有何区别。他们邀请 20 名成年男士，以最大摄氧量来介定属于高体能组，大于 56ml/（kg·min）和低体能组，小于 46ml/（kg·min），受试者进行踏单车，强度从最高心率的 40%开始，并逐渐增加至 50%、60%、70%和 80%，每隔 5 分钟记录心率、RPE 及体温。结果显示，高体能组的受试者相比于低体能组的受试者，在 RPE 的评级值较为较松，而且发现高体能组受试者的心率和体温与主观感觉运动疲劳值呈现正相关。

Battě 等（2003）和 Green 等（2004）学者，先后分析 RPE 应用于健身中心内开始流行的椭圆运转机的可行性。Battě 等研究员邀请 20 名普通人参与椭圆运转机的渐进式训练，量度受试者的最大摄氧量、最高心率和 CR-10 评级值，并于 3 天后以受试者第 1 天的主观感觉评级值 6 级为测试基数，摄氧量和心率在进行椭圆运转机训练后出现了偏高情况，可能是由于受试者对于椭圆运转机的熟悉有关。Green 等人也采用椭圆运转机进行评定 RPE，他们把 RPE 分为整体疲劳 RPE、腿部疲劳 RPE 和上身疲劳 RPE，结果显示，整体疲劳与上身疲劳的 RPE 值没有出现差异，但腿部 RPE 则明显较高，指出了椭圆运转机对腿部的负荷大，还确定了 RPE 应用于椭圆运转机的准确性。另外，Kaufman 等（2006）学者采用 RPE 值 13（有点吃力）和 17（非常吃力），作为测定美国运动医学学会建议的健身运动的指引。

Schaeffer-Gerschutz 等（2000）学者尝试探讨主观感觉运动疲劳评级能否准确地应用于跳健康舞之中。他们使用整体 RPE 和局部 RPE 来计算，考虑因素有最大摄氧量、心率、通气量。结论是整体 RPE 有利于评估健康舞的活动内容，包括摆手、脚部动作和踏跳的活动模式。Green 等（1999）学者以游泳强度来确认 RPE 的有效度，邀请 19 名游泳健身者参与，比较他们踏单车与游泳负荷的主观感觉疲劳值差别。结果发现，两项活动的平均心率位于 RPE=16 的时候，没有出现差异现象，研究员认为当 RPE 值=16 时，主观感觉疲劳评级有助于制定高负荷量的游泳处方，并建议上肢测试为评定游泳负荷的因素。Thompson 和 West（1998）使用 RPE 来制定野外跑的负荷标准，但研究却发现主观感觉疲劳评级较难用得着，可能是由于野外环境影响的因素较多。

Green 等（2007）学者研究主观感觉运动疲劳评级值是否会受运动环境温度所影响。受试者在 18℃和 30℃两个冷热环境下，进行 1 小时耐力踏单车，运动心率于两个不同温度的环境下，在首个 5 分钟没有出现差异，但随着环境温度越高，RPE 值的偏差也越明显。在 30℃热环境的情况下，RPE 值在 40、45、50、55 及 60 分钟运动中，显著出现偏高。Green 等研究员指出，热环境引致身体代谢加剧，造成体内温度升高，这样解释了导致 RPE 值偏高的原因，热环境可以引致主观感觉评级出现较大的偏差。Maw 等（1993）也同样指出，受试者在 8℃的冷环境下进行运动，他们的 RPE 值比起于 40℃热环境下接受同等运动负荷会出现偏低，原因与身体散热系统和胸廓舒适感觉有关。

Green 等（2003）学者分析男女之间的 RPE 值有何区别。在踏单车和跑步机上的测试，虽然部分下肢 RPE 值有少许分别，但只是属于轻微情况。整体而言，男女之间没有出现显著差异。Robertson 等（2000）也同样指示，RPE 值处于运动负荷的 70%~90%当中，男女之间的主观感觉评级也不会出现差异。

第三节 主观感觉运动负荷评估表的评价

Noble 和 Robertson（1998）总结主观感觉运动疲劳评级表的用途，他们认为以主观方式来评定运动负荷级别，是极佳的评级方法。但认为主观评级却未能全面提供一套客观的准则，所以临床方面的使用价值并不算高，评级值只可作为参考之用。早期 Borg 提出的评级表，在设计上存有一些假设，包括受试者之间会出现感觉上偏差、感觉范围偏差会出现于相同评定的级别、所有人的疲劳感觉范围是相同的。理论上，这些假设在现实环境执行上，很难避免发生错误而使评级值出现变化。主观感觉运动疲劳评级由初期 21 级演变成 CR-10，过程经历了很多修正研究，可靠度的系数也有所提高。假若要解决人与人之间主观感觉评级的差异，就要谨慎处理好受试者的背景因素和测试的环境。

Chen、Fan 和 Moe（2002）采用汇总分析（Meta-analysis）方式，检视 Borg 的主观感觉运动疲劳评级的标准效度，报告刊登于《运动科学杂志》。他们分析 6 项影响 RPE 的主要变量，包括心率、血乳酸、最大摄氧量的负荷百分率、最大摄氧量、通气和呼吸频率，并评估这些变数与 64 份已刊登的研究报告所列出的 RPE 效度数值。结果发现，各项变量的平均效度值如下：心率=0.62、血乳酸=0.57、最大摄氧量的负荷百分率=0.64、最大摄氧量=0.63、通气和呼吸频率=0.72。Chen 等学者指出，虽然 Borg 的 RPE 的效度早以被确认，但RPE 整体性的效度却未如早前想象之中的高，特别是当受试者处于一些不习惯的环境下进行极高负荷的运动。他们的结论，认为以心率作为 RPE 值的指标并不准确；很多报告中的受试者，均是来自相近的能力，亦缺乏足够的广泛代表性，容易产生偏高的效度值；经过详尽的汇总分析后，使用呼吸频率（每分钟呼吸次数）是较有效的方法来评定 RPE 值。

Garcin（2004）等学者认为，主观感觉运动疲劳评级方法只适用于制定个人的运动处方而已。Groslambert 和 Mahon（2006）质疑 RPE 用于儿童的准确性，由于儿童对疲劳的主观感觉，会出现认知上的差异，所以仍需要进行更详细研究，才能够确定 RPE 应用于儿童的有效性。再者，Green 等（2007）指出，RPE 值的偏差主要源于体适能差的使用者。

整体而言，从 RPE 的发展至今，提供了运动生理学者一门研究的学问，就是如何使用主观感觉方法来评定运动负荷的级别。以前的文献数据显示，RPE 的合理性和可靠性仍然是很高的。

参考文献

1. 杨锡让，傅浩坚. 运动生理学进展——质疑与思考［M］. 北京：北京体育大学出版社，2000.

2. Borg，G. 1971. The perception of physical performance. In R.J. Shephard（Ed.），Frontiers of fitness，280–94. Springfield，IL: Charles C Thomas.

3. Borg，G. 1973. Perceived exertion: a note on history and methods. Med Sc Sports. 5：90–3.

4. Borg，G.，and H. Dahlström. 1960. The perception of muscular work. Umea Vetensk，Bibiotekskr. 5: 1–27.

5. Borg, G. 1982. Psychophysical basis of perceived exertion. Med Sc Sports Ex. 14: 371–81.
6. Borg, G. 1998. Borg's perceived exertion and pain scales. Human Kinetics.
7. Borg, E., and G. Borg. 2002. A comparison of AME and CR100 for scaling perceived exertion. Acta Psycho (Amst). 109 (2): 157–75.
8. Battě, A.L. et al. 2003. Physiologic response to a prescribed rating of perceived exertion on an elliptical fitness cross–trainer. J Sp Med Phys Fitness. 43 (3): 300–5.
9. Chen, M., X. Fan, and S. T. Moe. 2002. Criterion–related validity of the Borg ratings of perceived exertion scale in healthy individuals: a meta–analysis. J Sp Sci. 20: 873–99.
10. Eston, R.G., Parfitt, C.G., L. Campbell, and K.L.Lamb. 2000. Reliability of effort perception for regulating exercise intensity in children using the Cart and Load Effort Rating (CALER) Scale. Ped Ex Sc. 12: 388–97.
11. Eston, R.G., and J.G. Williams. 2001. Kinanthoropometry and exercise physiology laboratory manual. Routledge, London.
12. Ekblom, B., and A.N.Goldbarg. 1971. The influence of physical training and other factors on the subjective rating perceived exertion. Acta Physiol. Scand. 83:339–406.
13. Garcin, M., L. Mille–Hamard, and V. Billat. 2004. Influence of aerobic fitness on measured and estimated perceived exertion during exhausting runs. Int J Sports Med. 25 (4): 270–7.
14. Green, J.M., T. Michael, A.H. Solomon. 1999. The validity of ratings of perceived exertion for cross–modal regulation of swimming intensity. J Sp Med Phys Fitness. 39 (3): 207–12.
15. Green, J.M. et al. 2004. Heart rate and ratings of perceived exertion during treadmill and elliptical exercise training. Percept Mot Skills. 98 (1) :340–8.
16. Green, J.M. et al. 2007. Influence of aerobic fitness on ratings of perceived exertion during graded and extended duration cycling. J Sp Med Phys Fitness. 47:33–9.
17. Green, J.M. et al. 2007. RPE drift during cycling in 18 degree C vs 30 degrees C wet bulb globe temperature. J Sp Med Phy Fitness. 47 (1): 18–24.
18. Green, J.M., T.R. Crews, A.M. Bosak, and W.W. Peveler. 2003. Overall and differentiated ratings of perceived exertion at the respiratory compensation threshold: effects of gender and mode. Eur J Appl Physiol. 89 (5): 445–50.
19. Groslanbert, A., and A.D. Mahon. 2006. Perceived exertion: influence of age and cognitive development. Sp Med. 36 (11): 911–28.
20. Henriksson, J., H.G. Knuttgen, and F. Bonde–Peterson. 1972. Perceived exertion during exercise with concentric and eccentric muscle contractions. Ergonomics 15: 537–44.
21. Kaufman, C., K.Berg, J. Noble, and J. Thomas. 2006. Ratings of perceived exertion of ACSM exercise guidelines in individuals varying in aerobic fitness. 77 (1): 122–30.

22. Löllgen, H., H.V. Ulmer, and G. Von Niedling. 1977. Heart rate and perceptual response to exercise with different pedalling speed in normal subjects and patients. Eur. J. Appl. Physio. 37: 297–304.

23. Maw, G.J., S.H. Boutcher, and N.A. Taylor. 1993. Ratings of perceived exertion and affect in hot and cool environments. Eur J Appl Occup Physiol. 67 (2): 174–9.

24. Noble, B.J., and R.J. Robertson. 1996. Perceived exertion. Human Kinetics.

25. Pandolf, K.B., E. Cafarelli. B.J. Noble, and K.F. Metz. 1972. Perceptual responses during prolonged work. Percept. Motot Skills 35: 975–85.

26. Robertson, R. J. et al. 2000. Gender comparison of RPE at absolute and relative physiological criteria. Med & Sc in Sports & Ex: 32, 2120–9.

27. Robertson, R. J. et al. 2000. Children's OMNI Scale of perceived exertion: mixed gender and race validation. Med & Sc in Sports & Ex: 32, 452–58.

28. Robertson, R. J. et al. 2003.Concurrent validation of the OMNI perceived exertion scale for resistance exercise. Med & Sc in Sports & Ex: 35, 333–341.

29. Sargeant, A.J., and C.T.Davies. 1973. Perceived exertion during rhythmic exercise involving differencet muscle masses. J. Human Ergol. 2:3–11.

30. Schaeffer–Gerschutz, S.A., L.A. Darby, and K.D. Browder. 2000. Differentiated ratings of perceived exertion and physiological responses during aerobic dance steps by impact / type of arm movement. Percept Mot Skills. 90 (2): 457–71.

31. Thompson, D.L., and K.A. West. 1998. Ratings of perceived exertion to determine intensity during outdoor running. Can J Appl Physiol. 23 (1): 56–65.

32. Travlos, A.K., and D.Q. Marisi. 1996. Perceived exertion during physical exercise among individuals high and low in fitness. Percept Mot Skills. 82 (2): 419–24.

33. Williams, J.G., R. Eston, and B.A.F. Furlong. 1994. CERT: a perceived exertion scale for young children. Percept Mot Skills. 79:1451–8.

34. Utter, A.C., R.J. Robertson, D.C. Nieman, and J.Kang. 2002. Children's OMNI Scale of Perceived Exertion: walking/running evaluation. Med & Sc in Sports & Ex: 34: 139–44.

（雷雄德）

第十二章　反应时研究方法的发展与应用

反应能力是运动员掌握和运用运动技术的基础和前提条件，反应时是研究运动员反应能力的重要指标。反应时（reaction time，简称 RT）是心理学研究中最重要反应变量的指标之一，使用反应时作为指标进行实验研究，曾对解决心理学理论问题和生活实际问题起到相当大的作用。反应时与反应过程不同，它不是指执行反应的时间，而是指刺激施于有机体之后到明显反应开始所需要的时间。它包含以下几个时段：第一时段，刺激使感受器产生兴奋，其冲动传递到感觉神经元的时间；第二时段，神经冲动经感觉神经传至大脑皮质的感觉中枢和运动中枢，从那里经运动神经到效应器官的时间；第三时段，效应器官接受冲动后开始效应活动的时间。

第一节　反应时的研究历史及最新研究动态

一、运动心理学中反应时研究历史

1796 年，英国格林威治天文台台长 Maskelyne 解雇了他的助手，原因是在观察星辰经过望远镜中的铜线时，多次发现其助手金尼布克比他自己观察的时间慢约半秒钟乃至 1 秒。德国天文学家 Bessel 得知此事后，猜想此差异或许不是因助手的无能所致，因此比较了自己和其他经验丰富的天文学家观测同一星体的通过时间，也发现了不同观测者所得数据之间有明显差异。比如，1823 年，贝塞尔与另一位天文学家共同观察 7 颗星，发现两者反应时的差别是恒定的，可用等式表示：B–A=1.233（秒）。其中，B 是贝塞尔的反应时，A 是阿格兰德的反应时。该等式即是著名的人差方程或个人方程（personal equation），它反映了两个观察者之间的个体差异。在天文学上关于人差方程的研究，引发了生理学和心理学对反应时问题的关注。

在 1850 年，生理学家 Helmholtz 实施了历史上第一个反应时的实验，他成功测定了蛙的运动神经传导速度（约为 26 米/秒）。其后，他又测定了人的神经传导速度约为 60 米/秒。根据神经传导的大致速度，他认为神经传导所占据的时间是很短的，而整个反应时却比较长且变动很大。

最先系统地将反应时法运用在心理过程研究的是荷兰生理学家 Donders。他意识到可以利用反应时来测量各种心理活动所需的时间，并在 1865—1868 年间，研究了心理因素如何影响人类的简单和复杂反应，还发展了 3 种反应时任务，后来称为唐德斯反应时 ABC。

专栏 1　ABC 反应时

A 反应（A-reaction），又称简单反应（simple reaction）。A 反应一般只有一个刺激和一个反应。例如，对于呈现的一个光刺激，受试者立即按键作出反应。唐德斯认为，A 反应是最简单的反应，也是复杂反应的成分或基本因素。A 反应时也称为基线时间（baseline time）。因此，A 反应时为复杂反应的反应时提供了一个基线。例如，篮球的跳球。

B 反应（B-reaction），又称选择反应（choice reaction）。它是复杂反应中的一种，在这类反应中，有两个或两个以上的刺激和相应于刺激的反应数。也就是说，每一个刺激都有它相应的反应。因而在 B 反应中除了基线操作外还包括了刺激辨认和反应选择的心理操作。例如，在球类运动中传接球往往需要快速做出不同的反应。

C 反应（C-reaction），又称辨别反应（indentification reaction）。它是另一种形式的复杂反应。C 反应和 B 反应有相同点：具有两个或两个以上的刺激。C 反应和 B 反应也有区别之处：C 反应中只有一个刺激是要求有反应的，而其余刺激是不要求做出反应的，即不要求做任何事。因此，C 反应是在基线操作中加入了刺激辨别的过程，但不包含反应的选择，例如，识别假动作。

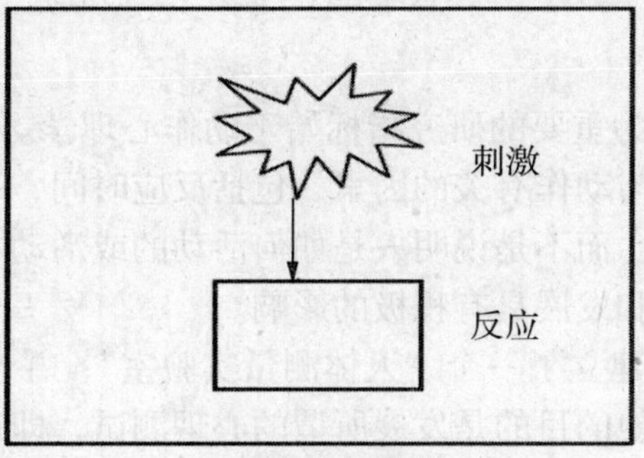

A 反应任务示意

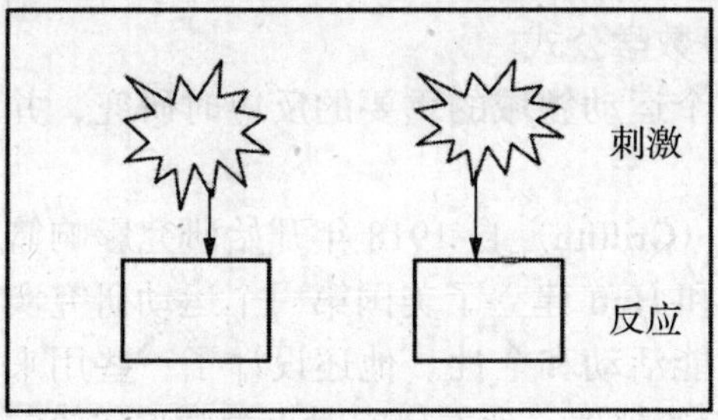

B 反应任务示意

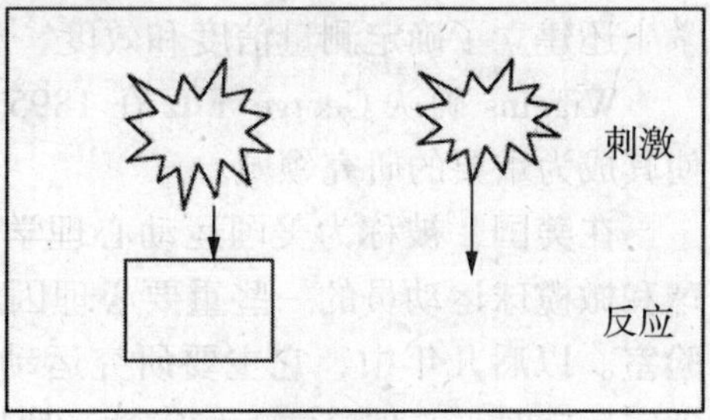

C 反应任务示意

（引自：郭秀艳，2004）

奥地利生理学家 Exner 1873 年指出预备性定势对反应时间的重要性，同时也正是埃克斯正式使用了“反应时间”这一术语。

1879 年，Wundt 在德国莱比锡大学创建了第一个心理学实验室。他认为唐德斯对心理活动时间的测定工作是实验心理学研究的一条重要途径。他和学生们对简单和复杂反应时进行了一系列实验研究工作，其后许多心理学家在反应时间的科学和实用技术上都作了许多研究，获得了许多成绩。

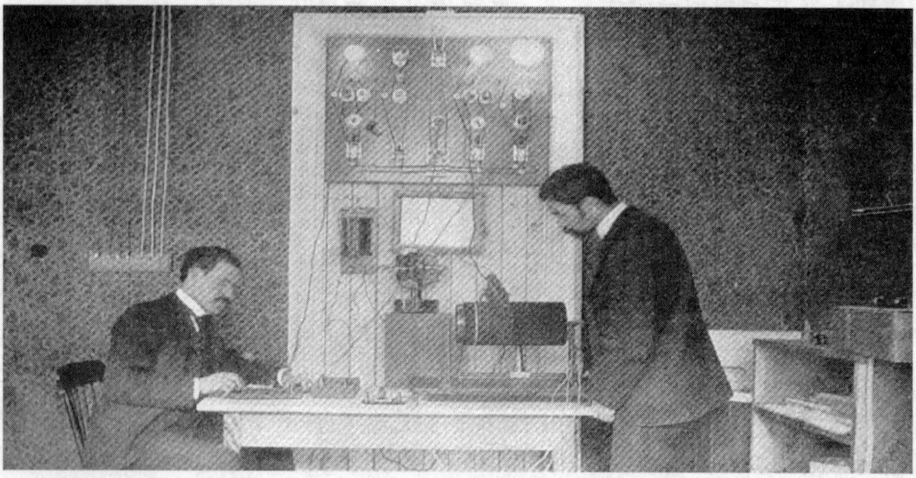

图 12–1　19 世纪进行反应时实验的情景

（引自：郭秀艳，2004）

运动心理学把反应时作为重要的研究指标始于动作心理学。动作心理学始于 19 世纪中期左右，主要研究动作以及与动作有关的因素，包括反应时间、动觉等。这些研究的目的主要试图揭示人脑的活动方式，而不是说明人是如何活动的或活动本身的性质。动作心理学对后来体育运动心理学的形成和发展具有积极的影响。

1885 年，Galton 在伦敦建立了一个“人体测量实验室”，并使用专门仪器测定人们的动觉感和对声和光的反应时。他的目的是发展所谓的心理测试，即通过测量动作能力（包括拉力和握力、动作速度和发声力的测定）和反应时来预测或判断人的神经系统和智能水平。高尔顿也是第一批使用统计学方法来分析人的动作能力和反应时的心理学家之一。后来，他的学生还建立了确定测量信度和效度、相关、因素分析等数学公式。

Wiggins 确认 George Fitz 在 1895 年的实验，是首个运动领域的重要的反应时研究，并使其成为重要的研究领域。

在美国，被称为美国运动心理学之父的格里菲斯（Griffith）自 1918 年开始研究影响篮球和橄榄球运动员的一些重要心理因素。1925 年，他和 Huff 建立了美国第一个运动研究实验室。以后几年中，它主要研究运动意识的学习、技能活动和个性。他还设计了一些用来评定反应时、心理警觉、稳定性、肌肉协调能力和动觉等仪器。他在研究时也常常将实验室研究与现场谈话结合使用。

进入 20 世纪 30 年代后，有几个实验室在美国相继成立。学者们主要研究动作学习问题，Miles 于 1931 年也研究了橄榄球运动员的反应时间。然而，在第二次世界大战前的几年里，运动心理学和动作学习的研究未能坚持下去。

第二次世界大战结束到 20 世纪 70 年代，由于知识的大量增加，许多国家都开始对运动心理学研究产生兴趣。在反应时研究上也有了新的进展，20 世纪 50 年代，库瑞同（Cureton（曾对撑竿跳高、跨栏、跳高、铅球、跳水、短泳及长泳等项目的运动员进行了全身反应时的测定，发现不同项目运动员的反应速度有一定差异，其中撑竿跳高运动员最短，为 0.251 秒，而长泳运动员的反应速度最慢，为 0.361 秒，两者相差达 0.110 秒。从对优秀运动员光反应时的研究结果看：短距离速度项目的反应时优于长距离速度项目，球类运动员的反应时优于田径、游泳运动员；即使是在同一运动项目中，运动员的反应时也有较大差异，这可能与运动员比赛分工不同有关。日本学者株式道夫在测定反应时过程中又提出把反应时分为两部分：从刺激开始到肌肉同步放电的一段时间；从同步放电开始到肌肉机械运动开始这中间的一段时间。他应用肌电图（EMG），在实验中安排被试坐在暗室兼绝缘室中，预先让被试的肱三头肌做轻微的收缩，见到光或声刺激，就立刻在肘关节处做伸展动作。这时可在肌电图上见到：从光刺激开始后，肱三头肌的持续放电消失（电休止期），继之出现同步放电，然后再出现伸展动作。据此，Weiss 提出将反应时划分为前动作时（PMT）和动作时（MT）。前者为从刺激开始到肌肉产生动作电位的这段时间，后者又称电机械延迟（EMD），即肌肉兴奋产生动作电位到开始产生收缩变化的这段时间。

70 年代至今，运动心理学无论是在理论研究还是应用研究方面都有了更大的发展。目前对反应时的研究利用认知心理学的范式的同时，开始呈现计算机技术、医学仪器技术等相结合的趋势，为运动心理学的反应时研究提供了更丰富的途径。

二、体育运动领域反应时研究进展

（一）运动项目与反应时

目前一些研究发现，反应时与运动项目的专项要求有关。在不同项目或相同项目不同技术类型的运动员之间，其反应时存在着差异，并且这种差异带有极强的专项特征。像球类、拳击、跆拳道等对抗性开放性运动项目，对运动员的基本要求之一就是对各种刺激的迅速而灵活的反应；对于非对抗性封闭性的运动项目，反应时也具有重要性，如短跑项目，一般情况下起跑速度会明显影响全程跑的成绩。

墙壮（1984）测试了乒乓球、足球、击剑、田径、羽毛球、排球、体操、篮球 8 个项目少年运动员对不同信号刺激的反应，结果发现，他们之间的反应时差异是显著的。其中，田径运动员对声刺激的反应快于其他项目的运动员；乒乓球运动员对光刺激的反应快于其他项目的运动员。其次，乒乓球运动员的数字反应较快，与其他运动员相比，有显著性差异。这说明乒乓球运动员对复杂的刺激信号应答反应明显比其他项目的运动员要快。在曾昭廉（1988）对乒乓球运动员的反应时研究中，发现直拍快攻型运动员的反应时最短，横拍防守型运动员反应时最长，两者相差达到 0.52 秒。

运动员反应时的快慢与其所从事的运动项目的特征有极为密切的关系，这可能是他们长期接受某种刺激影响的结果，也可能是运动训练过程中自然淘汰的结果。

（二）运动水平与反应时

不同专家对普通人与训练者、低水平运动员与高水平运动员，以及高水平运动员之间，在反应时上有无差异的研究结果不尽相同。许多研究发现，运动水平与反应时有关，即随着运动水平的提高，反应时缩短，但也有些研究没有发现这种关系。

邱宜均、贝恩渤等利用自制的视反应测试仪对中国 64 名优秀短跑运动员和 75 名普通大学生进行视简单反应时测定，发现男女优秀短跑运动员的视简单反应时优于同龄的男女普通大学生，且反应时与运动成绩呈正相关，其中男运动员短跑成绩与视简单反应时相关系数为 0.42。

朱旭红（2005）通过文献资料法、数理统计法研究世界优秀男子百米起跑反应时和成绩（表 12–1），通过对几届重大田径比赛的研究，发现 100 米成绩从 9.94 秒提高到 9.87 秒，反应速度也由 0.163 秒缩短到 0.133 秒。对男子世界 A 组百米反应速度与专项成绩进行相关分析，得知相关系数为 0.670，P=<0.05（P=0.02），说明随着 100 米成绩的提高反应速度也在提高，百米成绩在 10 秒以内，反应速度与百米成绩有较密切的关系，对百米专项速度的提高起着非常重要的作用。此外，在水平接近的高水平选手中，反应时对成绩的差异没有显著性。但是 10 米成绩在 10 秒以内时，反应时是决定比赛胜负的主要因素之一；在 100 米成绩差距较大时，反应时对成绩的影响不明显。

表 12–1　男子 100 米反应时与成绩比较（单位：秒）

第 2 届世锦赛		第 24 届奥运会		第 3 届世锦赛		第 6 届世锦赛		第 7 届世锦赛	
姓名	反应时	姓名	反应时	姓名	反应时	姓名	反应时	姓名	反应时
约翰逊	0.129	约翰逊	0.132	伯勒尔	0.120	格林	0.134	格林	0.132
刘易斯	0.196	刘易斯	0.136	刘易斯	0.140	贝利	0.145	苏林	0.127
斯图尔特	0.165	克里斯蒂	0.138	库里斯特	0.126	蒙哥马利	0.134	钱伯森	0.14
		史密斯	0.176	夫勒德里库	0.151	费雷德里克斯	0.129		
平均值	0.163	平均值	0.153	平均值	0.134	平均值	0.135	平均值	0.133
平均成绩	9.94	平均成绩	9.92	平均成绩	9.90	平均成绩	9.91	平均成绩	9.87
总平均成绩：9.91 秒						总平均反应时：0.142 秒			

注：成绩在 9.79~9.99 秒范围内

（引自：朱旭红，2005）

刘起图、韩潮（1985），张聚武（1990），曾镇豪（1990），李志林（1991）等人对射击运动员、排球运动员和乒乓球运动员的研究，均发现在反应时上训练者优于普通人、高水平运动员优于低水平运动员的情况。

张力为、毛志雄（1991）也对乒乓球运动员进行了研究，却得出了与前者不同的结论。他们用美国制造的"视觉–动作测试训练系统"，在用统计方法控制了年龄因素的前提下，对不同水平的乒乓球男运动员 37 名，普通大学生 12 名进行了测试，结果表明，运动水平不同的各组人在各反应时指标上均无可靠差异。他们据此认为，乒乓球训练所促进的不是对无规律随机刺激进行反应的能力。因此，运用 AV–1000 等无特异性的测量，不是评定乒乓球运动员心理特征和选材的理想方法。运动员在特殊运动情景中对特殊信息进行知觉、注意、预测和判断的能力可能是区分高手和常人的关键。

陈舒永等人通过测定 80 名业余运动员和 20 名普通人手和脚的简单反应时和运动时，发现反应时手比脚快，运动时脚比手快。反应时、运动时以及两者之和均可在手和脚之间相互预测，3 种反应指标在手和脚之间的相关系数分别为 0.72、0.68 和 0.79。反应时在运动员和普通人之间无显著差别，说明专项运动训练对手和脚的反应时没有显著影响（对此也有争议，有人认为是不同的实验条件造成的）。简单反应时和运动时虽有可靠的正相关，但因相关系数很小，故不能在两者之间进行有效的预测。运动实践的一般结论也认为，反应速度的快慢和动作速度的快慢无关。

对研究结果不一致的问题，马启伟、张力为（1998）提出，在周期性运动项目中，持续时间越长的项目，对反应时的要求则越低，运动员反应时可能就越趋于同普通人一致；非周期性项目中，主要是对抗性项目，对反应时要求则越高，运动员的反应时可能优于普通人。此外运动水平与反应时间的相关关系，也许要受到反应时类别的影响。

（三）运动负荷对反应时的影响

运动情景中往往伴随着不同程度的运动负荷，运动负荷对反应时有何影响呢？

周石等（1989）研究了疲劳性工作中的电机械延迟动态变化规律，结果表明，电机械延迟可随疲劳加深而逐渐延长，其波动范围小于前反应时。股直肌的电机械延迟在疲劳后延长了 20 毫秒。结果说明，疲劳后会引起反应时的延长。从另一方面分析，反应时主要反映大脑神经活动的灵活性。当运动性疲劳产生时，可能会伴随着大脑灵活性的下降而表现为反应时延长。谭汉桥（1990）对划船运动员进行了定量运动负荷下的简单视听反应时的测试，发现与无负荷下的田径、体操等项目的运动员相比，运动员的视反应时有明显变化，并突出地表现在运动中和运动后即刻阶段。运动后 15 分钟，视反应时均值在恢复阶段回升；定量负荷运动对听简单反应时有着明显的影响，运动中和运动后即刻反应时大大缩短，结果说明定量负荷对视听简单反应时有着良好的影响。

朱泳（2006）通过观察专业运动员与业余练习者的反应时测验得出，专业运动员反应时不仅在安静状态比业余组短，而且在递增运动负荷时的反应时也都短于业余组，无论是反应时还是反应速度，专业组与业余组都存在一定的差异，因此体育运动能提高神经肌肉的反应性，促进灵敏素质的发展，增强机体适应能力。朱泳认为，根据 LindSloy 的理论，从感觉器官和内脏组织来的感觉冲动，通过传入神经纤维的旁支（主支是传入大脑的）进入网状结构，在下丘脑被聚合与扩散，起着兴奋间脑觉醒中枢的作用，并起“激活”大脑皮层的作用。从而动员一系列神经过程，并释放适量的化学物质，改变脑的神经过程和脑的神经激活状态，使身体适应当前情景的要求，这时人的认识过程会得到改善，灵敏性提高，反应时也就缩短了。长期的专业训练可明显改善中枢神经系统对躯体运动的调节。另外，其他学者也从不同的角度揭示了运动负荷等条件下反应时随之变化的规律。

上述研究说明，在负荷刺激使机体产生疲劳后运动员的反应时就会延长，其中主要是电机械延迟的延长，但在适宜的运动负荷和长期专业训练会对反应时产生良好的影响。

此外，心理干扰也会成为额外的运动负荷。心理干扰是指在认知、记忆、思维、情绪等心理活动领域，不同的心理活动内容、状态之间的相互影响。其中内部认知或情绪干扰和噪声（观众的呼喊声、闲谈声、口哨声、鼓乐声等）是常见的心理干扰形式。在心理干扰下，许多运动员因受其影响临场出现明显的错误动作，发挥失常。

朱小毛等（2006）采用两种噪音环境（80 分贝和 90 分贝）和放松情景对不同水平的大学生乒乓球运动员在噪音环境下反应时进行比较，在两种噪音情境下，优秀乒乓球运动员反应时没有受到影响，而乒乓球专选班大学生反应时在两种噪音环境下明显延长。在放松情境中，优秀乒乓球运动员和专选班大学生反应时不存在显著性差异，但通过平均数得出优秀运动员的反应时比专选班大学生略好。乒乓球专选班大学生应加强抗噪音能力的训练，丰富参赛经验，提高注意力，并不断提高技术和战术水平。

柴文袖（1999）在受试者身体运动行进间，同步呈现1/10秒的识记数字，要求受试者记忆。然后比较跳跃80cm插入分神识记内容的反应时较一般跳跃反应时的变化。结果表明，跳进中加入分神识记内容的反应时、踏跳时都受到显著性影响。

王斌（2004）研究指出，在运动训练和竞赛过程中，外界环境和内部认知干扰是引起运动员动作反应异常以致成绩波动的重要因素。在实验室条件下引入特定的噪声和认知干扰因素，分析了它们对运动员反应时的影响以及进一步探讨反应时与人格维度的关系。研究结果表明，噪声与认知干扰对反应时有显著影响，在干扰条件下，内外向性与心理反应稳定性显著相关，概括来看，封闭性技能组中偏外向受试者抗干扰能力强，开放性技能组中情绪稳定性适中的受试者抗干扰能力强。

另外，国外有关运动模式与焦虑的研究中，有研究者设计了高空作业的实验情境，让受试者在离地20m平行的两个横木上行走2m，通过三台固定的高速摄像机记录下受试者头与躯干角度、步距以及起脚的反应时。通过比较发现：高空行走与平地行走的起脚反应时有非常显著差异，其中高空起脚反应时明显快。这个实验也提示我们，与平时不同的焦虑实验情境造成心理压力和心理干扰的时候，反应时也一定会受到影响。

上述研究说明，单纯的噪音、认知或情绪干扰，以及噪音和认知干扰都对反应时产生了明显影响，所以建议在对运动员的平时训练中增加一定的干扰训练，还可将反应时的稳定性指标作为选拔心理反应稳定性高、抗干扰能力强的运动员的有效方法。

目前运动负荷对反应时的影响的研究不够充分，应进一步提升研究的生态学效度，观察运动员反应时的变化特点，深入揭示其内在心理规律，为运动心理学理论和实践服务。

（四）加快运动员反应时的方法

在短距离周期性项目、球类运动等项目中，运动员能否取得优良的成绩，能否成功地运用各种技、战术来获得比赛的胜利，往往取决于其反应速度。

有些证据表明，运动员的反应速度是可以通过训练提高的。许小冬等（1992）认为，在使用视觉动作反应器时，可以在静止状态练习的基础上，结合专项特点设计一些适当的活动，让运动员在这种活动状态下进行练习，以提高动作反应准确性，从而进一步接近实战要求。曾振豪（1990）采用多项复杂反应时和临场技术统计为指标，对有序与无序训练在提高乒乓球运动员的判断应答能力所起的作用进行了研究。结果发现，与有序训练相比，无序训练能显著提高运动员的判断应答能力，“从有序训练到无序训练”比“从无序训练到有序训练”更能提高运动员的判断应答能力及技术、战术水平。这是因为有序训练需要的是简单的判断应答，而无序训练需要的是复杂型判断应答。实际上乒乓球比赛是在复杂多变的情况下进行的，所以无序训练更能适合乒乓球运动的特点。从“有序到无序”和“从无序到有序”的安排顺序上，由于前者符合循序渐进的科学训练原则，所以对运动员的应答能力起到了积极的影响。

提高运动员的反应速度，采用以下方法进行训练是有效的：①选择适宜的环境和气氛。②避免在运动员疲劳的状况下进行反应速度的训练。③采用准确、迅速应答的动作游戏活动。④经常提醒运动员，通过多次尝试来找到自己最适宜的兴奋状态。

加快运动员反应时的方法是多种多样的，需要考虑运动员的年龄、训练水平及运动项目等因素。

（五）反应时测量方法可靠性和有效性的探讨

黄敏（1996）通过每组 40 人，3 组共 120 人分别进行测试次数、测试时间和刺激强度等的实验，并以 10 名对象进行验证，综合有关研究成果得出：测试时应严格控制刺激强度；受试者在测试前应有一个视、听适应过程；初步确定测试以 50 次为宜。

袁尽州等（2000）（2001）采用实验及统计分析法，对 44 名体院学生的手反应时和光反应时分别用不同重复测量次数进行多次测量，用积差相关法、单因素方差分析等方法对测量数据的可靠性及相关系数用 Exce 17.5 和 Spss 7.5 软件进行统计分析。结果表明:手反应时重复测量的最佳次数是 15 次，取值的最好方法是剔除 5 次最大值和 5 次最小值计算平均值，可靠性系数可达到 0.95；光反应时重复测量的最佳次数是 20 次，取值的最好方法是剔除 5 次最大值和 5 次最小值计算平均值，可靠性系数可达到 0.97。

袁尽州（2001）采用实验及统计分析法，对 45 名体院学生反应时测量结果的有效性进行定量分析。结果表明:目前常用的用总反应时替代反应时的测量方法的有效性较低（r=0.92），测量结果不能客观反映受试者的反应速度。反应时的测量应先测量受试者的总反应时，然后测量受试者的运动时，最后根据公式:反应时=总反应时–运动时，计算出每个受试者的反应时。总反应时和运动时呈低度负相关关系（r=–0.09），说明反应速度和动作速度测量互相不能替代。不同个体之间总反应时变异系数的平均值为 23.6%，变异系数高达 58.6%。不同个体之间总反应时变异系数与平均值之间的相关系数为 0.525。反应能力的评价，应采用反应时和总反应时的变异系数两个指标进行综合评价。

马楚虹等（2004）采用实验及统计分析法，对 30 名浙江师范大学 45 周岁以上的教师职工的手反应时进行测试。分别采用不同的重复测量次数进行多次测量，用多因素方差分析法对 5 次、7 次、10 次、15 次的测量数据的可靠性进行统计分析，并从多维空间对各层面的测量误差的来源、误差成分以及它们对可靠性的影响进行了研究。结果表明:手反应时测验误差最主要的来源，来自受试者与各次测试成绩间的交互影响，手反应时重复测量的最佳次数为 7 次，取值的最好方法是剔除最大值和最小值后计算平均值，可靠性可达 0.85。

尽管对反应时测量方法可靠性和有效性的结果不同，主要是由于反应时测定工具和任务不同造成的。由于研究较少，目前仍缺乏统一的结论。

此外，反应时在运动领域在诊断选材等 q 方面应用也相当广泛，可以参阅有关运动员选材的大量书籍。

总体上，目前对反应时的研究呈现如下特点：重视分析反应时的项目特点和水平特点，但结果不统一；重视影响运动负荷对反应时影响及加快反应时的方法，但研究较少；重视反应时的测量方法可靠性和有效性的研究，但缺乏统一标准。而且研究仍面临如下问题：遗传和环境如何影响反应时；实验条件如何标准化等。

专栏 2　反应时

反应时（reaction time 或 RT）：指从信号（刺激）发出到反应产生之间的时间间隔。

运动时（movement time 或 MT）：指从动作开始到动作结束持续的时间长短。

响应时（response time）：指反应时和动作时的时间总和；也就是指从信号（刺激）发出到动作结束持续的时间长度。

（引自：张忠秋等，2006）

第二节　反应时指标在运动实践中的应用与评价

反应时目前主要应用在运动选材和对心理过程的分析中，在场地应用中主要是评定运动人群的运动能力，为选材和体质监测提供依据，在实验室应用中主要评定运动人群的反应时影响因素或特点。

一、反应时测试过程中的一些需要注意的问题

（一）影响反应时的因素

1. 刺激变量

在刺激变量中刺激的感觉通道、刺激的强度和复杂程度等对反应时影响比较大，不感觉通道的刺激的反应速度也可能有所差异。当刺激强度很弱时，反应时就会延长，而当刺激增至中等或较高强度时，反应时就缩短了，但是反应时的缩短会受到有机体结构的限制，而突破不了某一极限。

2. 机体变量

和其他心理现象一样，反应时也会以机体内部状态为中介对外界刺激作出反应的。影响反应时的机体变量很多，主要有受试者适应和准备状态、动机和态度、年龄因素和个体差异等。

此外，还需要注意实验中环境因素的控制，如避免噪音和背景光对实验可能造成的影响。

（二）速度-准确性权衡

反应时实验有两个基本的因变量，即速度和准确性。反应时实验中的一个突出问题就是反应速度和反应准确性间的反向关系，这使得我们必须在它们之间作出权衡，心理学家将这种关系称为速度—准确性权衡（Speed-accuracy Trade-off，简称 SAT）。在进行反应时实验时，必须考虑两个因变量—速度和准确性。当只选择一个因变量指标时，应对为何不使用另一个的原因有所交代，也就是说在反应时实验中，尽量避免单一考虑速度或单一考虑准确性因素或牺牲正确率为代价提高反应速度，或降低反应速度为代价提高正确率。在体育运动中，当选择反应时作为因变量时，有必要考虑到反应速度与准确性之间的互换关系。一般来说，在高难度任务条件下，提高反应准确性需以降低反应速度为代价。

（三）其他方面

1. 避免过早的反应以及其他错误的反应

在测量反应时的实验中，受试者普遍存在的心理状态是，当刺激一呈现，就尽快做出

反应。受试者有时可能管不住自己的手，而在刺激呈现前就按键做出反应，尤其是在刺激和预备信号之间保持恒定的情况下，这种现象尤为明显。防止“假反应的”方法是在实验中插入“侦察实验”。例如，实验的程序是每组做20次，之后就休息一会儿，在每组20个刺激中，插进一个或两个空白，及发出“准备”信号后并没有刺激呈现，如果受试者反应，就是假反应。选择反应时不需要特别的侦察实验。

2. 反应数目要和刺激数目相等

也就是说，在复杂反应中对每一种刺激要有一种反应。例如，刺激是听觉的两种频率，两频率分别呈现，而又不分阳性或阴性，让被试在确切听清楚某种频率时按反应键，而不要在没听清声音频率时就反应。这时反应不能只有一个反应键，应该安排两种反应，每种反应对应于某种频率的声音。

3. 使用计算机程序控制反应时间测定时要注意计算机的配置和设置

国内许多心理学或运动心理学实验室配备了反应时间的计算机测试程序，同时有许多研究者在进行认知心理学研究时，要使用计算机程序控制实验进程，并用计算机记录反应时间。在这些实验中，要尽量让所有受试者使用的计算机的配置和设置保持一致。计算机的配置和设置一致，主要是指计算机的CPU、内存大小、显示器的大小、分辨率和刷新频率、键盘响应速度、安装和启动操作系统等，这些因素或多或少地与时间记录的准确性有关。如果利用如E-prime等实验软件，最好使用与该软件配套的反应盒。

专栏 3　反应时测量的技术

一种有效测量反应时的仪器包括3个部分：刺激呈现装置、反应装置和计时装置。这3部分装置都会影响到实验结果的精度，反应时测量技术的发展，也总是围绕着对这3部分的改良。

1. 简单机械计时器

简单机械计时器利用巧妙的设计思想和物理学原理，可以在简陋的条件下完成较高精度的时间测量。其代表有自由落体直尺计时器（物体A）和单摆微差计时器。

2. 复杂机械计时器

复杂机械计时器在本质上仍然是一套机械设备，但是往往具有自己的动力机构，在复杂度和精确度上远高于简单机械计时器。其代表有时间描记器和钟表计时器。

3. 电子计时装置

现代心理实验室常用精密的电子仪器作为测时工具，已摆脱了传统的机械发条及摆锤结构，其基本部件一般采用电子晶体元件、集成电路及液晶技术。

4. 计算机软硬件技术及其他技术设备

在心理学研究中普遍使用的反应时实验软件有DMDX、E-pime、Millisecond Software、Inquisit等。此外，目前很多用于心理学研究的实验设备，如眼动仪、脑电仪、脑电及功能成像记录仪（如CT、ERP、fMRI、PET、MEG等）都附有精确的反应时记录装置，这些设备在记录反应时方面可以精确到几毫秒。

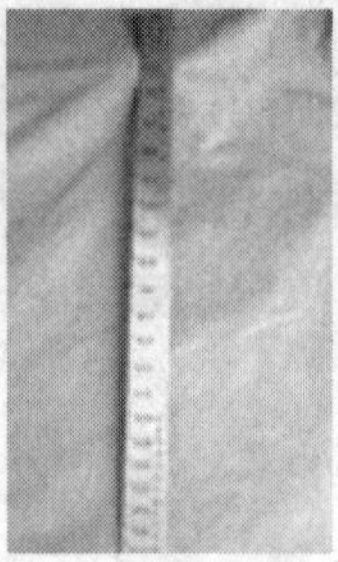
A 反应尺

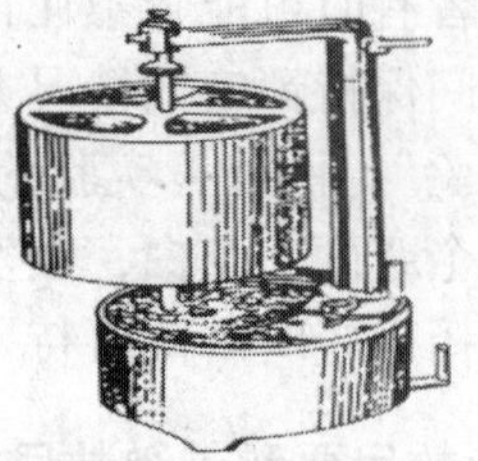
B 记纹鼓

（引自：http://www.chnsport.com/mainTizhi.htm;）　　（引自：郭秀艳，2004）

由于目前测试反应时的仪器多样，而且没有统一的标准，所以下面决定通过结合运动实际的“判断移动反应时测试仪”，测量一般反应时的“BD-II-510 型反应时测定仪”，测试人体生理的“光电（NIHONKOHDEN）RM-6000 型八导记录仪”和自编的反应时测试程序及其实验应用，说明仪器的使用和评价，借此以期对使用者有所启发。

二、反应时场地应用与评价

（一）结合运动实际的反应时在选材中的应用与评价

1.“判断移动反应时”测试仪介绍

“判断移动反应时”测试仪（图 12-2~图 12-4）的设计正是模拟了这种随机快速多变的移动方式。测试时，受试运动员所处位置摆放一个带显示灯的触摸按键，运动员前方一定距离按扇形摆放 4 个带灯触摸按键。受试运动员身旁的本位灯先亮，运动员迅速按灭后，马上观察前方，其中一个显示灯随机亮起，由于前方的显示灯是按扇形摆放的，运动员必须具有同时观察 4 个灯的良好视野，观察判断后，迅速移动到灯前，快速将亮灯按灭。这时本位灯又同时亮起，运动员迅速变换重心，快速移动返回原位按灭本位灯，一组测试共往返 10 次。在这种按一定距离摆放的显示灯的引导下，运动员所进行的观察、判断及快速的移动方式与球场上运动员以球为注视中心，兼顾双方不同位置的运动员所进行的观察判断及快速移动方式在很大程度上是相似的。因此，可以将运动员在球场上难以量化评定的移动能力通过“判断移动反应时”测试仪准确地测定出来。

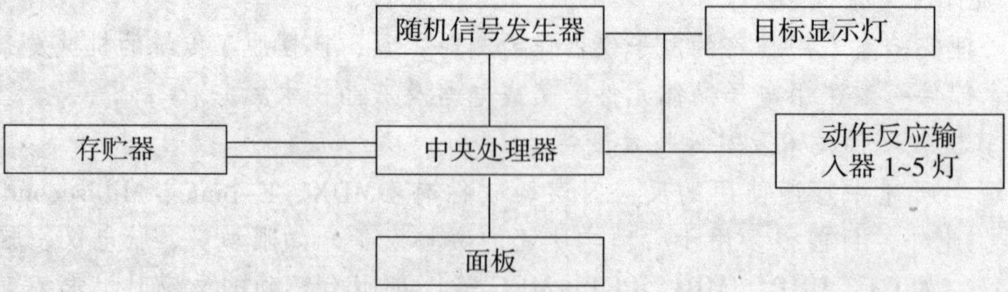

图 12-2　判断移动反应时仪器框图

（引自：于学礼等，2001）

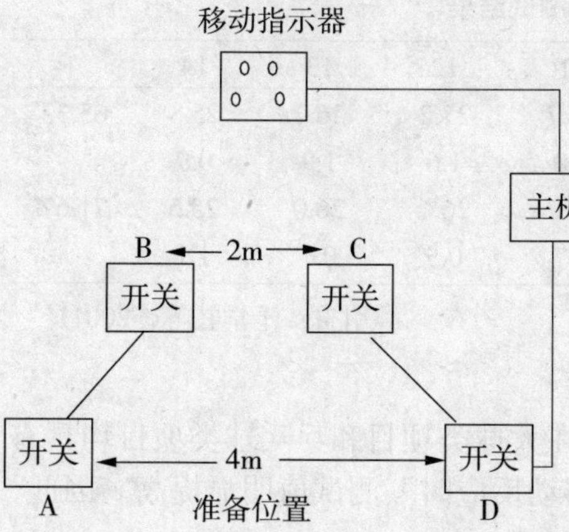

图 12–3　大球项目测试方法示意图

（引自：于学礼等，2001）

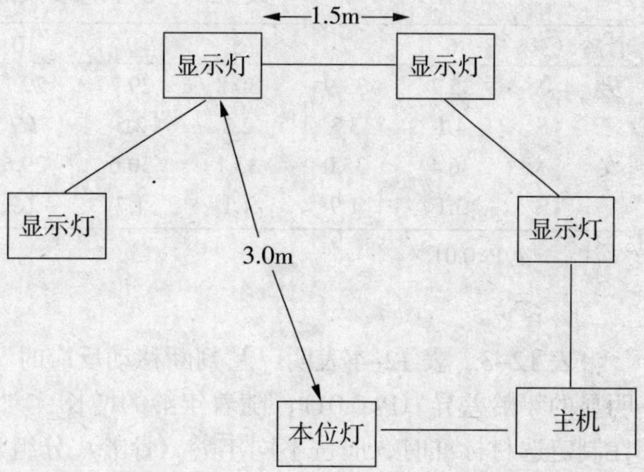

图 12–4　小球项目测试方法示意图

（引自：于学礼等，2001）

2. 应用举例

于学礼、闫沂等（2001）模拟球类项目的运动方式，综合运动员视野、观察判断力、重心移动速度和应变反应能力，设计了"判断移动反应时"测试指标及专用仪器。对 1018 名 6~17 岁的球类运动员进行测试，结果如表 12–2 所见，篮、排、足球运动员的"判断移动反应时"不存在项目间显著差异（P>0.05）。

对测试数据进行统计分析表明"判断移动反应时"指标在不同年龄组间具有显著差异。

表 12–2　不同项目运动员判断移动反应时 F 检验

	篮球（男 31　女 32）	排球（男 33　女 40）	足球（男 39　女 23）	F	P
男	27.0 ± 1.7	26.8 ± 1.1	27.3 ± 2.0	1.72	>0.05
女	28.9 ± 1.9	28.4 ± 1.3	28.7 ± 1.3	1.51	> 0.05

（引自：于学礼等，2001）

表 12–3　12~17 岁大球项目运动员测试结果

骨龄（岁）	12	13	14	15	16	17	F
男	29.2 ± 1.9	28.3 ± 1.6	27.1 ± 1.9	26.8 ± 1.3	25.7 ± 1.9	25.0 ± 1.4	37.12**
女	30.7 ± 2.1	29.3 ± 1.9	28.7 ± 1.7	27.5 ± 2.0	26.9 ± 1.3	26.4 ± 1.5	49.36**

注：**：P<0.01

（引自：于学礼等，2001）

表 12-4　6~14 岁乒乓球运动员测试结果

骨龄（岁）		6	7	8	9	10	11	12	13	14	F
男	X	35.7	33.9	30.8	29.7	29.1	27.7	27.2	26.7	25.8	65.33**
	S	4.1	3.3	2.8	2.5	1.7	2.0	1.6	1.9	0.9	
女	X	36.4	35.0	33.1	30.6	29.6	27.7	26.1	26.0	25.5	71.67**
	S	3.1	1.9	1.1	1.7	2.9	1.7	0.5	0.7	1.1	

注：**：P<0.01　　（引自：于学礼等，2001）

表 12-3、表 12-4 表明，“判断移动反应时”指标在大球类项目和乒乓球类项目均具有明显的年龄差异（P<0.01），随着年龄的增长，“判断移动反应时”测试值明显提高。因此，在制定选材标准时，应按不同年龄（骨龄）分组建标。

（二）一般反应时在选材中的应用与评价

1. BD-II-510 型反应时测定仪介绍

该反应时测定仪可以选择反应时、辨别反应时、简单反应时。仪器采用计算机技术，声或光（红、黄、绿、蓝）刺激按程序自动呈现，利用四个反应键（红、黄、绿、蓝）进行么应，结果可显示反应时间和错误次数；反应时间：0.0001~9.9999 秒，五位数字显示；错误次数：当反应错误或过早反应时，错误警告声响，并计错误次数，最大错误次数为 99 次；预备时间：预备灯亮 2 秒。数据可打印输出。它可以广泛应用于多种行业的职业能力测定和人员培训。（图 12-5）

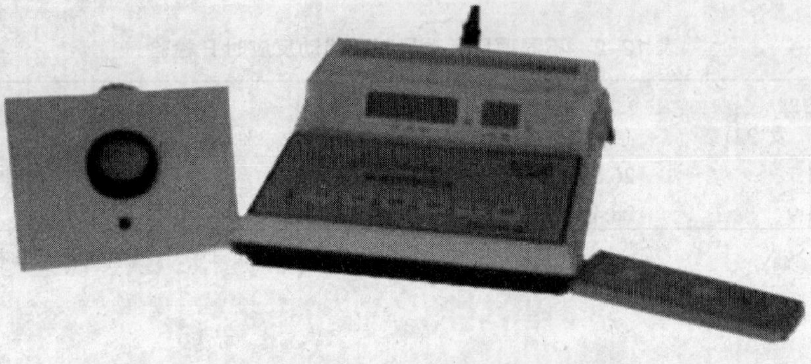

图 12-5　BD-II-510 型反应时测定仪

（引自：http：//www.jbbis.com.cn/solution/equipment/xinli1.htm#_Toc79056148）

2. 应用举例

邹明勤、潘学岩（2003）采用 808 神经类型测试法，在规定的时间内对受试者进行三种不同难度的联合测试，检验受试者在建立条件反射过程中，高级神经活动所表现出的基本机能特性。根据18~25岁年龄组的得分参数和错、漏百分率评定神经类型。脑皮质神经过程的基本特征划分的一些类型，简称为神经类型。对反应时的测定采用北京大学仪器厂生产的BD-II-510型反应时测定仪，对受试者进行了简单反应时和选择反应时的测定。简单反应时：声音、红色光、黄色光、绿色光、蓝色光任选一种；选择反应时：上述4种光随机自动出现，刺激呈现时间1秒。分别测定每名学生10次单纯反应时和10次选择反应时，取其平均值。测试结果见表12-5。

表12-5　不同神经类型体育专业学生的简单反应时和选择反应时

型号	神经类型	人数（人）	人数比率（%）	单纯反应时（s）		选择反应时（s）		反应时排序	
				总和	人均	总和	人均	单纯	选择
1、2	灵活型、亚灵活型	19	23	3.3478	0.1762	8.9338	0.4702	1	2
3、4	稳定型、亚稳定型	20	24	3.5360	0.1768	9.1520	0.4576	2	1
5、6	兴奋型、亚兴奋型	2	2.4	0.4312	0.2156	0.9578	0.4789	5	4
7、8	易扰型、亚易扰型	8	9.6	1.4336	0.1792	3.9809	0.4976	4	5
9	中间型	34	41	6.0622	0.1783	16.0106	0.4709	3	3
合计		83	100						

（引自：邹明勤、潘学岩，2003）

从单纯反应时看，灵活型反应速度快于稳定型，从选择反应时看，稳定型反应速度快于灵活型。单纯反应时和选择反应时均排列第三的是中间型。兴奋型选择反应时快于易扰型，而易扰型单纯反应时快于兴奋型。有研究表明，大多数运动员的神经类型是属于强型。这一类型的特点是神经过程具有较高的平衡性和灵活性。这种神经类型的特点就决定了运动员的一系列心理因素，如反应迅速、情绪稳定、动作具有良好的稳定性和可塑性等。短跑运动员起跑时的反应速度对运动成绩有很大影响，因此，应选择单纯反应时最快的灵活型的运动员从事短跑项目。球类运动要求运动员要迅速接受信息，及时判断和迅速采取行动，因而运动员的神经系统要具有较高的灵活性，同样应选择反应时最快的灵活型运动员。

根据神经类型与反应时的关系，建议在运动员选材时，非周期性特别是对抗因素强的运动项目，要选拔灵活型的运动员，其大脑皮质兴奋与抑制过程的灵活性高且均衡性好，掌握技术动作快，适应与应变能力强，更适合现代技术和战术的需要。周期性的运动特别是长距离耐力项目，应选拔稳定型的运动员，其大脑皮质的兴奋与抑制过程强度对比关系均衡性较好，灵活性较低，自控能力强，建立的动力定型不易受干扰破坏，对发挥已有的技术更为有利。灵活型、稳定型的运动员具有培养价值。在神经类型测试中，得分高、错漏少的中间型运动员，其神经类型接近灵活型或稳定型，选材时应优于兴奋型、亚兴奋型、易扰型、亚易扰型。

（三）反应时在体质检测中的应用

反应时作为一种可靠的心理活动指标，可以测定大脑皮层的兴奋和抑制功能，分析人的感觉、注意力、学习与记忆、思维、个性差别等各种心理活动。世界卫生组织推荐的神经行为核心测试组合（简称WHO-NCTB）就包括有视觉反应时间的测定。目前，反应时测定广泛地应用于医学、药学、卫生学、心理学、体质测试等基础研究和实际工作中。

我国在 2000 年对全国 31 个省、自辖市（除港、澳、台）3~69 岁的国民进行了体质检测工作，这是我国进行的规模最大、范围最广、检测样本最多的国民体质检测，获得了准确、宝贵的国民体质数据库。选择反应时是本次检测指标之一，以此为基础研究我国成年人的选择反应时与年龄、性别、体质水平、锻炼情况的关系。

1. FYS–II 型电子反应时

FYS–II 型电子反应时测试仪（图 12–6），有 1 个启动键，5 个信号键。每个信号键距启动键 30cm，相临两个信号键与启动键形成的夹角是 26.5°。测试开始时，受试者的中指按住启动键，当 1~5 号信号键发出信号时（声、光同时发出），中指以最快速度按向发出信号的键。当中指按下该键，灯光信号随即消失。受试者将中指退回启动键，并再次按住启动键，等待下一个信号的发出。每一次测试需按下 5 个信号键，将第 5 个信号键按下后，所有信号键都发出光和声，表示测试结束，此时测试仪显示的数字为选择反应时，即测量从手离开启动键到手按下信号键之间的时间，测量 5 次，取 3 次中间值的平均值。

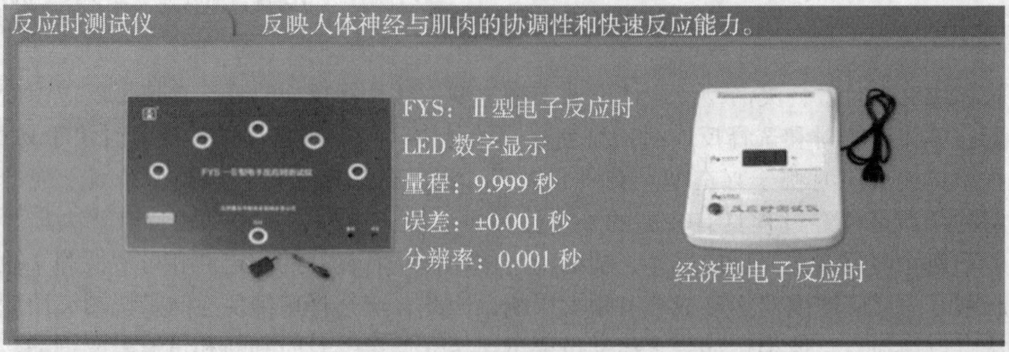

图 12–6　体质监测用反应时仪器

（引自：http：// www.chnsport.com /download/tizhi / 01%20.pdf）

2. 应用举例

魏俊民、蔡睿（2006）采用 FYS–II 型电子反应时测试仪，对 2000 年国家国民体质监测的成年组（20~69 岁）约 173600 人的选择反应时进行统计分析。

结果表明：我国成年人的选择反应时先是随年龄的增长而减少，男子在 22 岁、女子在 21 岁之后随年龄的增长而延长（图 12–7）。男子的选择反应时要短于女子，差异具有高度显著性（$P<0.01$）；体质水平与选择反应时呈中度负相关（$r=-0.546$），体质好的人群选择反应时要短；参与锻炼人群的选择反应时要短于不锻炼的人群，差异具有非常显著性（$P<0.001$）。

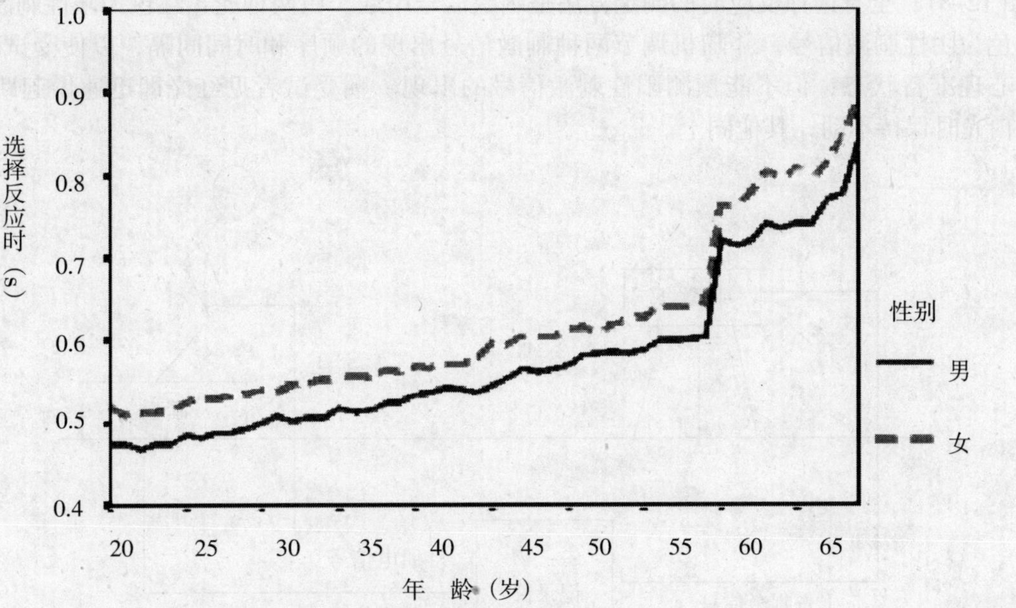

图 12-7　成年人选择反应时的年龄变化曲线

（引自：魏俊民、蔡睿，2006）

三、反应时实验室应用与评价

（一）运动人群的反应时影响因素

1. 光电（NIHONKOHDEN）RM-6000 型八导记录仪

RM-600 型多导生理记录仪、具有检测、处理、记录多种生物信号的功能。其广泛用于生理、药理、病生理及临床医学和医学电子工程等多种领域的教学、科研及临床人体功能的检查。该机的结构属结合式，主要由监视器、记录仪、放大处理单元及输入输出连接器 4 部分组成。测试反应时可利用日本光电（NIHONKOHDEN）RM-6000 型八导记录仪及相关的配件，同步记录光刺激波、肌电图（EMG）和踏板反应波。用示波器电子扫描尺测量反应波各时段的时间，测量精度为 3 毫秒。刺激信号灯有红白两种光信号，刺激灯距受试者 2m，距地面的高度为 1m。肌电图采用肌电遥测发射仪（日本光电 ZB-241G）记录股内侧肌的表面肌电图。踏板反应波是将微振动传感器（日本光电 MT-3T，敏感度为 1G，加速度输出 100mV 电压）置于 50cm×40cm 踏板的中央位置，记录做起跳动作时的踏板振动反应波。

2. 实验室研究举例

乌云格日勒等（2004）利用上述仪器先测量受试者的身高和体重，然后向他们讲解有关的操作方法和要求。测试时令受试者以最佳起跳姿势在踏板上做好准备，测试者先发出“准备”指令后给出刺激信号，从“准备”指令到刺激信号出现的时间间隔约为 2~5 秒。嘱受试者见红光即迅速做起跳动作，同步记录光刺激波、肌电图和踏板反应波，计算每次的反应潜伏期（PRT）和动作时间（MT）和全身反应时（RT），连续测 5 次，测试结果取平均值

(图 12-8)；全身选择反应时的测定方法是刺激信号用红、白两种光，红色为阳性刺激信号，白色为阴性刺激信号，并随机调节两种刺激信号出现的顺序和时间间隔，以使受试者虽处于心理准备状态，但不能预测阳性刺激信号的出现。嘱受试者见红光即迅速做起跳动作，见白光时保持不动，其他同上。

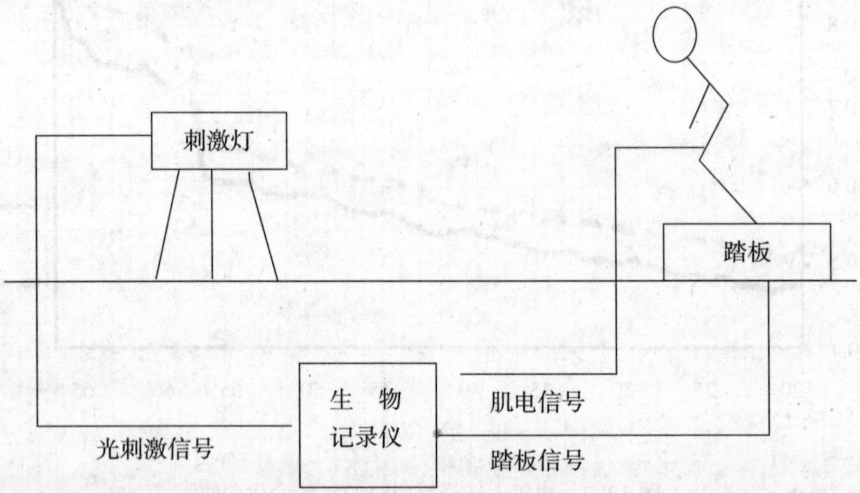

图 12-8　全身反应时测定模式图

(引自：乌云格日勒等，2004)

全身反应时（RT）是从光刺激信号出现到肌肉收缩使身体离开踏板的时间，包括反应潜伏期（PRT）和动作时间（MT）。PRT 是从刺激波到肌肉开始产生动作电位的时间，MT 是从肌肉开始产生动作电位到身体离开踏板的时间，即股四头肌收缩完成起跳动作的时间。记录的波形及各时段的划分，如图 12-9 所示。

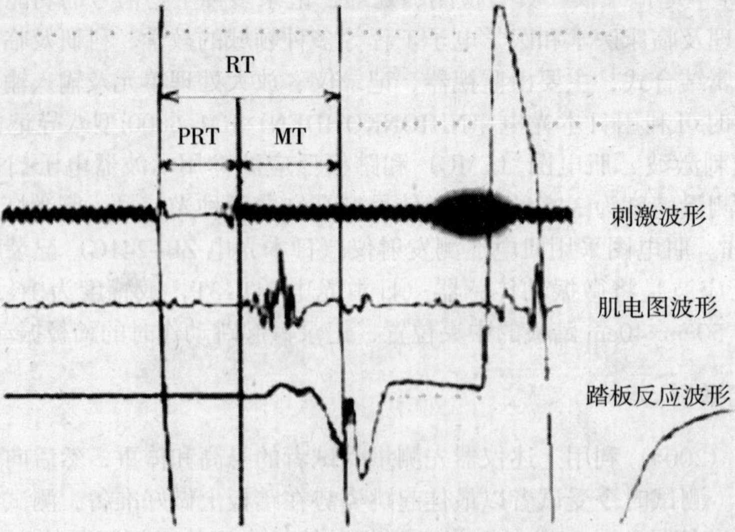

图 12-9　全身反应时组成时段划分示意图

(引自：乌云格日勒等，2004)

对 41 名不同体育专项学生进行了全身简单反应时、全身选择反应时，以及其他相关指标的测试。结果表明：不同专项学生间全身反应时（RT）、完成动作时间（MT）及纵跳高度存在明显差异；短跑专项组学生全身反应时的各指标均优于其他两组学生；RT 与 MT 呈高度线性相关，RT 与反应潜伏期（PRT）呈低、中度线性相关，下肢爆发力指数与 MT 也呈低度线性相关。同一专项组学生的全身简单反应时与全身选择反应时的差异，主要由反应时潜伏期差异所引起，动作时间无显著差异，表明不同心理准备状态主要影响全身反应时的潜伏期，而对动作时间的影响不明显。（表 12–6）

表 12–6 不同专项学生 8 项指标的平均值与标准差

专项	统计表	全身简单反应时（ms）			全身选择反应时（ms）			纵跳（cm）	下肢爆发力指数
		PRTs	MTs	RTs	PRTc	MTc	RTc		
足球	平均值	164.20	225.40	389.60	236.60	207.60	444.20	64.42	0.91
	标准差	15.76	30.93	25.96	28.97	40.07	37.57	5.08	0.11
短跑	平均值	177.50	174.70	352.20	231.10	171.50	402.60	65.24	0.94
	标准差	23.96	27.57	38.85	33.98	23.58	40.07	4.99	0.11
普通	平均值	187.00	205.40	392.30	237.90	208.30	446.20	56.22	0.88
	标准差	22.58	21.47	24.10	44.36	26.73	46.46	7.12	0.19
总计	平均值	175.40	202.20	377.60	235.10	195.50	430.60	62.30	0.91
	标准差	22.42	34.33	35.10	34.91	35.28	45.01	6.84	0.14
方差分析（F 值）		4.072*	12.600**	7.414**	0.138	6.176**	4.913*	9.655*	0.577

注：下肢爆发力=纵跳高度（cm）/体重（kg）；PRTs：全身简单反应时潜伏期；MTs：全身简单反应时动作时间；RTs：全身简单反应时；PRTc：全身选择反应时潜伏期；MTc：全身选择反应时动作时间；RTc：全身选择反应时；*：P<0.05；**：P<0.01

（引自：乌云格日勒等，2004）

（二）运动人群的反应时特点

1. 自编实验软件介绍

自编程序的微机视觉反应时测验。受试者坐于距离 14 英寸显示屏 25~35cm 前，注视屏幕中央，手触微机键盘，微机间隔 2~5 秒在屏幕中央固定位置随机地显示边长约为 2cm 的“十”字光符。光符闪现时，微机同步计时。受试者受光符刺激后立即按动指定键，中断计时和光符显示。该段计时被作为受试者的视觉反应时。受试者需用左右手分别进行测试，合计左右手成绩。为考察不同形式反应时对羽毛球运动员竞技能力的影响，依反应信息量不同编制了 5 种形式的反应时测验，具体形式如下：

(1) 简单反应：将左手食指放在 F（红色）键上，当出现时为预备信号，出现红色圆点时，尽快按下该键；将右手食指放在 J（绿色）键上，当出现“+”时为预备信号，出现绿色圆点时，尽快按下该键。

(2) 复杂反应二刺激：反应信号为随机出现的不同颜色，对应键为 F（红色），J（绿色），当出现圆点时，尽快按下对应键。

(3) 辨别反应二刺激：反应信号为随机出现的不同颜色，要求对其中的部分信号做出反应，对应键为 F（红色），J（绿色）不反应，当出现圆点时，尽快按下对应键。

(4) 复杂反应时四刺激：反应信号为随机出现的不同颜色，对应键为 F（红色），J（绿色），D（黄色），K（蓝色），当出现圆点时，尽快按下对应键。

(5) 翻转反应时四刺激：反应信号为随机出现的不同颜色，对应键为 J（红色），F（绿色），K（黄色），D（蓝色），当出现圆点时，尽快按下对应键。

2. 实验室研究举例

程勇民等（2006）通过采用自编程序的微机视觉反应时测验，以不同反应时与竞技能力的相关差异，探讨影响竞技能力的神经机制。反应时测试有简单反应时、复杂反应时二刺激、辨别反应时二刺激、复杂反应时四刺激和翻转反应时四刺激。46 名男队员和 61 名女队员按成绩分成优秀和一般两组，结果（表 12-7）发现：简单反应时、复杂反应四刺激和翻转反应四刺激指标在不同水平男女运动员中均表现出显著性差异，而简单反应时不显著。翻转反应时在不同水平羽毛球运动员之间差异效果量为最大。结果提示，羽毛球运动员的竞技能力不仅与信息加工速度有关，还与信息复杂程度有关，优秀羽毛球运动员加工复杂信息更具优势，灵活的神经转换机制可能是影响羽毛球运动员竞技能力的中央机制之一。

表 12-7　不同水平羽毛球运动员各类反应时协方差分析的 F 值和效果量

		简单反应	辨别反应	复杂反应二	复杂反应四	翻转反应四刺激
男	F 值	2.015	3.624	4.300*	7.107**	7.247**
	效果量	0.046	0.079	0.095	0.148	0.150
女	F 值	0.237	0.473	0.919	4.458*	4.722*
	效果量	0.004	0.008	0.016	0.071	0.075

注 *：P<0.05；**：P<0.01

（引自：程勇民等，2006）

参考文献

1. 柴文袖，吉承恕. 行进间分神识记对动作完成的影响 [J]. 北京体育师范学院学报，1999，3：39–41.
2. 陈自强，于继慧. 世界卫生组织行为功能核心测试方法指标评价及评判标准 [J]. 中华预防医学杂志，1988，22：27–29.
3. 程勇民，王跃平，梁承谋. 羽毛球运动员的反应时与竞技能力 [J]. 浙江体育科学. 2006，2：60–63.
4. 邓铸. 应用实验心理学 [M]. 上海：上海教育出版社，2006，181.
5. 郭秀艳. 实验心理学 [M]. 北京：人民教育出版社，2004，175–223.
6. 赫葆源，张厚粲，陈舒永. 实验心理学 [M]. 北京：北京大学出版社，1987，183.

7. 黄森. 对散打运动中反应时探讨与研究 [J]. 广州体育学院学报. 2005，3：96–99.
8. 李佑发，魏高峡，陈谷.国际运动心理学发展动态透视 [J]. 解放军体育学院学报. 2005，2：23–25.
9. 李今亮，张力为. 对运动员反应时问题的探讨. 北京体育大学学报. 1995，3:31–35.
10. 李志林. 乒乓球运动员反应速度和动作速度的发展特征及其评价的研究. 体育科学，1991，6：25–11.
11. 何冠英. 运动员反应、激励和意志的心理训练 [J]. 体育学通讯，1990，4：59–62.
12. 黄敏. 简单反应时测量方法的研究 [J]. 福建体育科技，1996，2：48–52.
13. 季浏，符民秋. 当代运动心理学 [M]. 重庆：西南师范大学出版社，1994.
14. 季浏，汪晓赞，蔡理. 体育锻炼与心理健康 [M]. 上海：华东师范大学出版社，2006.
15. 季浏. 体育心理学教学用书 [M]. 北京：高等教育出版社，2006.
16. 金浩敏，沈勋章. 射击射箭优秀后备人才的智商、神经类型、反应时等心理指标的特征与评价 [J]. 体育科研. 2004，5：65–68.
17. 马楚虹，张夏榕，陆菊萍. 中老年人计时尺手反应时测量的可靠性实验研究 [J]. 北京体育大学学报. 2004，10：1351–1353.
18. 马启伟，张力为. 体育运动心理学 [M]. 杭州：浙江教育出版社，1998：287–390.
19. 墙壮. 不同项目少年运动员的反应时 [J]. 江苏体育科技，1984，4：39–40.
20. 全国体育学院教材委员会. 运动心理学 [M]. 北京：人民体育出版社，1998.
21. 全国体育学院教材编写委员会. 运动生理学 [M]. 北京：人民体育出版社，1988：223.
22. 谭汉桥. 定量负荷运动对反应时和记忆广度影响的实验研究 [J]. 体育科学，1990，3：68–73.
23. 石岩，阎守扶，申高禄. 定量运动负荷和个性特征对动觉准确性和动作稳定性的影响 [J]. 心理学报，1996，2：131–137.
24. 王斌. 反应时及其影响因素的研究现状 [J]. 首都体育学院学报，2003，4：110–113.
25. 王斌. 噪声与认知干扰对反应时的影响及反应时与人格维度的关系 [J]. 北京体育大学学报，2004，3：329–332.
26. 魏俊民，蔡睿. 我国成年人选择反应时状况分析 [J]. 天津体育学院学报. 2006，5：438–440.
27. 乌云格日勒，特木其勒图，章岚，等. 不同运动专项训练与心理准备状态对全身反应时的影响 [J]. 内蒙古师范大学学报：自然科学（汉文）版.2004，3：336–340.
28. 许小冬. 运动员视觉动作反应准确性的研究. [J] 北京体育学院学报，1992，2：5–8.
29. 姚家新，徐霞. 中国运动心理学的研究现状和展望 [J]. 体育科学，2004，10：38–40.
30. 颜军. 关于运动心理疲劳若干问题的探讨 [J]. 山东体育科技，1992，4：74–77
31. 颜军. 体育心理论稿 [M]. 南京：河海大学出版社，2001.
32. 于学礼，闫沂，谭思洁等. “判断移动反应时”指标在球类项目选材中的应用研究 [J]. 天津体育学院学报，2001，3：17–19.
33. 袁尽州，申玲，吕养民. 手反应时测量可靠性的研究 [J]. 西安体育学院学报，

2000，4：20–22.
34. 袁尽州，黄海，张俊峰，吕养民. 反应时测量方法可靠性的研究［J］. 体育科学. 2001，2:82–84.
35. 袁尽州. 反应时测量方法有效性的研究［J］. 体育科学. 2001，3：90–92.
36. 曾振豪. 有序、无序训练对提高乒乓球运动员判断应答能力及其理论的研究［J］. 体育科学，1990，3：21–29.
37. 邹明勤，潘学岩. 对体育专业学生神经类型与反应时关系的探讨［J］. 辽宁体育科技，2003，2：55–56.
38. 翟群，曾芋. 对左右利手者的视简单反应时及空间方向识别能力的实验研究［J］. 体育科学，1991，5：80–84.
39. 张力为，毛志雄. 竞技运动与反应时［J］. 西安体育学院学报，1993，4：55–60.
40. 张力为，毛志雄. 乒乓球运动员反应时与运动技能水平关系的探讨［J］. 体育科学，1994，1：87–91.
41. 周石，熊开宇. 对肌肉疲劳过程中电机械延迟变化规律的探讨［J］. 北京体育学院学报，1989，3：27–33.
42. 朱小毛，张文桥. 不同水平的大学生乒乓球运动员在噪音环境下反应时的比较研究［J］. 吉林体育学院学报，2006，4：52–53.
43. 朱滢编著. 实验心理学［J］. 北京：北京大学出版社，2000，159.
44. 朱泳. 对体育运动中反应时的探讨与研究［J］. 安徽体育科技，2006，5：23–25.
45. Anshel, M H. Sport Psychology：From Theory to Practice（4nd ed.）. Pearson Education，Inc.，2003.
46. Dave Couins：Examming anxiety associated changes inmovement patterns. International Journal of sport psychology，2001，32（3）：223–242.
47. Davis S F，Huss M T，Becker A H. Norman Triplett and the dawning of sport psychology. The Sport Psychologist，1995，9：366–375.
48. Ellis Cashmore. Sport psychology：the key concepts. London：New York：Rouledge，2002.
49. Cratty B J. Psychology in Contemporary Sport（3 Edition），1989.
50. Richard A. Magiu. 运动技能学习与控制［M］. 张忠秋，等，译. 北京：中国轻工业出版社，2006，22–23.
51. Robert W P，Huifang Wang：Set–and element–level stimulus–response compatibility effects for different manual response sets. Journal of motor behavior，1997，29（4）：351–365.

编后语

《人体运动科学经典研究方法的发展与应用》一书，是中国内地与香港运动科学研究工作者，经过多年的准备，合作出版的第四本专著，是继《实用体育健康医学》(1995)、《运动生理学进展——质疑与思考》(1999) 和《运动健身的科学原理》(2003) 三本书出版后的又一次合作。前三本书的出版深受读者喜爱，分别获得北京市科技二等奖、香港2003年商务印书馆十佳著作之一等荣誉。但是，我们经过调查，看到随着运动科技事业的快速发展，为适应运动科学工作者研究及运动训练实际的需要，我们以运动科学研究人员、高级教练员和研究生为对象，为他们编写了这本理论与应用兼备的高级参考书，方便其查阅、使用、研究、训练，以及撰写文章和论文。本书是在香港浸会大学许士芬体康研究中心的全面帮助下出版的，是在该体康中心访问工作过的多位博士们通力合作下编定完成的。在本书即将付梓之际，对中心的支持和作者们的合作，深表谢意。对张海峰博士为本书所做的校正工作表示感谢。

在此，我们还要特别感谢原华南师范大学运动人体科学系主任邓树勋教授和国家体育总局科学研究所所长田野教授在百忙中为本书写序。

我们希望本书对运动科学研究和运动训练有所帮助。对书中存在的疏漏与不足之处，尚望同事和朋友们不吝赐教。

杨锡让　傅浩坚

2007年夏

图书在版编目(CIP)数据

人体运动科学经典研究方法的发展与应用/杨锡让，傅浩坚主编.
-北京：人民体育出版社，2007
ISBN 978-7-5009-3293-2

Ⅰ.人… Ⅱ.①杨… ②傅… Ⅲ.人体-运动医学-研究方法
Ⅳ.R87-3

中国版本图书馆 CIP 数据核字(2007)第 155175 号

*

人民体育出版社出版发行
三河兴达印务有限公司印刷
新 华 书 店 经 销

*

787×1092 16 开本 15 印张 378 千字
2007 年 12 月第 1 版 2007 年12月第 1 次印刷
印数:1—3,000 册

*

ISBN 978-7-5009-3293-2
定价: 28.00 元

社址：北京市崇文区体育馆路 8 号（天坛公园东门）
电话：67151482（发行部） 邮编：100061
传真：67151483 邮购：67143708
（购买本社图书，如遇有缺损页可与发行部联系）